Pflanzengöttinnen
und ihre Heilkräuter

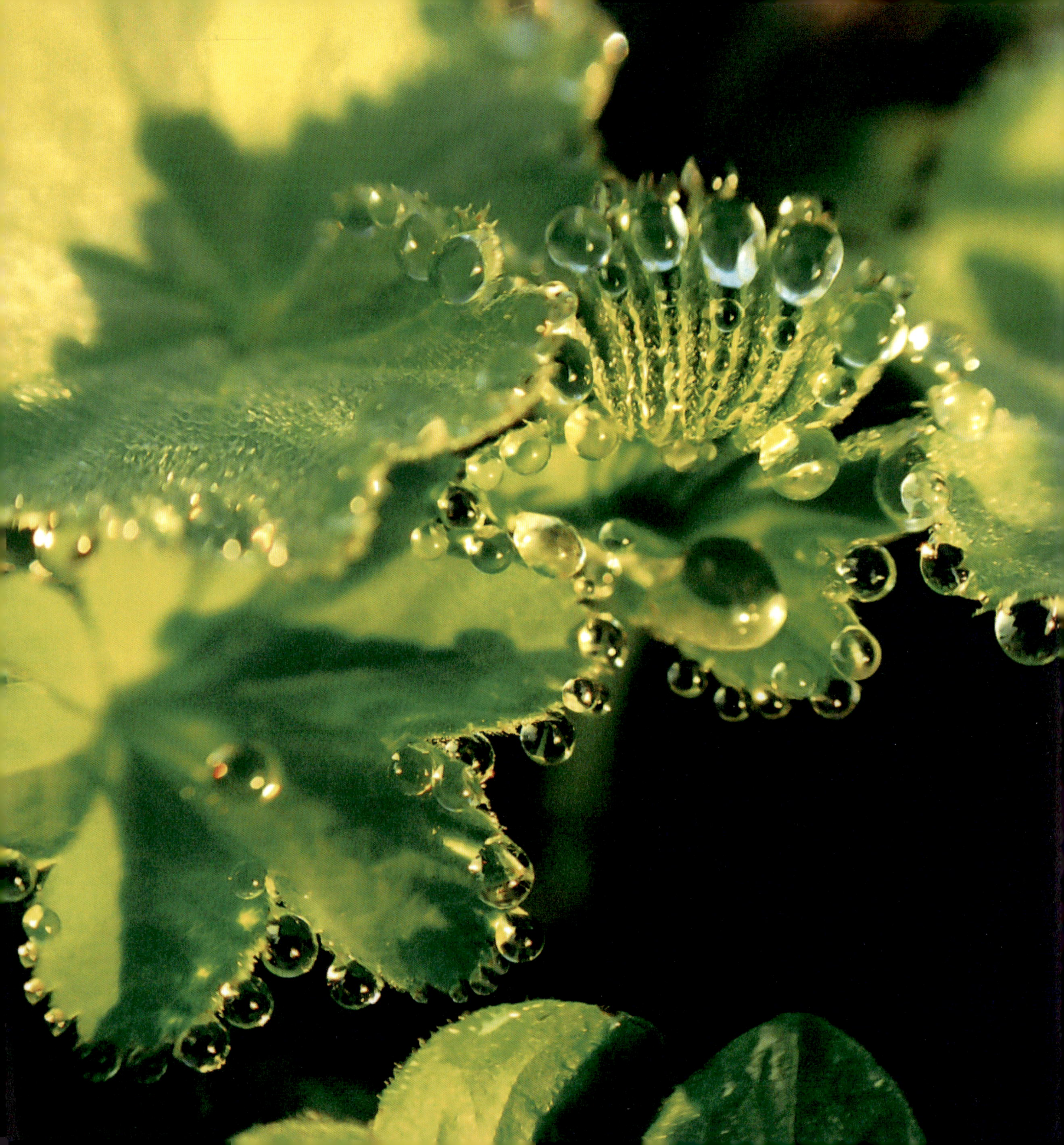

URSULA STUMPF

Pflanzengöttinnen und ihre Heilkräuter

Naturkraft schöpfen, Heilwissen nutzen

KOSMOS

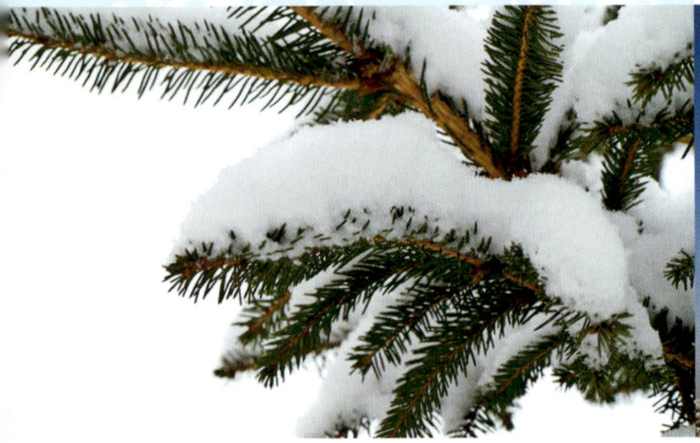

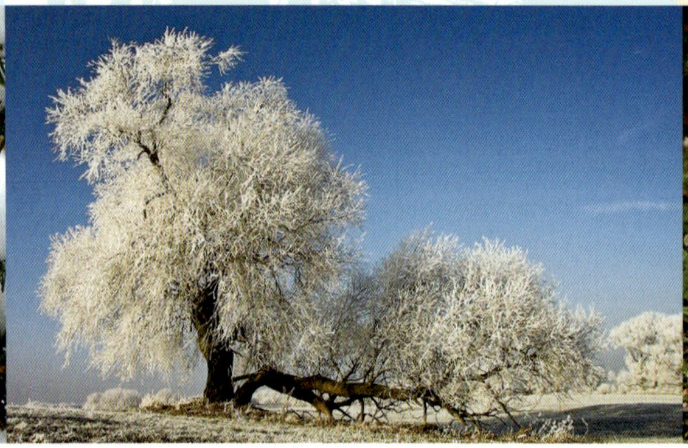

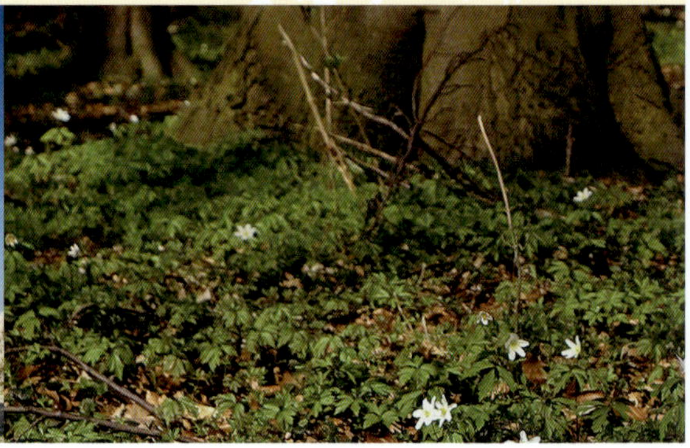

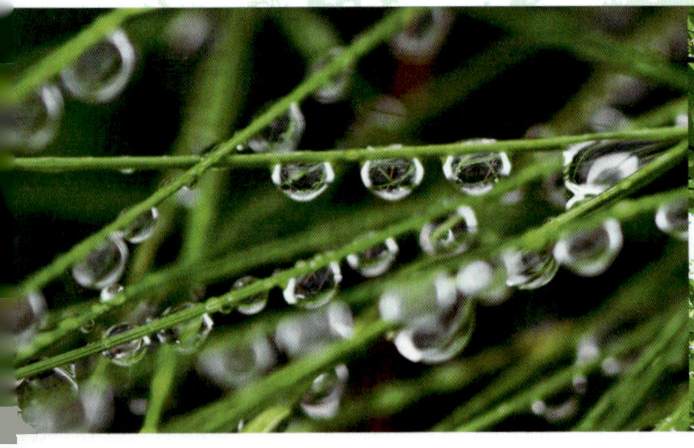

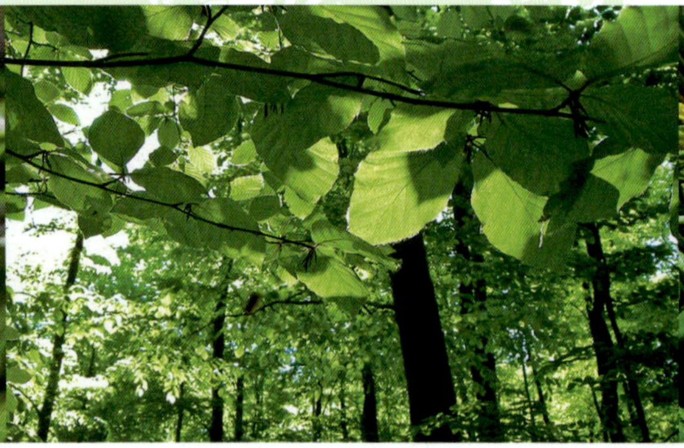

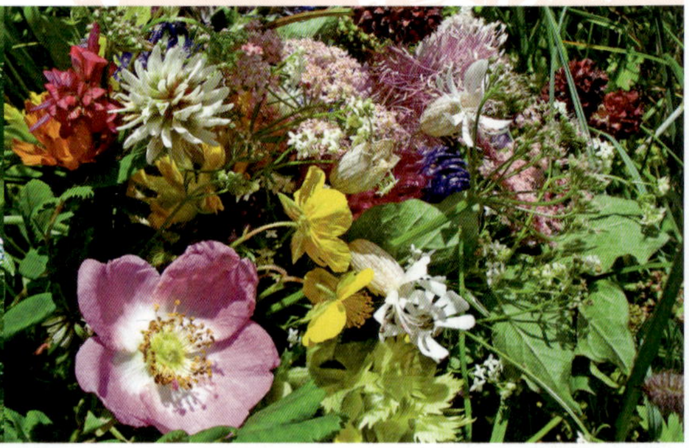

Es ist schön – so, wie es ist

Ob es im November fast frühlingshaft ist oder der Juni seine kühle und nasse Seite zeigt: Der Ackerschachtelhalm steht aufrecht – und das schon seit 400 Millionen Jahren. Die Eberesche verkündet mit roten Beeren manchmal schon Ende Juli, dass die heißesten Tage des Jahres vorüber sind. Der Löwenzahn blüht selbst im fahlen Novemberlicht und sendet uns seine gelben Sonnengrüße.

Pflanzen nehmen das Leben, wie es ist und machen das Beste daraus. Bei ihnen gibt es kein „Ob er wohl findet, dass ich zu dick oder zu dünn, zu groß oder zu klein bin?" oder „Wenn sie heute schon wieder nicht anruft, bin ich aber sauer!" Ohne Erwartungen sind sie einfach, wie sie sind.

Ich möchte Sie dazu verführen, in Zusammenarbeit mit zwölf Göttinnen und 46 Pflanzen das Schönste aus dem Jahreslauf und aus Ihrem Leben zu machen. Lassen Sie Schreibtisch, Arbeitstag und vielleicht auch einmal den Partner oder die Partnerin hinter sich und gehen Sie spazieren. Im Stadtpark oder in freier Wildbahn und bei jedem Wetter. Lassen Sie sich vom Wind durchblasen oder von der Sonne streicheln und achten Sie auf das, was am Wegesrand wächst. Das kleine Grün in den Pflasterritzen, die Büsche hinter dem Gartenzaun, die großen Bäume, alle halten Grüße für Sie bereit. Als wollten sie sagen: „Komme her und entspanne Dich. Erzähle mir, was Dich bewegt und ich werde Dich auf neue Ideen bringen."

Wenn Sie auf Entdeckungsreise gehen, machen Sie viele Pflanzen zu Ihren Freunden. Eine Teilnehmerin meiner Kräuterwanderungen beschreibt das so: „Seit ich mit Dir auf die Kräuterwanderungen gehe, wächst am Straßenrand nicht mehr nur ‚grünes Gras'. Jetzt winkt mir die Wegwarte zu und der Baldrian errötet sanft, wenn ich vorübergehe. Ich gehe mit neuen Augen durch die Welt und das Leben, und habe überall in der Natur Gesellschaft."

▾ Ebereschen reifen auf der Höhe des Sommers.

➤ Einfach sein – ein göttlicher Genuss …

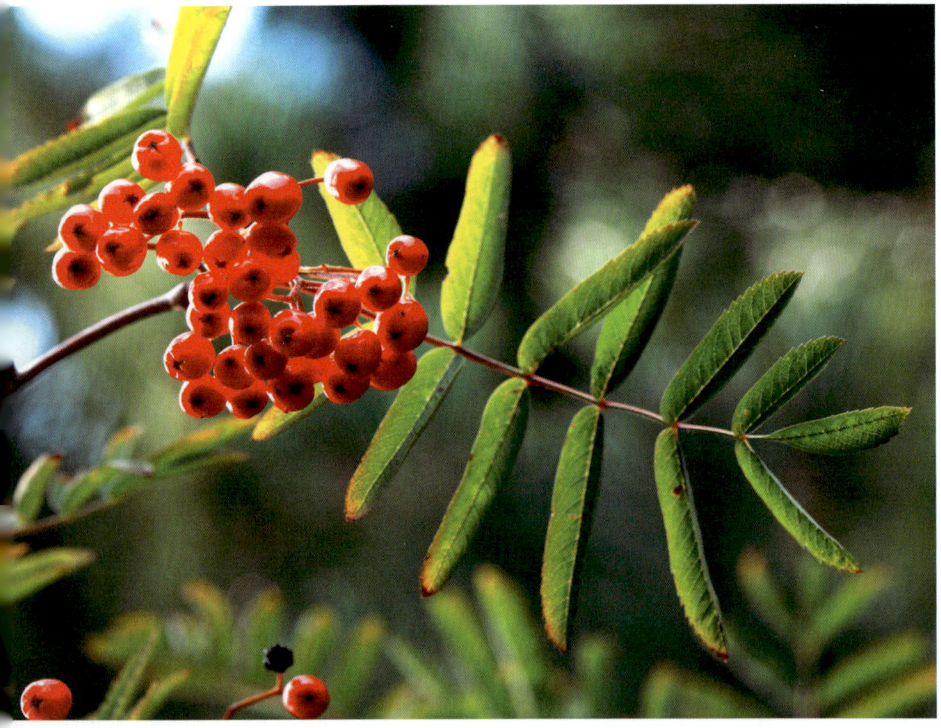

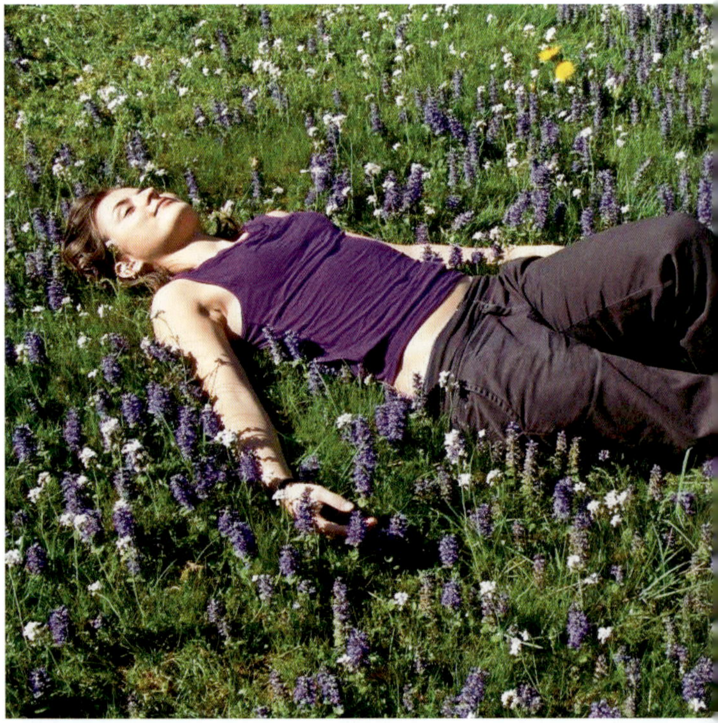

Pflanzen entdecken – Göttinnen entdecken

Und was haben Göttinnen damit zu tun? Als ich vor über 30 Jahren zum ersten Mal in Indien war, staunte ich über all die Göttinnen, die dort nicht nur liebevoll verehrt werden, sondern ganz lebendig in den Alltag eingebunden sind. Fortan sog ich alles auf, was ich über Göttinnen finden konnte. Wo finden wir die weiblichen Archetypen in unserem mitteleuropäischen Leben? Ich machte mich auf den Weg, sie „auszugraben" – und mit ihnen die Wertschätzung für das Weibliche.

Gerade in meiner Arbeit als Heilpraktikerin brauchte ich sie dann, die weiblichen Vorbilder. Es ist hilfreich und heilsam, sich bewusst zu machen, dass in den ältesten Kulturen die ersten Gottheiten weiblich waren: Alles begann einmal mit einer Ur-Göttin, einer Großen Göttin ...

Diese Göttin wurde in allen Kulturen verehrt als das Unsichtbare hinter den Erscheinungen der Natur, als ihre Hüterin. Sie war zuständig für Fruchtbarkeit, Nahrung, Gesundheit und Schutz. Sie war Göttin der Sonne, des Mondes, der Sterne, der Erde, des Windes, des Regens, der Jahreszeiten – sie lebte in unendlich vielfältigen Geschichten, hatte viele verschiedene Gesichter. Natürlich zeigte sie sich auch in Pflanzen, wurde angerufen als Mutter oder Großmutter, als *Frau Holle* im Holunder, als *Demeter* im Weizen, als *Artemis* im Beifuß. Die Göttin war stark und mächtig, schön und weise, jung und alt, dunkel und hell.

In den folgenden zwölf Kapiteln treffen Sie auf Göttinnen aus aller Welt – alle vorgestellten Pflanzen wachsen aber in Mitteleuropa. Sie können sie bestimmt auch in Ihrer Umgebung entdecken. Wenn ein Pflanzenfoto nicht ganz dem jeweiligen Monat entspricht, wundern Sie sich bitte nicht: Das soll Ihnen helfen, die Pflanze mit all ihren typischen Merkmalen kennenzulernen und somit auch erkennen zu können. Und wenn durch Wettereinflüsse oder das regionale Klima die Pflanzen bei Ihnen früher wachsen oder später blühen, blättern Sie einfach etwas vor oder zurück – Sie werden dann die jeweilige Monatsstimmung und die dazugehörigen Pflanzen finden.

Neugierig sein, sich ausprobieren

Eines liegt mir besonders am Herzen: die Botschaften der Pflanzen und der Göttinnen. Nehmen Sie sie als Anregungen, sich mit den Pflanzen zu unterhalten, wagen Sie es – in stiller innerer Kommunikation –, und folgen Sie dabei ihrer Intuition. Ich bin sicher, jede Pflanze und jede Göttin hat eine ganz besondere Botschaft nur für Sie allein. Finden Sie den Sinn darin – mit allen Sinnen. Dabei helfen Ihnen auch die Rezepte und Tipps. Stellen Sie fest, wie einfach es ist und wie gut es tut, sich selbst mit den Gaben der Natur zu beschenken – in dem Bewusstsein, mit Pflanze und Göttin, mit Erde und Himmel verbunden zu sein.

Mein persönlicher Tipp für alle modernen „Pflanzengöttinnen" und „Pflanzengötter" lautet: Wandern Sie mit diesem Buch durch das Jahr, nehmen Sie jeden Monat in seiner Stimmung, Eigenart und Besonderheit wahr. Sie werden merken, wie Sie dieser Wandel in der Natur inspiriert und Ihnen hilft, Ihren eigenen Rhythmus zu finden. Auch und gerade dann, wenn der „ganz normale Wahnsinn" des Alltags Sie zu verschlingen droht.

Da draußen gibt es alles ganz umsonst: Abschalten, Entspannung, Bewegung, frische Luft und die Begegnung mit der Natur, mit ihren Pflanzen, ihrer Heilkraft und ihrer Kreativität. Das hört sich nicht nur an wie aus einem Wellness-Prospekt – das ist Wellness pur. Lassen Sie sich von den Heilpflanzen und den Göttinnen berühren und entdecken Sie sich selbst immer wieder neu. Sagen Sie immer öfter: „Es ist schön – so, wie es ist."

Ursula Stumpf

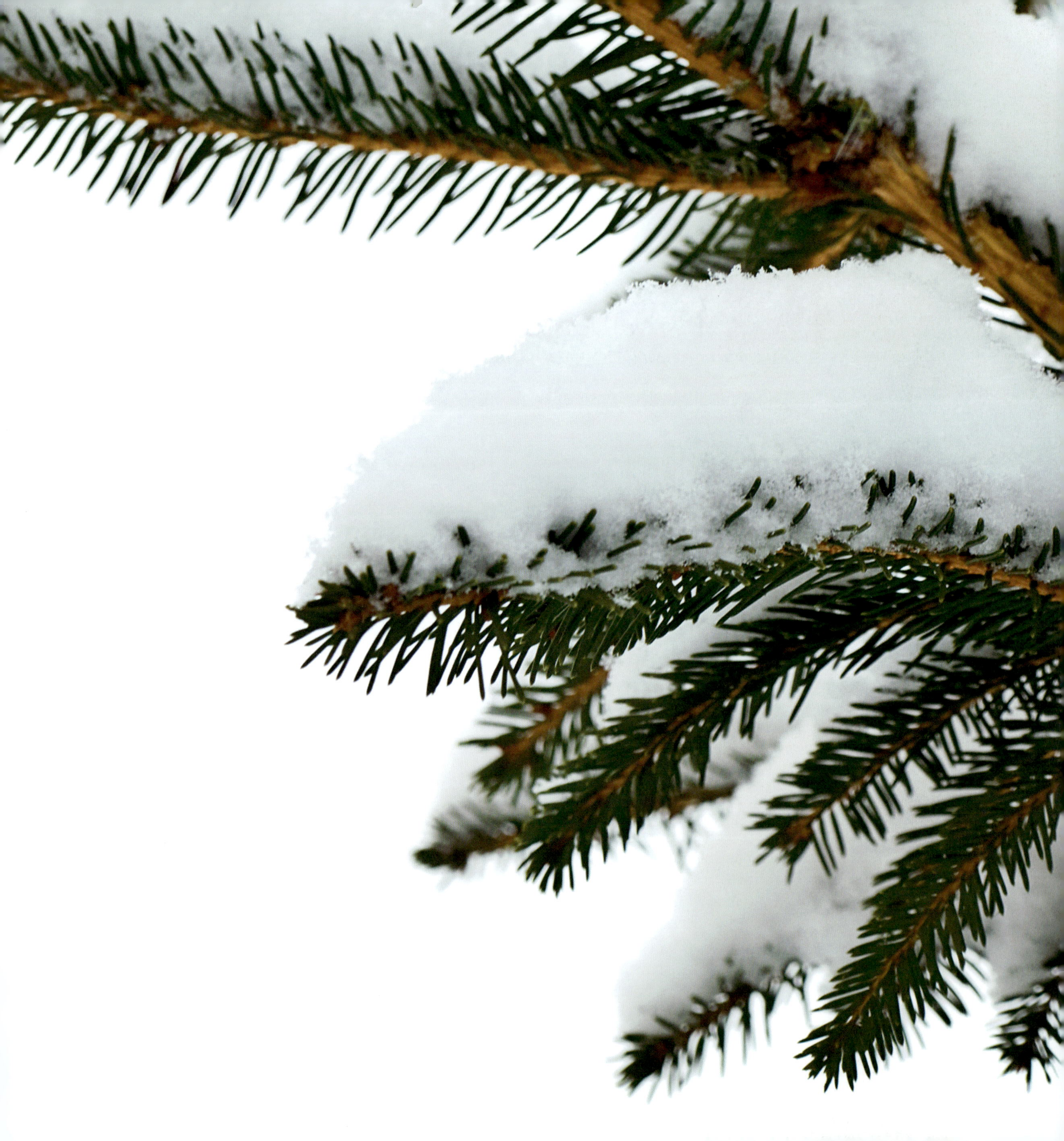

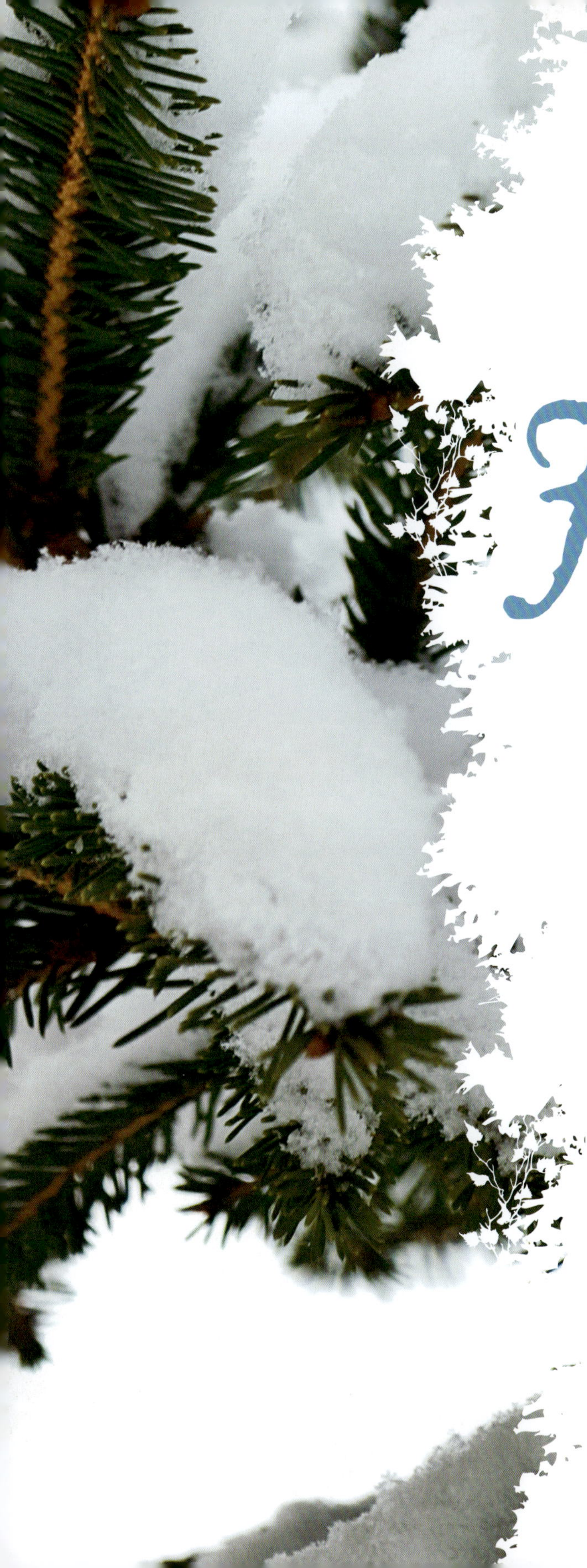

Januar

Den Neubeginn wagen

Mitten im Winter habe ich erfahren,
dass es tief in mir einen
unbesiegbaren Sommer gibt.

Albert Camus, französischer Philosoph
und Schriftsteller (1913-1960)

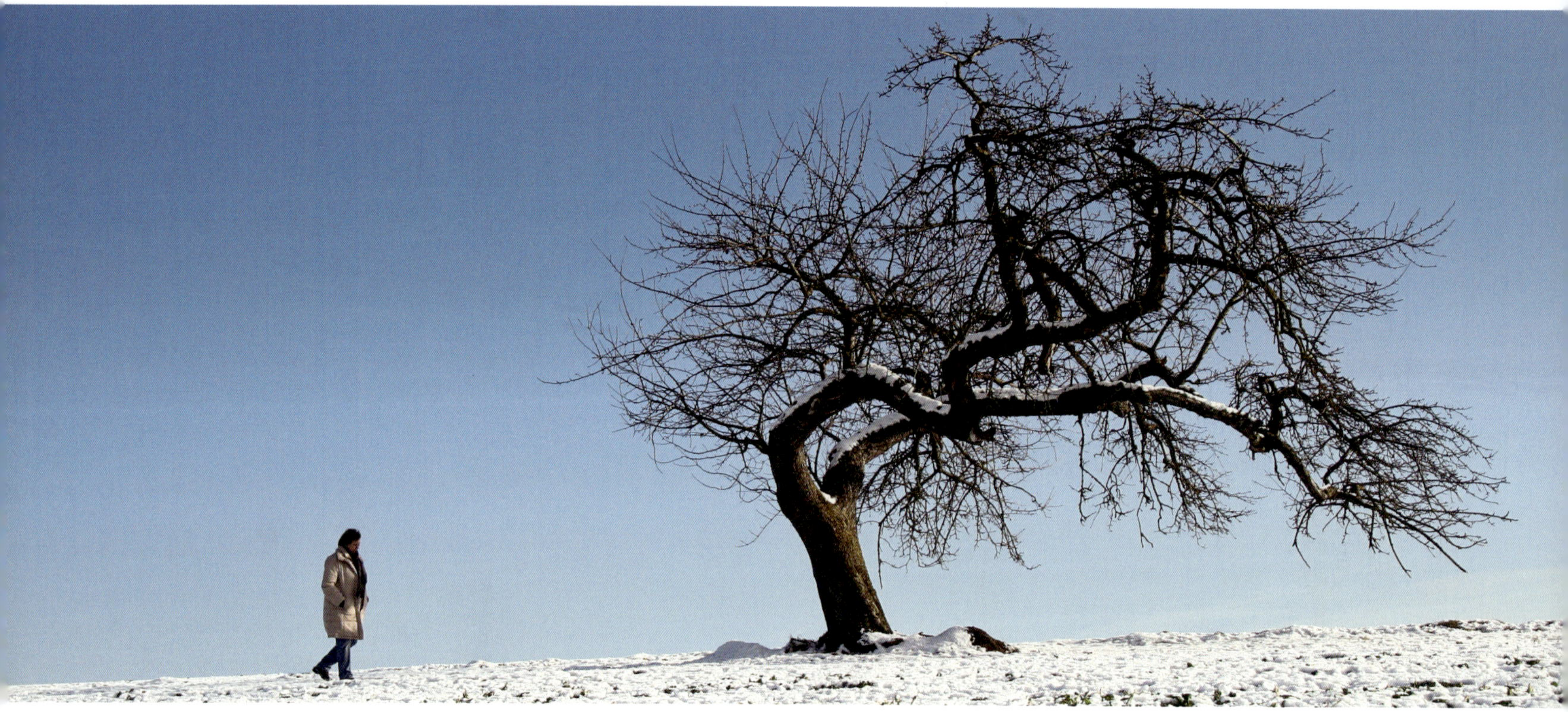

▲ *Ein Spaziergang im Schnee ist voller Entdeckungen. Gehen Sie raus …*

Aktiv werden, lebendig sein

Der erste Monat des Jahres wird auch *Hart-* oder *Eismonat* genannt. Es ist meist der kälteste Monat. Der Januar hat seinen Namen nach dem römischen Gott Janus erhalten. *Januar* bedeutet im lateinischen *Pforte, Schwelle*. Janus war der Gott der Türen, der Eintrittsschwelle, der Tore. In dieser Eigenschaft hatte er zwei Gesichter und zwei Blickrichtungen: nach hinten und innen auf das Alte, die Vergangenheit, und nach vorne und außen auf die Zukunft, das Neue. Später wurde Janus zum göttlichen Beschützer aller Anfänge: Ihm waren die ersten Stunden des Tages, die ersten Tage des Monats, der erste Monat des Jahres und die ersten Jahre des Lebens geweiht. So ist der Januar der *Monat des Tores*, der *Monat des Neuanfangs*. Es war der Römer Julius Caesar, der das bis dahin bestehende Durcheinander im Kalender beseitigte und 46 vor Christus den Jahresanfang auf den 1. Januar legt. An diesem Tag traten auch die Konsuln ihr Amt an. Dieser *Julianische Kalender* war über 1600 Jahre gültig. 1582 führte Papst Gregor XIII. eine genauere Zählung der Schaltjahre ein. Seitdem ist der *Gregorianische Kalender* gültig.

Der Januar kann ein Verführer sein: Er verführt dazu, in die Kälte hinauszugehen. Egal, wie voll gestopft der Tag war, und egal, wie schlecht das Wetter ist. Raus an die frische Luft gehen, wenigstens eine halbe Stunde für einen täglichen Spaziergang – das nimmt den Druck aus Drängendem, verändert die Perspektive, gibt den Ereignissen eine andere Wertigkeit. Munter ausschreiten (mit oder ohne Nordic-Walking-Stöcke), tief durchatmen, die Stimmen der Vögel, des Windes, der Schneeflocken hören (hinter all den anderen Geräuschen des Alltags): Das alles dient dem Wohlbefinden, der Gesundheit – und kostet keinen Cent. Nur ein biss-

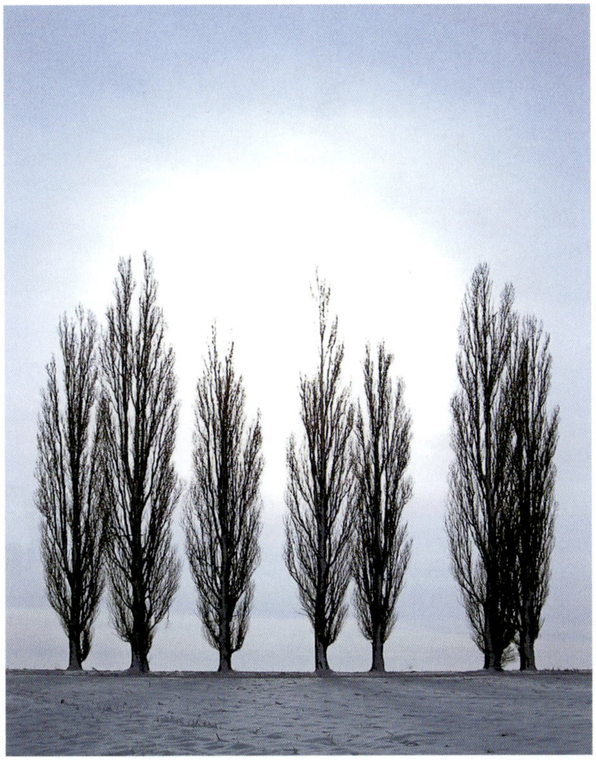

chen Zeit. Manchmal muss man sich selbst an die Hand nehmen, sich überreden, das Kuschelkissen auf später vertrösten und sich einfach auf den Weg machen. Auf den Weg zu neuen Gewohnheiten, neuen Wahrnehmungen, neuem Erleben. Draußen wartet Durchatmen, Abschalten, Gedankenfreiheit, Entspannung, Inspiration …

Vielleicht wartet auch das vergessene Abenteuer: sich dem Wetter aussetzen, der Kälte, dem Wind, dem Regen, der Sonne. Frösteln macht lebendig. Winterliche Umarmungen in dicken, luftgepolsterten Anoraks haben ihren eigenen Charme.

Wenn Sie Glück haben, hat es geschneit und es ist so schön kalt, dass der Schnee unter den Tritten knirscht, die Sonne die Schneekristalle zum Glitzern bringt, die Luft so gut riecht, die Welt ganz sauber erscheint. Und neu. Der Winter macht so viele bis dahin unbemerkte Dinge auf zauberhafte Weise sichtbar. Wo vorher ein Busch, ein Holzstoß, ein Häufchen, ein Zaunpfahl war, entstehen neue Skulpturen.

Der Winter zaubert: Die Blütenstände des Sommers blühen mit einer Schneepudelmütze wieder auf. Schnee auf Ästen, Bäumen, Büschen ist ein grafisches Meisterwerk und hat schon so manchen Zeichner inspiriert. Die Fantasie lebt auf und entdeckt überall neue, veränderte Formen. Die Sonne steht selbst zur Mittagszeit tief im Süden und wirft lange Schatten auf den Schnee (der dann immer beim Fotografieren stört), gibt der Landschaft neue Akzente, Formen …

Glückssymbole – Wegweiser für die kommenden Monate

Der Jahresbeginn ist die Zeit für neue Pläne. Ganz egal, wie diese Pläne aussehen, das Glück soll uns dabei hold sein. Deswegen lieben wir die Spielchen und Orakel in der Silvesternacht. Das liebste Glückssymbol ist in den letzten Jahren ein kleines Töpfchen mit vierblättrigem Klee geworden. Da muss doch einfach alles gut gehen! Darin steckt ein Schornsteinfeger mit einer Leiter über der Schulter, hält ein Hufeisen in der Hand und irgendwo wächst vielleicht auch noch ein Fliegenpilz.

◄ Das milchige Licht der Januar-Sonne hüllt die Pappeln ein.

Töpfchen mit Vierklee *(Oxalis deppei)*, Sauerkleegewächse: Ein vierblättriges Kleeblatt steht für Glück, für Schutz vor Zauber. Er gilt seit Urzeiten als Glücksbringer. Der vierblättrige Klee, den wir kurz vor Silvester in kleinen Töpfchen kaufen können, ist gar nicht verwandt mit unserem einheimischen Wiesenklee. Er musste den ganzen Sommer in Kühlhäusern verbringen, damit er fristgerecht am Jahresende zu unserer Freude austreibt. Damit der Glücksbringer den Jahreswechsel überlebt, sollten wir ihn kühl und hell aufbewahren und nicht zu viel gießen. Dann findet er seinen natürlichen Rhythmus wieder und erblüht im Sommer mit vielen rosa Blütchen.

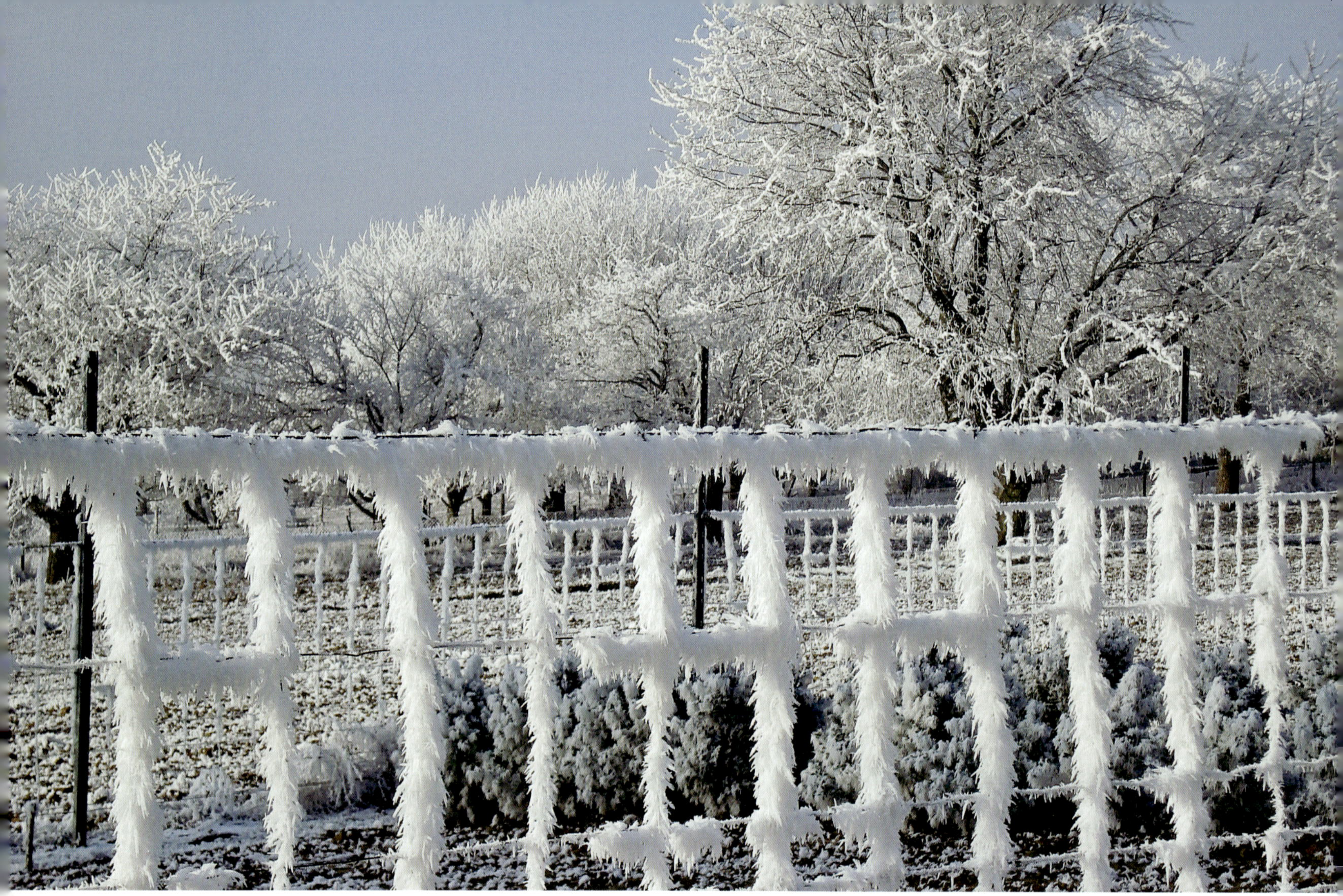

▲ *Raureif ist Skadis zottiges Lieblingskleid.*

Spätestens jetzt erkennen wir die Verwandtschaft mit dem Waldsauerklee *(Oxalis acetosella)*, der im Mai in unseren Wäldern wächst. Beide Pflanzen gehören zu der großen Familie der Sauerkleegewächse, die überwiegend in wärmeren Ländern zu Hause ist. Die Blätter unseres Waldsauerklees schmecken erfrischend säuerlich und stillen den Durst auf ersten Frühlingswanderungen.

Sie dienen der Pflanze wie ein Schirm: Am Tag strecken sich die Einzelblättchen zu ihrer vollen Größe aus, um das Licht aufzunehmen, und gegen Abend falten sie das Schirmchen in einer Art Schlafstellung zusammen. Haben Sie schon bemerkt, dass jedes einzelne Blättchen dieses Vierklees die Form eines Herzens hat? Das muss ja Glück bringen.

Skadi – die skandinavische Göttin des Winters

Wenn die Schneekönigin ihren Zauber über das Land gelegt hat, erfreuen wir uns am Winter. Skadi heißt die Göttin, die den Ländern im hohen Norden Europas ihren Namen gab. Dort, in Skandinavien, ist sie die Göttin des Schnees, des Eises, der Jagd und auch des Skilaufs. Sie liebt die schneebedeckte Weite, die blitzenden Eiskristalle, die vereisten Berge, die langen Eiszapfen, die zugefrorenen Seen, die schimmernden Sonnenstrahlen, die alles in einen Eispalast verwandeln. Sie liebt auch die Einsamkeit und Ruhe. Mit Pfeil und Bogen aus glitzernden Eiskristallen ist sie unterwegs, auch mit einem langen Speer, mit dem sie Wolf und Bär jagt. Manchmal lässt sie sich, gekleidet in schneeweiße Felle, in einem Eisschlitten von ihren wollig weißen Hunden durch ihre Welt ziehen. Zu Hause fühlt sie sich unter den funkelnden Sternen, die leuchtenden Nordlichter des weiten Himmels weisen ihr nachts den Weg.

In der Edda wird berichtet, dass Skadi eine kämpferische junge Frau war. Die Götter hatten ihren Vater Thjazi getötet, weil dieser die Göttin der Jugend, Iduna, entführt und ihre Äpfel gestohlen hatte. Von diesen Äpfeln waren Jugend und Unsterblichkeit der Götter abhängig. Skadi wollte ihren Vater rächen und trat wütend und mutig vor die Mächtigen, bedrohte sie mit ihrem Speer und schrie nach Rache. Erst als die Götter ihr versprachen, dass sie sich als Wiedergutmachung unter ihnen einen Ehemann auswählen dürfe, ließ sie sich schließlich besänftigen. Wie so häufig unter Göttern hatte dieses Angebot allerdings einen Haken: Die heiratsfähigen Götter versteckten sich hinter einem Vorhang, so dass nur ihre Füße zu sehen waren. Skadi musste sich also für ein Paar nackter Füße entscheiden. Füße gelten – wie Spuren im Schnee – als Erkennungszeichen.

Skadi überlegte: Baldur, den attraktiven Sonnengott, den hätte sie gerne geheiratet. Also suchte sie sich das schönste Paar Füße aus, das sie unter den Göttern finden konnte. Zu ihrem Erstaunen aber gehörten diese Füße nicht zu Baldur, sondern ausgerechnet zum Gott des Meeres, Njörd. Auch Götter leben nach Gesetzen und müssen sich dem Schicksal fügen – und so heirateten Skadi und Njörd.

Da das Ehepaar so gegensätzlich war – sie liebte die Berge, er das Meer – wurden sie miteinander nicht glücklich. Auch ihr Versuch, jeweils neun Tage in der Heimat des Anderen zu verbringen, rettete diese Verbindung nicht. Schließlich trennten sie sich wieder.

Skadi konnte gar nicht schnell genug wieder zurück in ihr geliebtes Land des ewigen Schnees kommen. So zerbrach sie die Latten ihres Ehebettes und schnallte sie sich unter ihre Füße – die Skier waren erfunden. Seitdem leisten sie den Skandinaviern sehr gute Dienste – kein Wunder also, dass sie bis heute „ihre“ Göttin Skadi verehren.

Botschaft der Skadi

Ich, Skadi, bin eine der wenigen Göttinnen, die Eis und Schnee und auch den Wintersport lieben. Mit großer Freude pirsche und jage ich durch die Winterlandschaft. Komm mit hinaus und ich zeige Dir, welche Freuden diese Jahreszeit bieten kann. Die Weite, die Kälte, der Schnee und die Luft, die Du atmest, schenken auch Dir neue Ideen. Einsamkeit und Stille wecken Deine ***Kreativität*** für ungewöhnliche Lösungen. In Deinem Inneren findest Du die ***Klarheit***, die Du suchst. Und auch den ***Mut***, Dein eigenes Leben zu leben, so wie es Dir gefällt, genau dort, wo es Dir gefällt. Du wirst in Dir und um Dich herum viele kostbare Schätze entdecken, die Dich so strahlen lassen, wie der Sonnenschein den Schnee – in Millionen Diamanten.

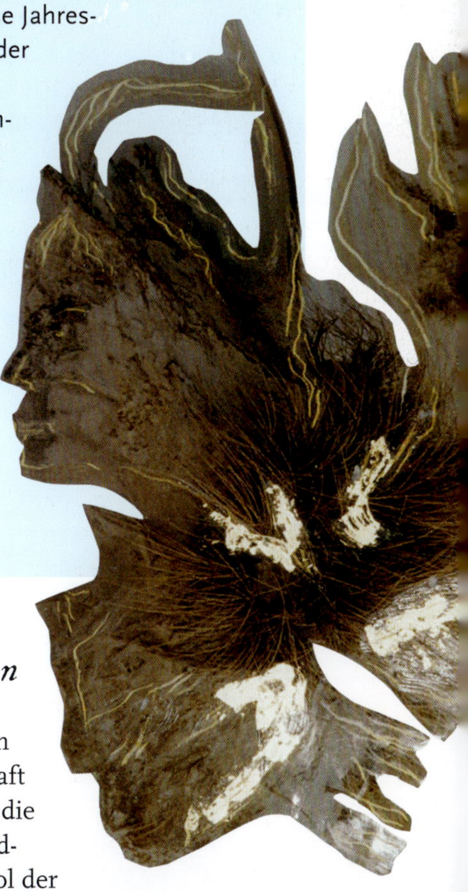

Pflanzen – und was sie uns sagen

Die Pflanzen des Januars sind Pioniere. In ihren Zwiebeln steckt die gespeicherte Kraft des vergangenen Sommers, die sie gegen die Kälte wappnet und ihre Blüten frost-, wind- und schneefest macht. Sie sind ein Symbol der ständigen Erneuerung der Natur und zeigen zuversichtlich, dass die Tage wieder länger werden.

Winterling (Eranthis hyemalis)

Eranthis stammt aus dem Griechischen und bedeutet in etwa *Frühlingsblüte. Hyemalis* nimmt die Frühlingsfreude etwas zurück, denn das heißt: Winter. Unser Winterling trägt übersetzt somit den botanischen Namen: *Frühlingsblüte im Winter.* Und damit behauptet er seinen Platz unter den ersten frischen Blüten des jungen, kalten Jahres. In Nordamerika wird der Winterling *New Years Gift* (Neujahrsgeschenk) genannt und bringt (im Blumentopf vorgezogen) zum Jahreswechsel Licht und Sonne ins Haus.

Das hat diese Pflanze mit Skadi gemeinsam: keine Angst vor Frost und Kälte. Wer sich schon im Januar aus dem Boden wagt, muss mit Frost umgehen können. Unerschrocken schieben die Winterlinge aus ihrer unterirdischen Knolle ihre Blätter und noch geschlossenen Blütenköpfchen durch die kalte Erde. Besonders wohl fühlen sie sich unter Bäumen und Sträuchern, wo das Laub vom Herbst liegen geblieben ist und ihnen ein bisschen „Frostschutz" gibt. Dort breiten sie ab Ende des Monats einen großen gelben Blütenteppich aus. Butterblumengelb strahlen die Blüten wie kleine Sonnen, besonders schön leuchten sie über einer dünnen Schneedecke. Wer ganz genau hinschaut, sieht zwischen den Staubblättern noch kleine mit Nektar gefüllte Tütchen, an denen die ersten Bienen sich laben können, so wie wir uns an Eistüten im Sommer.

Die grünen Blätter der Winterlinge erinnern an eine Halskrause aus längst vergangenen Zeiten. Sitzen glitzernde Eiskristalle der letzten kalten Nacht darauf, hängen sie schlaff herunter. So schützen sie sich davor, dass der Frost ihre Zellen

▼ Eiskristall-Schmuck auf „schlafenden" Winterlingen

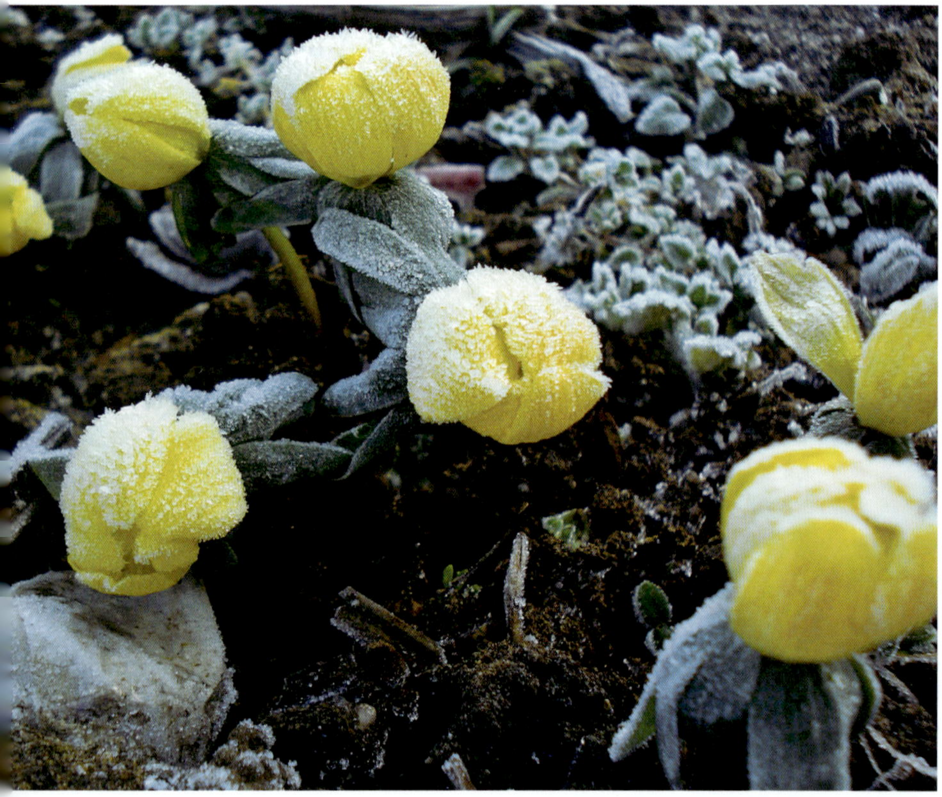

➤ Tüten voller Samen – der Nachwuchs wartet schön aufgereiht auf seine Verbreitung.

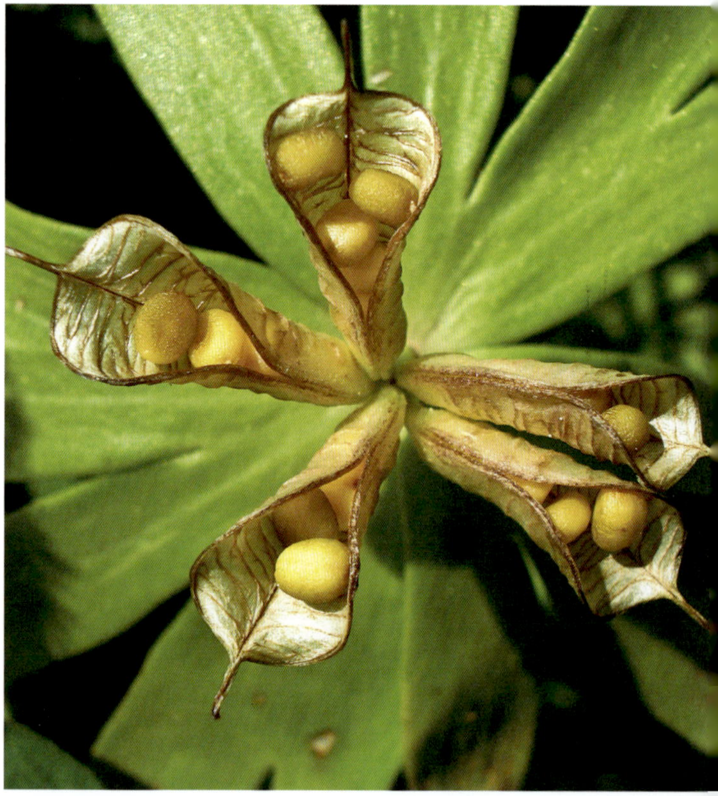

zerstört. Die ersten Sonnenstrahlen schmelzen das Eis und richten die kleinen Blättchen auf. Sie strecken sich der Sonne entgegen und sind ein schöner Rahmen für die leuchtend gelben Blüten darüber. Eine Winterlingpflanze wird selten höher als zehn Zentimeter. Sie vermehrt sich durch Brutknollen und durch Samen. Reife Samenkapseln entlassen platzend ihre „Zöglinge" mit Schwung und Elan ins Leben. Ameisen lieben diese Samen und verbreiten sie. Langsam und stetig erobern sich so Winterlinge jedes Gelände, auf dem man sie in Ruhe lässt. Die neuen Pflänzchen aus den Samen brauchen allerdings mehrere Jahre, bevor sie Blüten bilden.

Essen sollte man diese Pflanze nicht: Sie enthält Herzglykoside und ist ziemlich giftig. Der Winterling wird weder arzneilich noch homöopathisch genutzt.

Schneeglöckchen (*Galanthus nivalis*)

Milchblüte im Schnee bedeutet die Übersetzung des botanischen Namens. *Weiße Zeitlose* wurde sie auch in machen Gegenden Deutschlands (im Harz) und der Schweiz genannt, auch Frühlingszeitlose – im Gegensatz zur violetten Herbstzeitlose. Beide sagen sich los von dem Diktat der Zeit und blühen ihrer inneren Uhr folgend. *Schneefräulein, weißes Weibchen* und *Schlafblume* wird sie manchmal auch gerufen.

Gut möglich, dass das Schneeglöckchen die Lieblingsblume von Skadi ist. Erblüht es doch in ihrer Lieblingsjahreszeit unter dem kalten Schnee in Schneeweiß, ihrer Lieblingsfarbe. Wie die Kraft der Göttin, so hat es auch in seiner Mitte, in seiner Blüte, so viel Wärme, dass es den Schnee, der ihr zu nahe kommt, einfach wegschmilzt.

▼ „Willensstarke" Schneeglöckchen: mit sanfter Wärme den Schnee schmelzen

Botschaft des Winterlings

Eine große ***Ausdauer*** ist typisch für mich: Ich wachse sehr langsam, trainiere einige Winter lang, bevor ich blühe. Ich lasse mir Zeit, bis ich ganz sicher bin, dass ich wirklich für alle Januarumstände gerüstet bin und meine Blüten mit Kälte umgehen können. Mein großer Auftritt ist gekommen, wenn die Tage nur ein kleines bisschen länger werden. Dann wärme ich mich an den ersten Sonnenstrahlen und blühe auf. Dieser Anblick berührt die Herzen und erfüllt die Menschen mit ***Freude***: Sie fühlen den nahenden Frühling. Das einzige, was sie dafür tun müssen ist, den Blick zu senken und zu ihren Füßen diesen strahlenden Gruß von Mutter Erde zu entdecken. Das trägt und begleitet sie in eine ***wärmere Zukunft.***

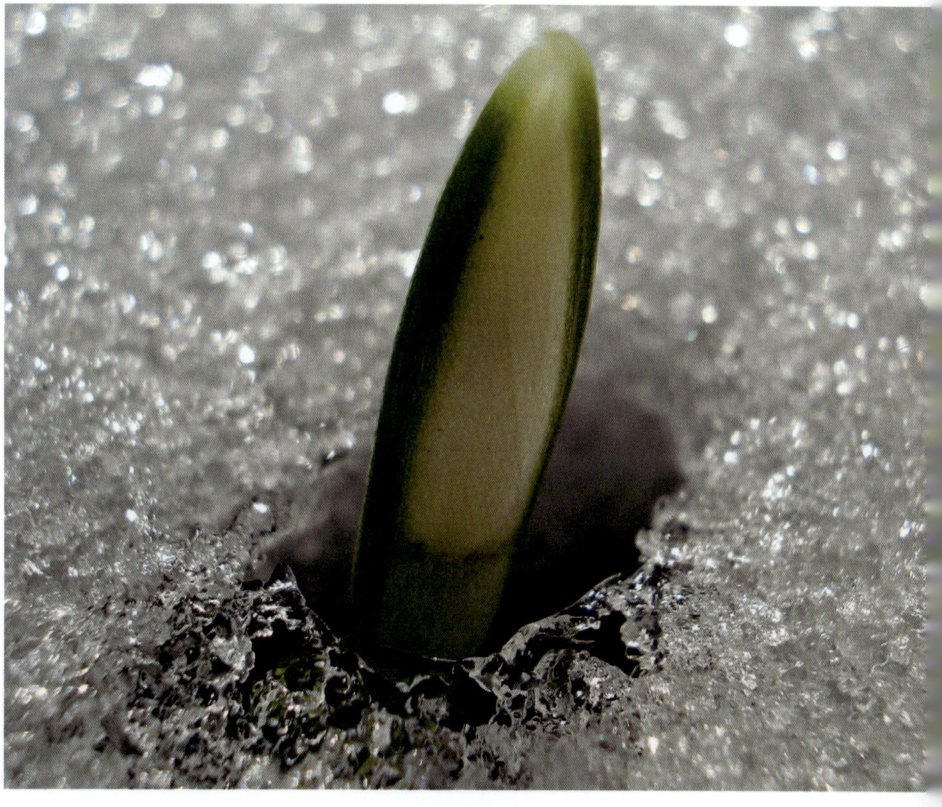

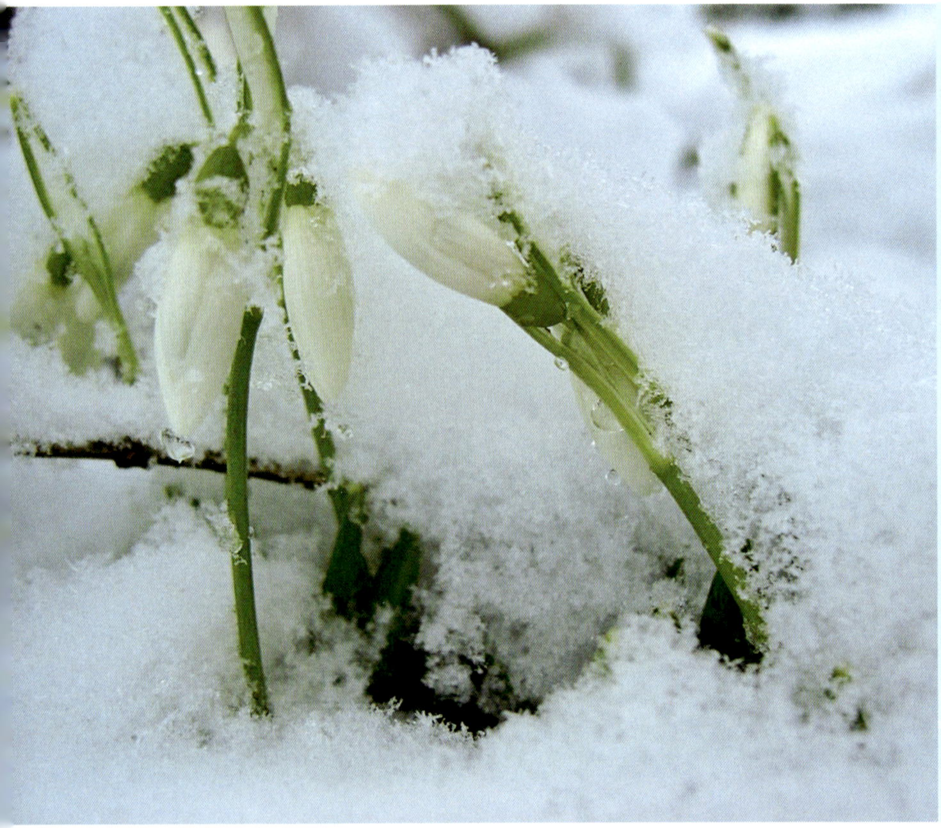

▲ *Selbst ein dicker Schneepelz lässt das Schneeglöckchen kalt ...*

Botschaft des Schneeglöckchens

Ich bin mutig und wage den Neuanfang – gleich im Januar. Ich baue auf die Kraft, die in mir steckt und die aus meiner Zwiebel tief in der Erde genährt wird. Sie versorgt mich mein ganzes Schneeglöckchenleben lang mit allem, was ich brauche, um selbst im Schnee zu erblühen. Die Mischung aus Wind und Kälte und winterklaren Sonnenstrahlen ist mein Lebenselixier.

Wenn Du mich in einer Vase auf Deinen Schreibtisch stellst, öffne ich Dein Herz und mache Dich ***wach und lebendig.*** Ich sehe zwar sehr zart aus, aber das täuscht. Um im Januar zu blühen, brauche ich große ***innere Stärke.*** Wenn Du willst, gebe ich Dir davon ab. Dann fühlst auch Du genügend Wärme, selbst, wenn Deine Umgebung Dich frösteln lässt. Mit meiner Hilfe ***entfaltest*** Du Dich dann kraftvoll in jeder Situation und zeigst Deine schönste Seite – so wie ich.

Hilfe bei Alzheimer

Das Schneeglöckchen ist giftig. Es enthält das Alkaloid Galanthamin: Das erzeugt Übelkeit, Erbrechen, Durchfall und macht die Pupillen eng. Forscher fanden aber auch heraus, dass Galanthamin als Medikament die Symptome von Alzheimer-Erkrankungen mindert und den Verlauf verlangsamen kann. Es hält die Konzentration des nervlichen Botenstoffes Acetylcholin aufrecht und verzögert dessen Abbau. Acetylcholin wird im Gehirn gebraucht für alles, was mit Aufmerksamkeit, Lernen und Gedächtnis zu tun hat. In der Homöopathie wird *Galanthus* bei Herzmuskelentzündung (Myokarditis) empfohlen.

Sie baut sich ihr eigenes, kleines Schneeglöckchen-Iglu. Zart erscheint dieses Pflänzchen – und ist doch stärker als Eis und Schnee. Es hat Zeit, wartet auf den Moment, in dem die Sonne wieder scheint und ihm den Weg zum blauen Himmel zeigt. Dann entlässt sie ihre zarte Blüte in den Frühlingswind. Wärmen die Sonnenstrahlen schon ein wenig, faltet das Schneeglöckchen die drei schützenden Blütenblätter des äußeren Röckchens auf und zeigt, was es darunter trägt: ein kurzes Tanzkleid mit grünem Saum, bereit für einen Schneetanz. Die ersten Bienen fühlen sich eingeladen mitzutanzen. Ist der Himmel bedeckt, bleibt die Blüte geschlossen. Auch wenn es dunkel wird, hat dieser Tanz ein Ende, die äußeren Blütenblätter schließen sich wieder, und das Glöckchen wartet auf eine neue Gelegenheit zum Schneeglöckchentanz.

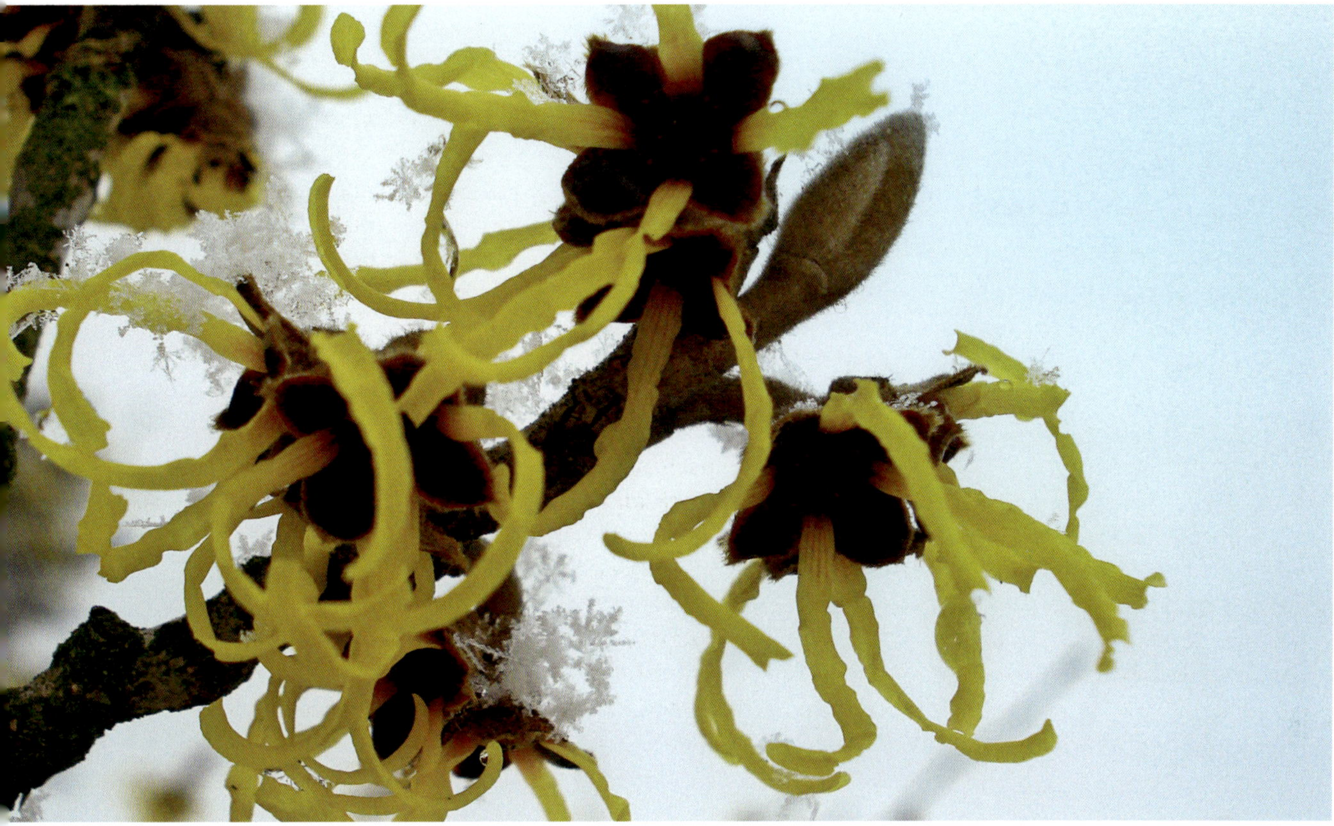

◄ *Weiße Schneekristalle küssen gelbe Zaubernussblüten.*

Zaubernuss (*Hamamelis virginiana*)

Auch die Zaubernuss liebt die Kälte und blüht zur Freude der Göttin Skadi. Sie zaubert förmlich aus ihren kahlen, braunen Zweigen gelbe Blüten hervor. Lauter wuschelige Strahlenbüschel bringen Farbe in die Januarluft und leuchten, als wollten sie die Kraft der Sonne verstärken.

Diese Blüten bergen ein inneres Frostschutzmittel und halten bis zu -10° Celsius aus. Bei ungemütlichem Wetter rollen sie ihre Blütenblätter einfach zusammen, so als ob sie sich gegenseitig wärmen wollten. Mützen aus Schnee scheinen ihnen zu gefallen – mit den weißen Schneehauben blühen sie munter weiter.

Virginia in Nordamerika ist die Heimat der Zaubernuss. Dort heißt sie auch *witch hazel,* also *Hexenhasel* – wohl wegen der großen Ähnlichkeit mit der Haselnuss. Zauberhaft ist ebenfalls, wie sie die kalte Jahreszeit mit warmen Blüten bereichert, lange bevor sie die Blätter wachsen lässt. Vielleicht trägt sie den Namen auch, weil aus ihren Zweigen gerne zauberkräftige Wünschelruten geschnitten wurden. Oder weil später im Jahr ihre prallen Samenkapseln die kleinen Nüsse meterweit schleudern und somit für viele junge Zaubernussbüsche in der Umgebung sorgen.

Auch in unserem Klima fühlt sich der Busch sehr wohl, blüht in vielen Gärten *(auch H. mollis)* und verbreitet sonnige Winterfreude. Die meisten Gartenbesitzer ahnen nicht, für welche wertvolle Heilpflanze sie sich da entschieden haben: Bei den Indianern galt sie als Wundermittel gegen Verletzungen jeglicher Art.

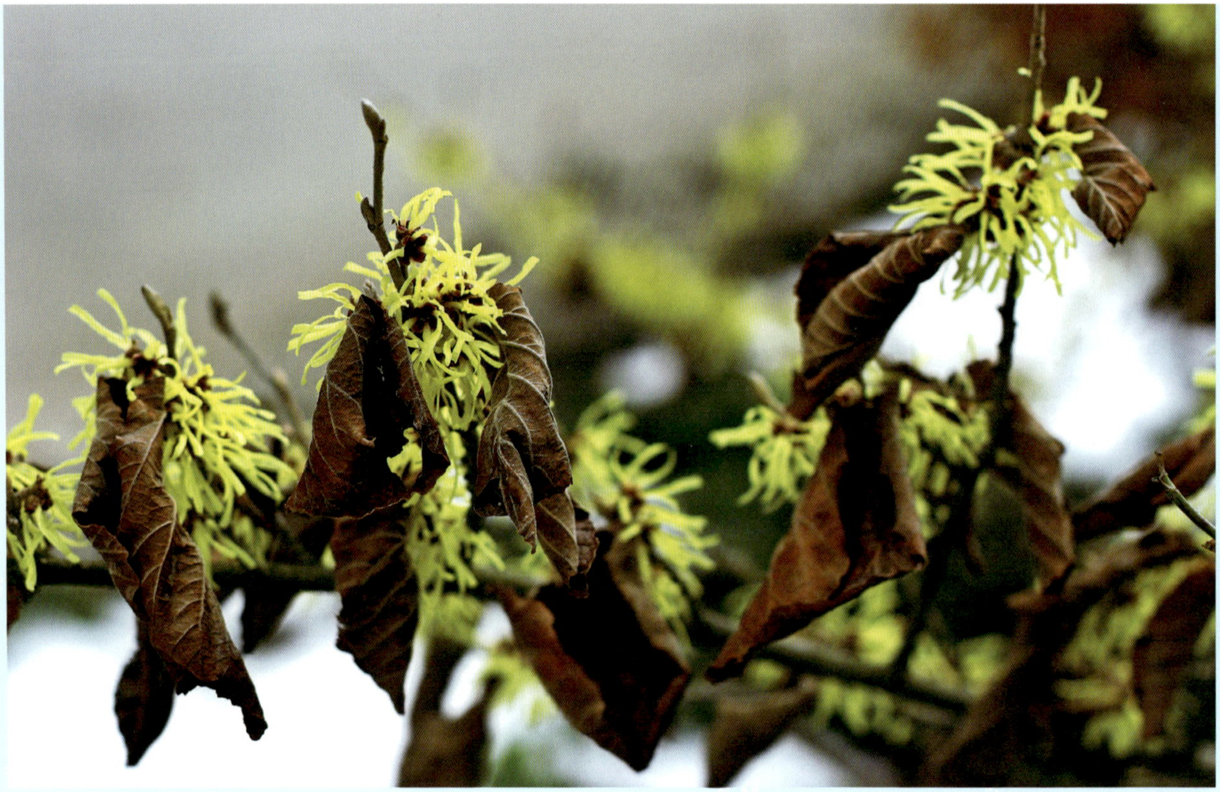

➤ *Klare Ansage: Die jungen Blüten schieben sich zwischen den Blättern des letzten Herbstes hervor.*

Botschaft der Zaubernuss

Egal, wie kalt es um mich herum ist, ich weiß um mein inneres Feuer. Ich bin mit dem wärmenden Feuer tief in der Erde verbunden und bringe es schon im Januar für alle Menschen sichtbar zum Erblühen. In meinen feurigen Flammenblüten steckt ***Klarheit*** und das Wissen, dass jeder Tag ein neuer Anfang ist. Jeden Tag erlebe ich mich und meine Umgebung neu. Ich lasse los, was gestern war und bin total neugierig auf das, was heute geschieht. Ich weiß, dass mir alles gelingen wird, was mir in meinem *Hamamelis*-Blütenleben begegnen wird: Ich bin geübt im ***positiven Denken*** und stelle mir mein Leben immer wieder genau so vor, wie ich es gerne hätte. Wenn der kalte Wind weht, rolle ich mich kuschelig zusammen; wenn es schneit, bin ich gespannt auf das Muster der Schneeflocken; wenn es taut, liebe ich das Gefühl des schmelzenden Schnees auf meinen Blütenblättern. Und ab und zu mag ich auch die Sonnenstrahlen – aber bitte nicht zu viele, denn sie verkürzen mein Leben. Wenn Du willst, gebe ich Dir von meinem Blütenfeuer. Damit kannst auch Du Dir jeden neuen Tag so schön gestalten, wie Du es möchtest. Und staunst immer wieder. Das macht Dich ***frei, auf kreative Art*** zu handeln und schafft Dir Raum, neu zu werden. Jeden Tag wieder. In meinen Blüten steckt das Wissen, dass Kälte keine Chance hat gegen die ***Wärme*** des inneren Feuers.

Wundermittel für die Haut

Von den Indianern Nordamerikas können wir uns die Anwendungen der Zaubernuss abschauen: Extrakte aus Rinde und Blättern heilen Verwundungen jeglicher Art sehr schnell, werden sozusagen weggezaubert. Sie enthalten sehr viele Gerbstoffe, die das verletzte Gewebe zusammenziehen, die Blutgerinnung fördern und so jeder Entzündung den Boden entziehen. Egal ob bei ***Sportverletzungen, Prellungen, blauen Flecken*** – Zaubernussextrakte zaubern alles weg. Auch bei ***Wadenkrämpfen*** oder ***Krampfaderbeschwerden*** pflegt Hamamelis die Venen. Bei Hämorrhoiden ist sie ein viel gepriesenes Wundermittel (auch wenn man darüber nicht so gerne redet, wirkt der Nuss-Zauber auch an dieser versteckten Stelle).

Hamamelis-Salbe pflegt die ***trockene Haut,*** die spröde geworden ist und juckt. Leiden im Winter Haut und Schleimhaut besonders unter der Kälte, der geringen Luftfeuchtigkeit und der trockenen Heizungsluft am Arbeitsplatz, bringt die Salbe neue Geschmeidigkeit und bewahrt die Feuchtigkeit. Gerade für Neurodermitiker ist das immer eine Erleichterung. Eine Zaubernuss-Salbe sollte ihren festen Platz in jeder Hausapotheke haben, denn sie hilft ***bei allen Hautproblemen*** – vom wunden Babypopo bis zur Altershaut. Die Gerbstoffe wirken außerdem antioxidativ, das heißt sie schützen vor den schädigenden Einflüssen der Umwelt, stärken die Abwehrkräfte der Haut und ***beugen Alterungsprozessen vor.*** Die Salbe pflegt die Haut eines Säuglings genauso liebevoll wie die eines älteren Menschen.

In der Naturkosmetik wird das Wasserdampfdestillat aus Blättern und Rinde verwendet. Hier entfalten die ätherischen Öle ihre klärende Wirkung. *Hamamelis*-Wasser ist sehr beliebt als Rasierwasser, Gesichtswasser und Deodorant.

WOHLFÜHL-TIPP

Den Körper erwärmen:
Wenn Sie Ihr inneres Feuer entfachen und der Kälte um sich herum trotzen wollen, halten Sie je eine Zaubernussblüte mit dem kleinen Finger in Ihren beiden Handflächen fest. Dann liegen diese Blüten genau auf einem Akupunktur-Punkt, der zum Herzmeridian gehört – Shaofu, *verloren gegangener Palast* oder einfach *Herz 8* genannt. Schon allein das Berühren dieses Punktes macht den Körper warm. Durch die Blüte wird diese Wärme noch verstärkt. Finden Sie Ihren verloren gegangenen Palast wieder. Wie mag er wohl aussehen? Fangen Sie an, langsam und tief zu atmen. Verfolgen Sie eine Weile bewusst den Strom Ihres Atems. Vielleicht spüren Sie, wie eine Welle von wohliger Wärme, Heiterkeit, Freude und Glück Sie durchströmt. Das könnte ein Lächeln auf Ihr Gesicht zaubern. Wenn Sie das spüren, haben Sie das Ziel dieser Übung erreicht.

REZEPTE

Tee: 1 TL Rinde oder 2 TL Blätter in 250 ml kaltem Wasser zum Kochen bringen und 10 Min. ziehen lassen. Bei Entzündungen im Mund- und Rachenraum mehrmals täglich damit gurgeln.
Umschläge: 2 EL getrocknete Rinde und Blätter in 500 ml Wasser aufkochen, den Sud 15 Min. ziehen lassen, abgießen. Mit diesem gerbstoffhaltigen Sud eine Kompresse tränken und auf die betroffene Hautstelle legen. Erneuern Sie diese Kompresse immer wieder, bis Besserung eintritt. Dieser Sud ist auch für Bäder geeignet.

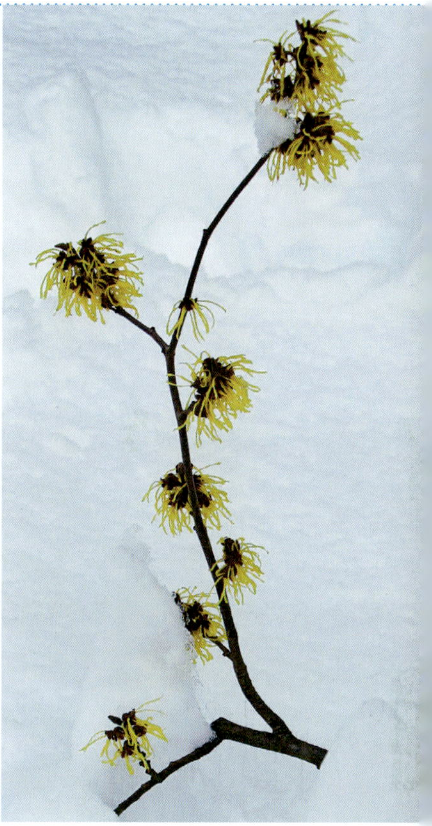

▲ *Gelbe Versprechungen für Wärme …*

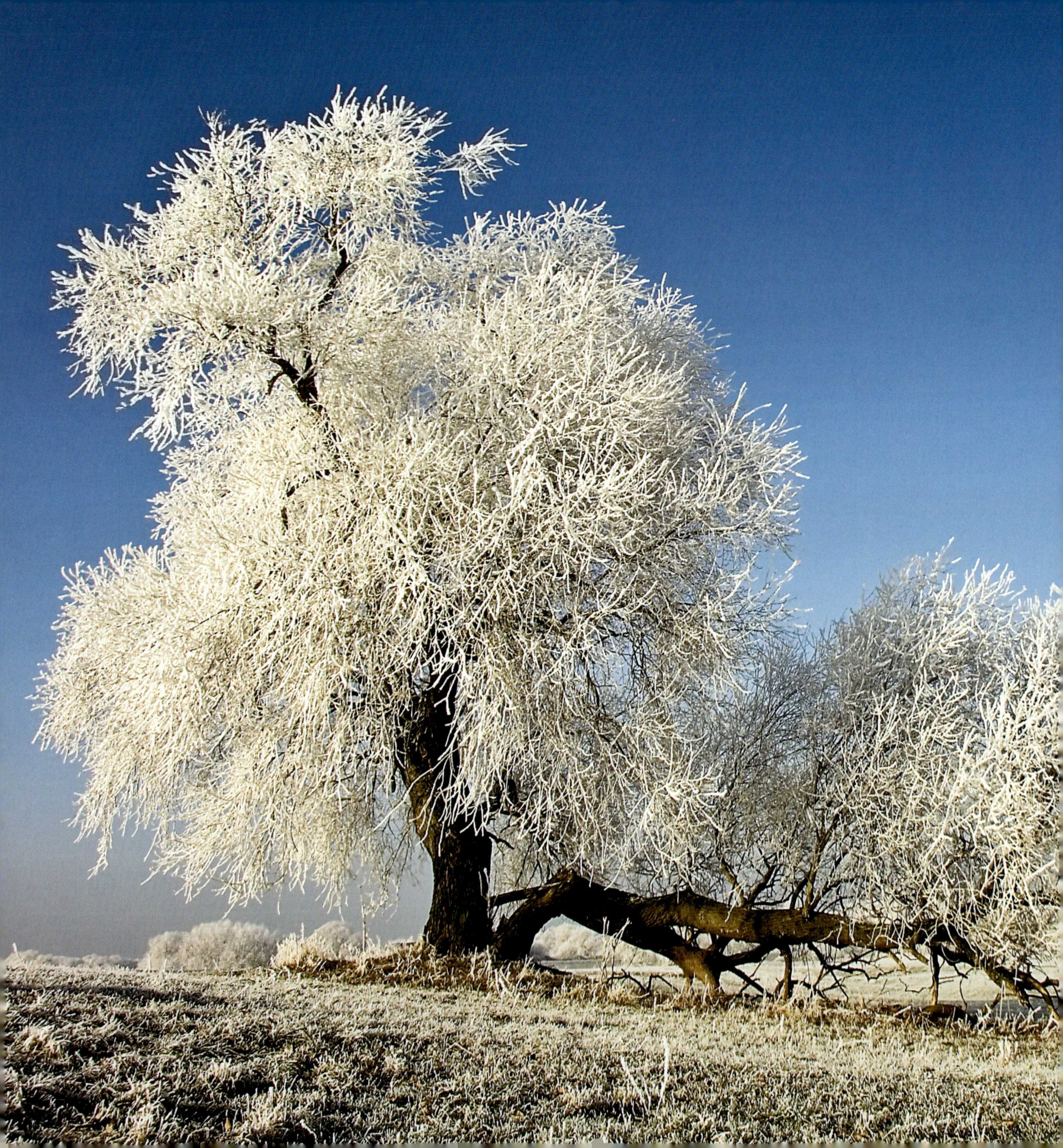

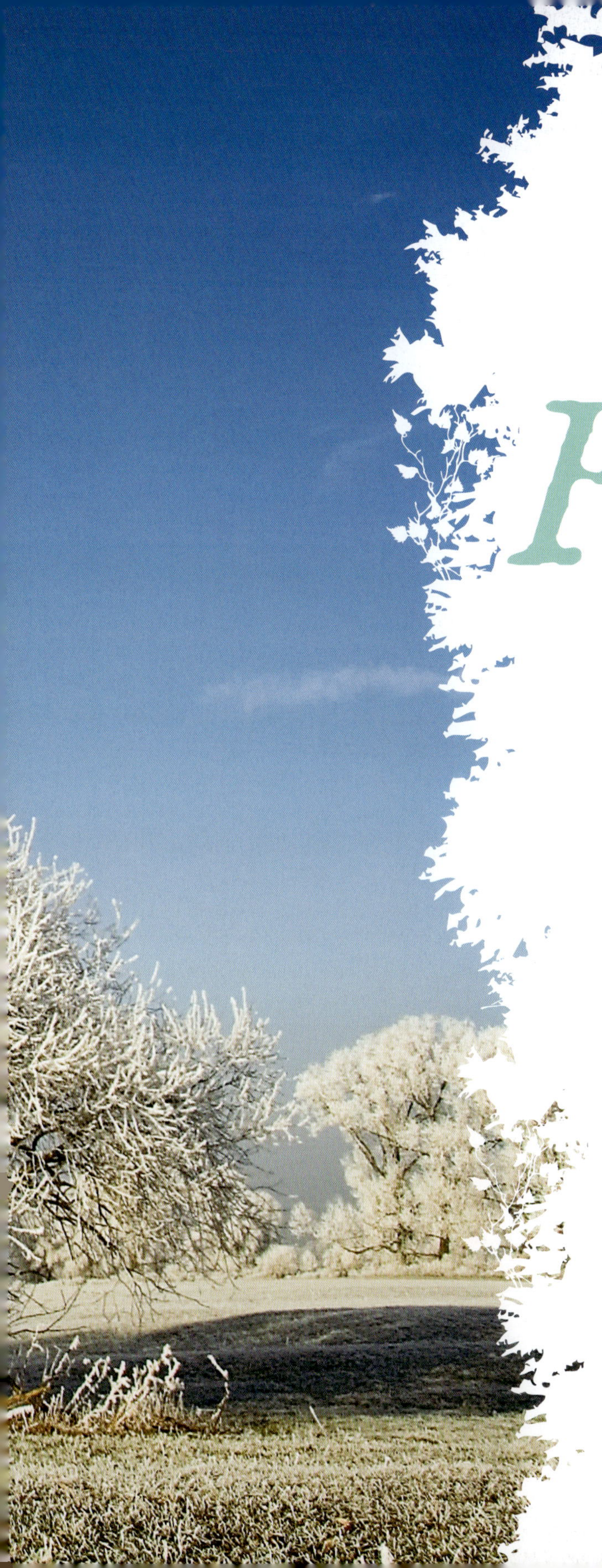

Februar

Das Licht entdecken

Betrachtet das Erwachen des Frühlings
und das Erscheinen der Morgenröte!
Die Schönheit offenbart sich denjenigen,
die betrachten.

Khalil Gibran,
libanesischer Philosoph (1883-1931)

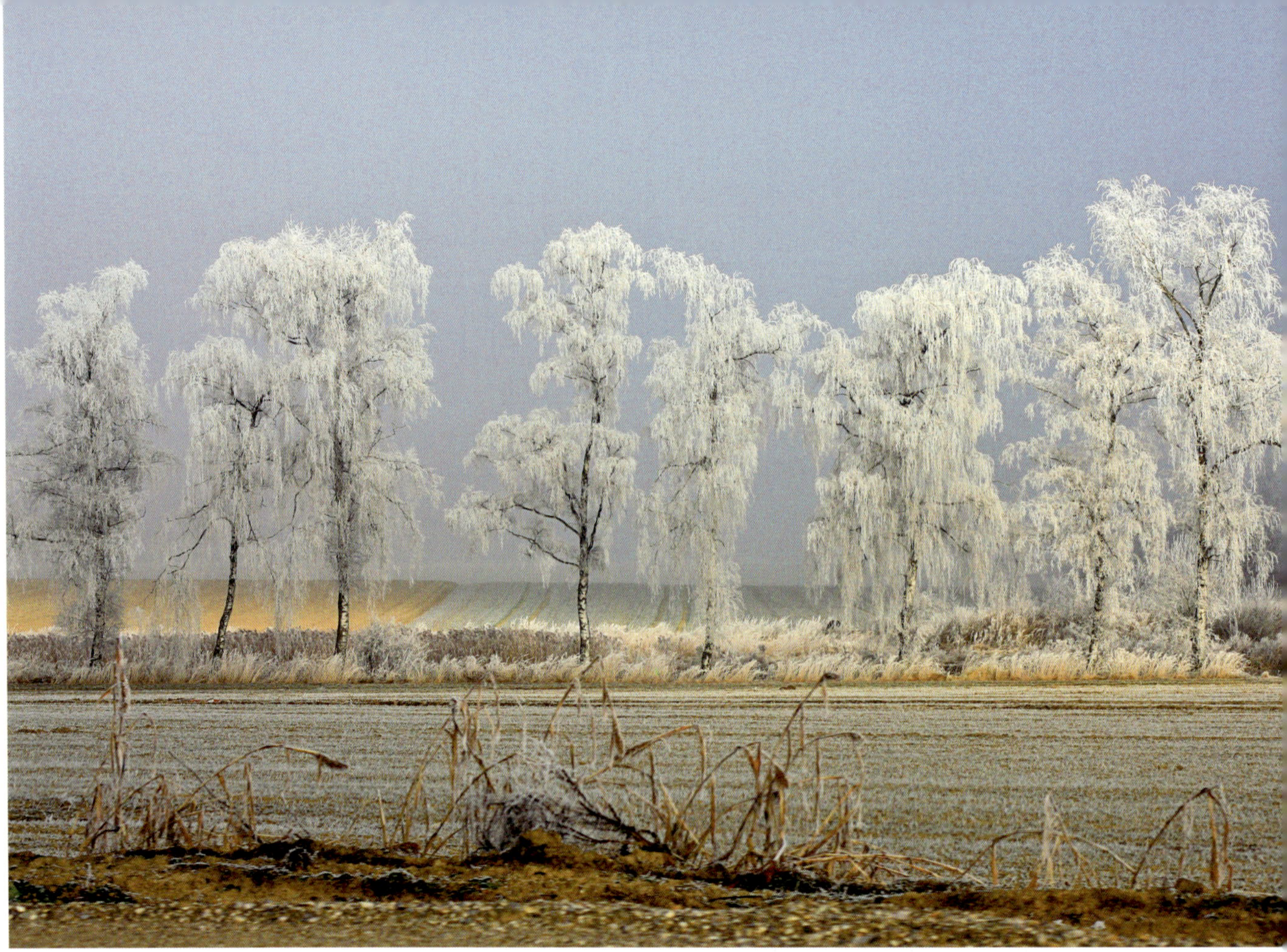

➤ *Birken schmücken sich mit Raureif.*

Neue Kräfte spüren

Schon ab Anfang Februar werden die Tage merklich länger. Die Sonne geht jeden Tag ein bisschen früher auf, das Aufstehen fällt wieder leichter. Abends ist es länger hell. Manchmal riecht es sogar schon ein wenig nach Frühling. Ab und zu legt sich wieder Schnee wie eine weiße Decke über die Landschaft, als wollte er sagen: Der Winter ist noch längst nicht vorbei. Das Licht im Februar ist einmalig – egal ob beim Sonnenauf- oder -untergang. Es ist eine ganz einzigartige Qualität, die nur der Februar zaubert. Die Luft ist besonders klar, die Schattenbilder auf dem Schnee sind sanft gezeichnet. Manchmal rieselt kalter, glitzernder Schneestaub auf den Spaziergänger – ein neckischer Gruß der Bäume? Schließlich hieß der Februar in früheren Zeiten auch *Narrenmonat*.

Liebesmonat war ein anderer Name – denn die Vögel suchen wieder singend nach Partnern, Amseln umwerben einander in waghalsigen Flugmanövern, und in uns Menschen sorgen erste Frühlingsgefühle für Schmetterlinge im Bauch. Februar – manche sagen, da stecke Fieber (lateinisch *febris*) drin. Das Fieber der neu entfachten Februar-Faschings-Liebe. Offizielle Erlaubnis zu einem Austausch der Herzen gibt der heilige Valentin am 14. Februar. Ursprünglich war der Februar ein *Weibermonat*. Frauen, ihre Besonderheiten und ihre Fruchtbarkeit standen im Mittelpunkt des Lebens. Noch heute tragen 16 von seinen 28 Tagen im katholischen Kalender weibliche Vornamen. So viele gibt es in keinem anderen Monat. Brigitte, Maria, Anna, Veronika, Agathe, Dorothea, Apollonia, Scholastika, Euphrosine, Eulalia, Katharina, Juliana, Marianne, Irene, Margarethe und Walpurga sind mit von der Partie.

Übrig geblieben ist von dieser Frauenpower einzig der „schmutzige Donnerstag“, mit dem die heiße Faschingszeit eingeläutet wird. Masken und lärmende Umzüge sollen dabei die Geister des Winters vertreiben.

Andere Namen sind *Schmelzmonat* und *Taumonat*, denn das Eis sollte nun nicht mehr lange halten. Für diejenigen, die die Weinreben schneiden mussten, war es der *Rebmonat*. Und dort, wo Holz gefällt und aus dem Wald geholt wurde, kannte man den *Holzmonat*. Er ist der kürzeste Monat, denn in der römischen Kalenderreform (46 vor Christus) nahm man dem Februar einen Tag weg und verlängerte damit den August. Kaiser Augustus wollte nämlich Cäsar nicht nachstehen und beanspruchte für seinen Monat August ebenfalls 31 Tage, genau wie der nach Julius Cäsar benannte Juli. Der Februar ist auch der Monat, der alle vier Jahre den zusätzlichen Schalttag aufnimmt. Er bringt dadurch die Kalenderzählung mit der tatsächlichen Umlaufbahn der Erde um die Sonne in Übereinstimmung.

Hornung – woher leitet sich nun dieser alte Februarname ab? Die Jäger wissen es am ehesten: Im Februar wirft das Rotwild sein Gehörn ab. Und dieses Gehörn war früher außerordentlich begehrt. Daraus wurden Kämme, Griffe für Messer oder Knöpfe für Mäntel und Anzüge gefertigt. Wurzelgräber hoben mit den Schaufeln des Geweihs die Pflanzenwurzeln sorgfältig aus dem Boden und wussten, dass sie auf diese Weise viel heilkräftiger waren, als wenn sie mit metallenen Werkzeugen gegraben wurden. Metall verschreckt den Pflanzengeist, davon waren sie überzeugt.

Brigid – die keltische Himmelskönigin

Sie hat viele Namen, diese Göttin, und in allen schwingt das Leuchtende, das Helle, das Licht mit. Ihr Name steckt auch im englischen Wort für *strahlend, hell = bright.*

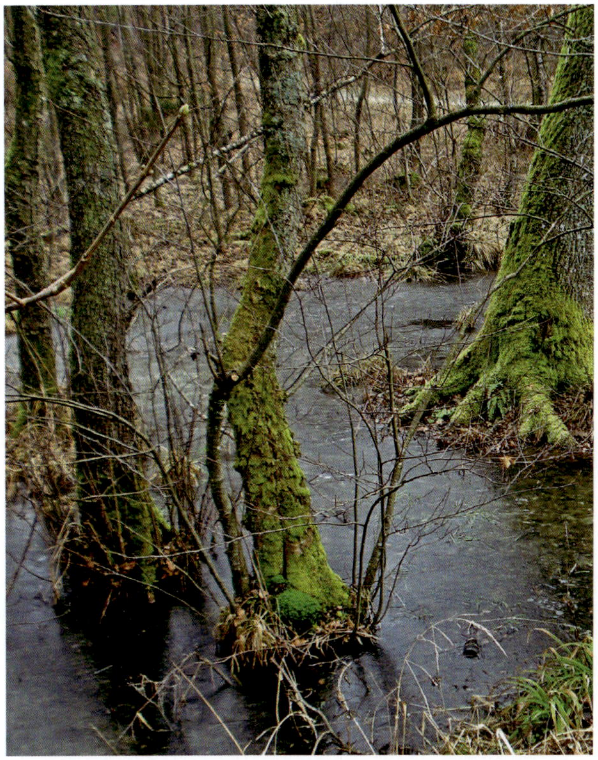

◄ *Brigids Feuerkraft bringt bald den erstarrten Bach zum Fließen.*

Brighid, Birgid oder Bridget bedeuten so etwas wie *leuchtender Pfeil.* Und klingen mit in den Namen von Bregenz, Brigg und Burgund. Brigid war die mächtigste und beliebteste Göttin der Kelten. Als Muttergöttin war sie Schutzherrin von Vieh und Ernte und hat den Menschen alles beigebracht, was sie zum Leben brauchten. Sie hatte zwei Schwestern, die (ziemlich verwirrend) ebenfalls Brigid hießen. Zusammen waren sie ein erstes Symbol für die göttliche Dreifaltigkeit. Sie wurden die „drei Mütter“ oder die „drei gesegneten Herrinnen Britanniens“ genannt.

Symbol für Brigid ist das Feuer. Als Göttin des himmlischen Feuers wurde sie jeden Morgen mit einer Flamme auf dem Haupt neu geboren. Ihr zu Ehren wurden Anfang Februar Kreuze aus Stroh geflochten, angezündet und den Berg hinuntergeworfen. Sie sollten die Kraft der noch jungen Sonne stärken und Haus und Hof beschützen.

Botschaft der Brigid

Ich, Brigid, begleite Dich auf dem Weg in den Frühling und zeige Dir, wie Sonne und Licht im Februar immer stärker werden. Zieh Dich warm an und spüre gemeinsam mit mir die Frische der Luft, lausche den Geräuschen des tauenden Eises, höre auf die Stimmen der Vögel. Suche die Zeichen des nahen Frühlings, junges Grün und erste Blüten. Atme diese belebende Energie tief in Dich hinein und lasse auch in Dir ***Neues wachsen.*** Überlege, wo genau, wo möchtest Du das ***Feuer der Begeisterung*** in diesem Frühling leben? Wann brauchst Du die zunehmende Kraft der Sonne besonders? Ich kitzele ***neue Perspektiven*** in Dir wach und das macht Spaß. Hörst Du mein Lachen? Mit ***frischem Schwung*** trägt es Dich in den Frühling. Möge sich Dein Leben in Schönheit entfalten.

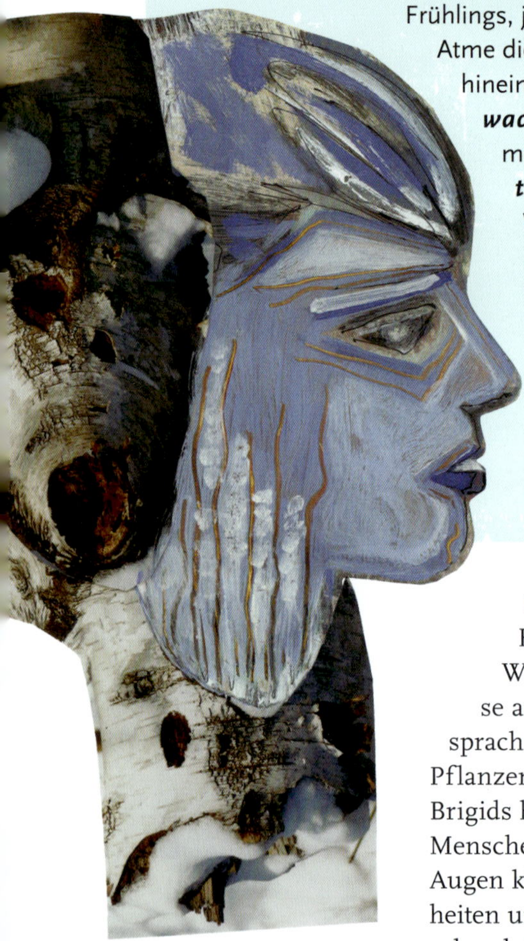

Es war ihre Feuerkraft, die im Februar das Eis schmelzen und das Wasser wieder fließen ließ, die Flüsse anfüllte und neue Fruchtbarkeit versprach. Ihre Frühlingskraft durchströmt Pflanzen, Tiere und Menschen. Wasser aus Brigids heilkräftigen Quellen machte die Menschen wieder gesund. Es wusch die Augen klar und hell, heilte Augenkrankheiten und machte selbst Blinde wieder sehend. Die Göttin kannte die Kraft aller heilenden Pflanzen und gab dieses Wissen ihren 19 Priesterinnen weiter. Diese Frauen brachten es zu den Menschen und lehrten sie, ihre Gesundheit zu pflegen.

Brigid inspirierte die Dichter zu klingenden Versen, die Geschichtenerzähler zu immer neuen Ideen und die Barden zu mitreißenden Melodien. Sie war zur Freude aller die Göttin der schönen Künste. Und sie war die Göttin der Schmiedekunst. Ihr Schuh aus Bronze war der heiligste Gegenstand in jener Zeit. Sie lehrte den Gebrauch von Waffen und beschützte die Krieger, die *brigands,* oder wie sie von den Christen genannt wurden, die *Gesetzlosen.* Die Getreuen Robin Hoods waren solch „gesetzlose“ Briganden – und handelten unter der Schirmherrschaft von Brigid. Viele Traditionen sind von dieser großen Göttin überliefert: Als sie ihren Sohn verlor, weinte und klagte sie sehr. Noch heute stimmen die Menschen in Irland beim Tod eines geliebten Menschen die Totenklage an und trösten sich mit diesem Gesang der Göttin, dem *Keening.*

Die keltische Muttergöttin lebt als christliche Heilige weiter und ist noch heute die Nationalheilige Irlands. Nach christlicher Überlieferung hat sie das Kloster *Kildaere* (das bedeutet *Eichenkirche*) gegründet und dort bis zu ihrem Tod am 1. Februar 523 gelebt. Mit diesem Datum übernahm die neue Kirche auch den alten keltischen Feiertag der Brigid, an dem seit ewigen Zeiten der allererste Frühlingsbeginn gefeiert wird.

Pflanzen – und was sie uns sagen

Die Pflanzen des Februars sind mutige Vorläufer des Frühlings und strotzen vor Kraft und Energie. Sie lassen sich weder durch Schnee, Sturm oder Regen von ihrem Ziel abbringen. Dieses Ziel heißt Wachstum. Zuversichtlich wissen sie, dass der Schnee sehr bald zu Wasser schmilzt, das sie ernähren wird. Und dass ihre innere Wärme stärker ist als die äußere Kälte. Als allererste Boten des Frühlings bringen sie uns die ersten aufmunternden, vitamin- und mineralstoffreichen Heilkräfte für unsere winterträgen Körper.

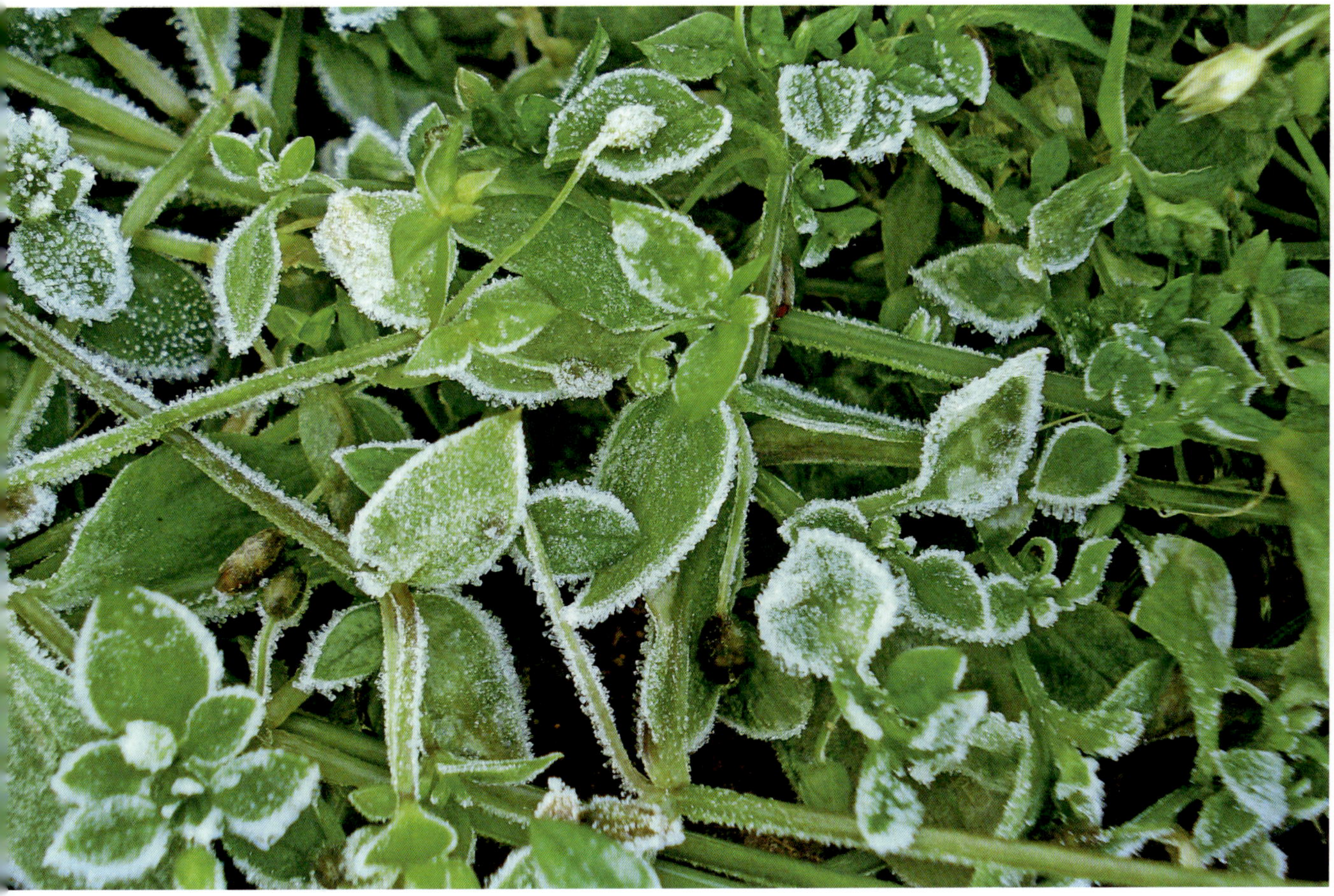

◄ *Die kleine Vogelmiere liebt den eisigen Konturenstift – und unterstreicht damit ihre zarte Schönheit.*

Vogelmiere (*Stellaria media*)

Die Vogelmiere ist ein kleines Pflänzchen, das dem Boden nahe bleibt. Die Stängel sind weich und wässrig und versuchen kaum, sich aufzurichten. Vogelmiere wird leicht übersehen und genauso leicht unterschätzt. Kanarienvögel, Hühner und anderes Federvieh lieben ihre kleinen saftigen Blätter und standen Pate bei der Namensgebung. *Hühnerdarm* heißt sie auch, weil der innere Gefäßbündelstrang sich wie ein Darm aus dem weichen Stängel herausziehen lässt.

Vogelmiere wächst sogar unter dem Schnee! Kaum ist er getaut, fängt sie an zu blühen. *Stellaria – Sternenfrau* wird sie genannt, weil ihre klitzekleinen Blüten wie Sternchen in den blauen Himmel hineinleuchten. Es sind nur fünf weiße Blütenblätter, die so tief geteilt sind, dass es aussieht, als seien es zehn Sternenstrahlen.

Die meisten Gärtner bezeichnen sie als Unkraut. Das sollte jede Pflanze als Kompliment verstehen, denn diese so beschimpften Kräuter stecken voll unbändiger Vitalität. Sie besitzen eine erstaunliche Fortpflanzungskraft. Fünf bis sechs Generationen bringt die Vogelmiere pro Jahr hervor – mit 10 000 bis 20 000 Samen pro Generation. Das sind mehr als 100 000 Samen, die in einem Jahr aus einem einzigen Pflänzchen hervorgehen. Bis zu 60 Jahre bleiben diese vielen Samen keimfähig in der Erde liegen und warten geduldig auf ihre Stunde.

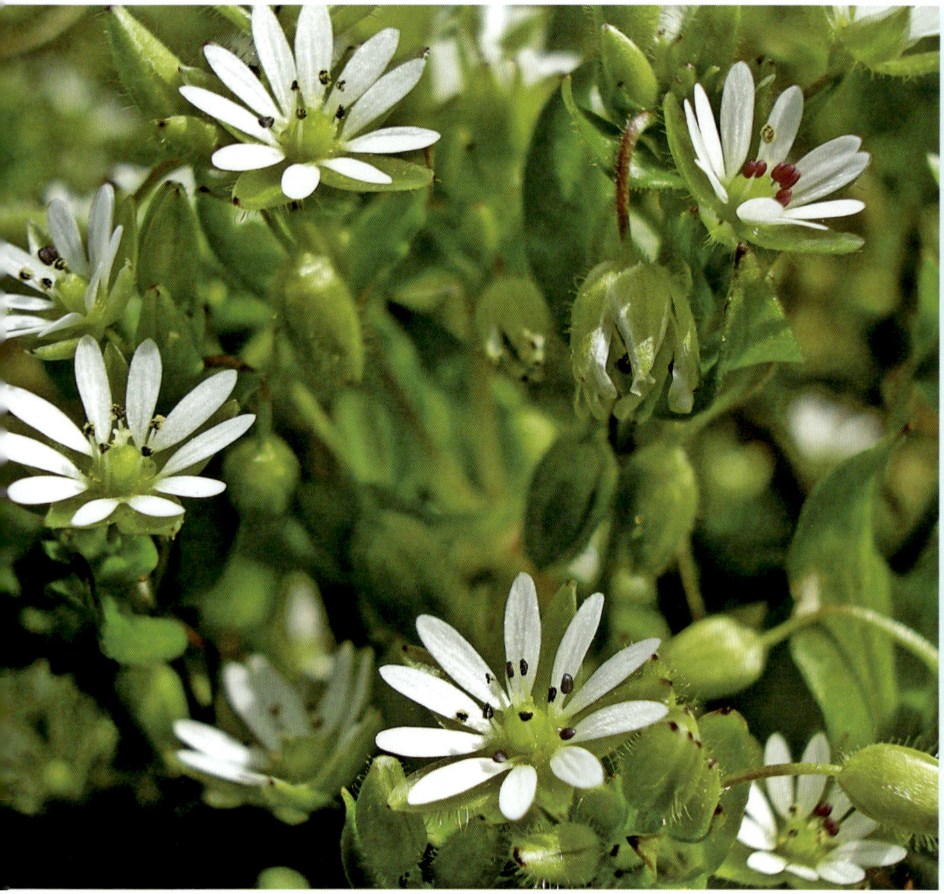

▲ *Sternenblüten – oder Blütensterne?*

Botschaft der Vogelmiere

Wenn Du den Winter satt hast, bringe ich Dir ***Freude am Leben.*** Rieche an meinen Blättern, zerreibe sie zwischen den Fingern und kaue sie – sie werden Dich erfrischen. Ich krempele einfach meine Vogelmieren-Ärmel hoch und übernehme den Frühjahrsputz in Deinem Körper und in Deinem Gemüt.
Du wirst sehen: Eingefrorene Gefühle löse ich auf und bringe ***Unternehmungsgeist*** zurück. Du fühlst Dich danach wie neu und ganz leicht. Vielleicht hast Du dann Lust, mit mir zu spielen und Sonnenstrahlen zu fangen? Du glaubst mir nicht? Du meinst, ich sehe viel zu zart aus? Eines musst Du wissen: ***Meine zarte Seite ist meine Stärke!***

Ich bin zwar klein, habe aber trotzdem Riesenkräfte. Ich bin so nah bei der Erde, weil sie mich wärmt und nährt. Auch nachts, denn da schaue ich mit meinem Sternenblick in den Himmel. Und hole sie auf die Erde – die Sterne. Schau mir ganz genau in meine Blütenaugen ...

Ballast abwerfen und sich reinigen

Wertvolle Inhaltsstoffe machen die Vogelmiere zu einem wahren Kraftpaket. Ihre Vitamine, Mineralien und Saponine ***reinigen den Körper,*** entschlacken die ***Lymphe,*** regen die ***Nierentätigkeit*** an und lösen den zähen Schleim der ***Atemwege.***

REZEPTE

Tee: 2 Handvoll frische Vogelmiere in 1 l Wasser aufkochen und auf die halbe Menge der Flüssigkeit einkochen lassen. 2 Tassen täglich trinken. Hilft beim Abnehmen und bei Verstopfung.

Rohkost: Natürlich können Sie Vogelmiere auch frisch und roh essen. Sie schmeckt ein bisschen salzig, nach jungem, rohem Mais. Lecker ist sie in Salaten, Omeletts, auf Tomatenbrot. Einfach wie Petersilie verwenden.

Balsam bei trockenen Ekzemen: Geben Sie 50 g Kraut in ein Schraubdeckelglas, füllen Sie es mit 500 ml Olivenöl auf: Lassen Sie diesen Ansatz dann drei Wochen lang bei Zimmertemperatur hell stehen und schütteln Sie ihn täglich um. Danach filtrieren Sie das Öl ab, geben 75 g Bienenwachs hinzu und erhitzen beides im Wasserbad, bis das Bienenwachs geschmolzen ist. Gießen Sie das warme Öl in kleine Salbentiegel.

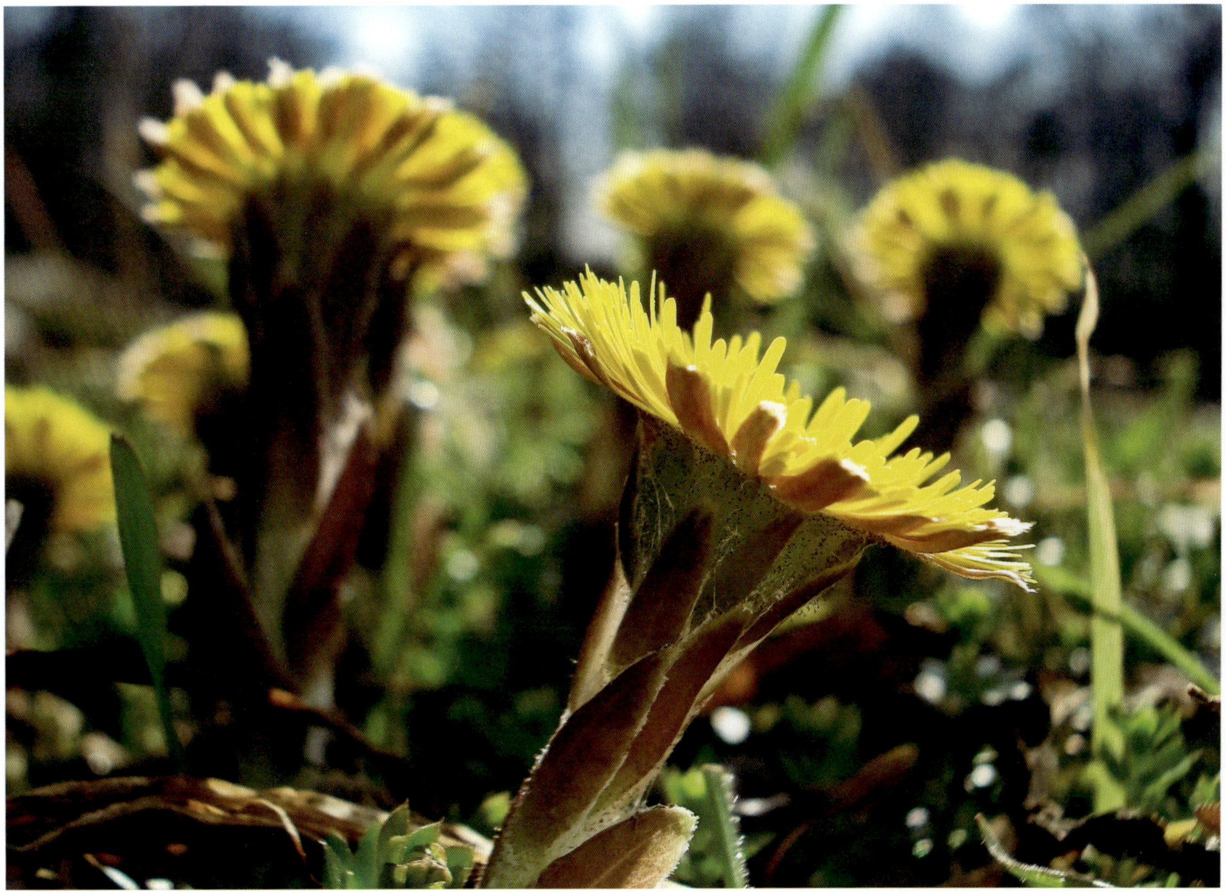

◄ *Die Huflattich-Blüten grüßen ihr großes Vorbild: die Sonne.*

Huflattich (*Tussilago farfara*)

Mit ihrem Namen verrät diese Pflanze ihre Fähigkeiten: *Tussis* bedeutet *Husten* und *ago* heißt *ich vertreibe. Farina* ist das *Mehl* und bezieht sich auf die behaarte Unterseite der Blätter, die aussehen, als wären sie mit Mehl bestäubt. Frei übersetzt bedeutet *Tussilago farfara: Ich vertreibe den Husten und habe bemehlte Blätter.* Und genau das tut der Huflattich: hartnäckiger Husten, Heiserkeit, Verschleimung, Katarrhe haben keine Chance. Weil ältere Herren die getrockneten Blätter früher gerne als Tabaksersatz und sogar zur Pflege der Bronchien geraucht haben, wurden seine Blätter auch *Tabaksblätter* genannt.

Wie kleine Sonnen kommen die Blüten an den ersten warmen Tagen im Februar aus der Erde und strahlen oft durch den Schnee hindurch. *Sohn vor dem Vater* werden sie auch genannt, weil die gelben Blüten lange vor den Blättern aus der Erde kriechen. Wenn sich im Sommer die Blätter ausgebreitet haben, heißen sie *Hitzblätter.* Sie ziehen Hitze, Rötung und Brennen aus einem Sonnenbrand heraus. Suchen Sie sich beim nächsten Sonnenbrand Huflattichblätter, legen Sie sie mit der dunkelgrünen Seite auf die brennende Stelle und genießen Sie die angenehme Kühlung. Am Abend ist alles wie weggeblasen. Auf Wanderungen sind die Blätter vielseitig zu verwenden: als *Wanderers Klopapier.*

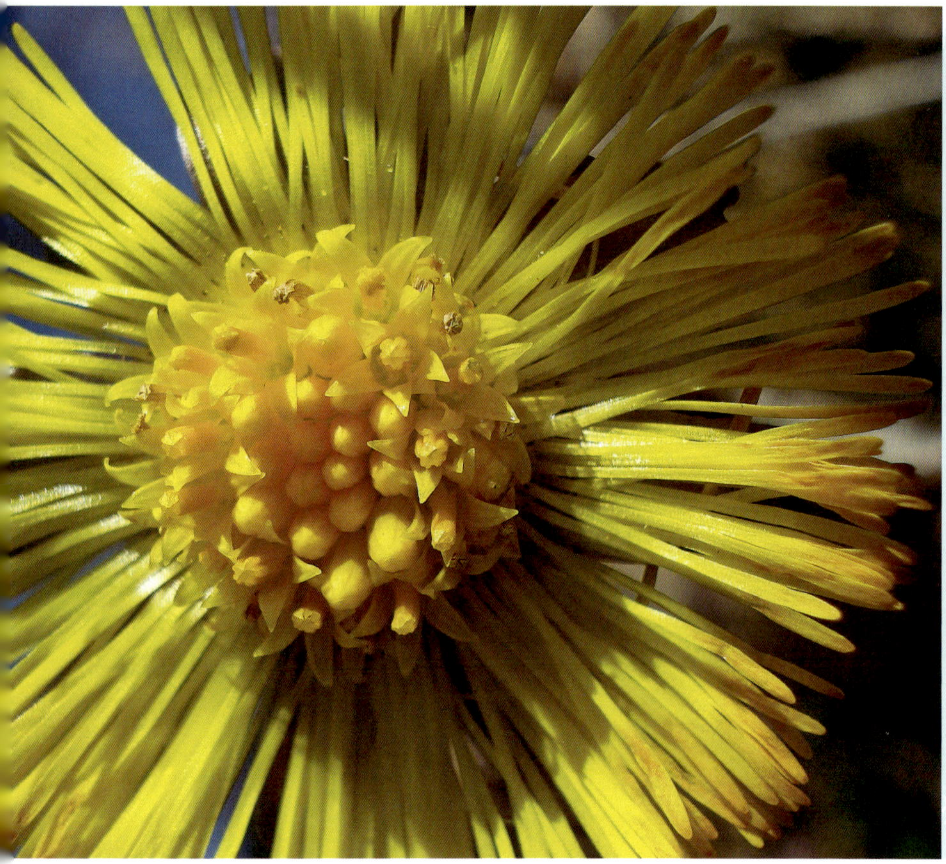

Botschaft des Huflattichs

Soll ich Dir verraten, was ein ***Pionier*** so alles braucht? Dann kannst Du auch einer werden, so wie ich. Jedes Jahr im Februar wage ich es wieder. Ich bin nämlich die erste kleine gelbe Blütensonne des jungen Jahres. Und dazu brauche ich ***Durchsetzungskraft,*** und außerdem ***Durchhaltevermögen.*** Du weißt schon: Die Nächte sind kalt, und ab und zu fällt sogar Schnee auf meine Sonnen. Niemals darf ich mein Ziel aus den Augen verlieren: so viele Sonnenblüten in die Welt zu bringen wie möglich. Dazu nutze ich ***Weitsicht*** und ***Klarheit.*** Und mache aus jeder Lage das Allerbeste. Selbst in hitzigen Situationen behalte ich einen kühlen Kopf, denn in Gedanken setze ich mir eine februarkalte Schneehaube auf. Dabei vergesse ich niemals das Feuer der Brigid, das mir hilft, dem Rhythmus der Natur zu vertrauen und zu wissen, dass alles, was geschieht, zu meinem Besten ist.

▲ *Die Huflattich-Sonne scheint mit tausend Strahlen.*

Helfer in der Fastenzeit

Wenn Sie sich in der Fastenzeit vorgenommen haben, auf irgendeine der altbekannten Verführungen für einige Tage oder Wochen zu verzichten, dann ist der Huflattich ein guter Begleiter. Er ***stärkt den Willen*** und hilft, den guten Vorsätzen treu zu bleiben. Das bedeutet: statt Schokolade, Alkohol, Zigaretten, Autofahren besser erst einmal Huflattich suchen. Sie können ihn dann als Tee trinken, als Blüte in die Hosentasche stecken oder gepresst in das Portemonnaie legen – irgendwohin, wo er Sie immer wieder an Ihren guten Vorsatz erinnert. Das tut er mit einem Augenzwinkern.

Dem Husten was husten ...

Es sind die Schleimstoffe im Blatt, die den Rachenraum auskleiden und so trockenen Hustenreiz lindern. Gerbstoffe und Bitterstoffe straffen die geschwollene Schleimhaut der Atemwege und entziehen der Entzündung den Boden. Inulin, Flavonoide, ätherisches Öl, Salpetersalze und andere Mineralien tragen in der Gesamtkomposition der Wirkstoffe zu der seit Jahrtausenden geschätzten Heilkraft des Huflattichs bei. Egal, ob die Stimme nur ein bisschen heiser ist, der Husten mit Erkältung einhergeht und sich richtig festgesetzt hat oder chronisch geworden ist, ob es ein krampfartiger, möglicherweise asthmatischer Husten oder gar ein Raucherhusten ist: Huf-

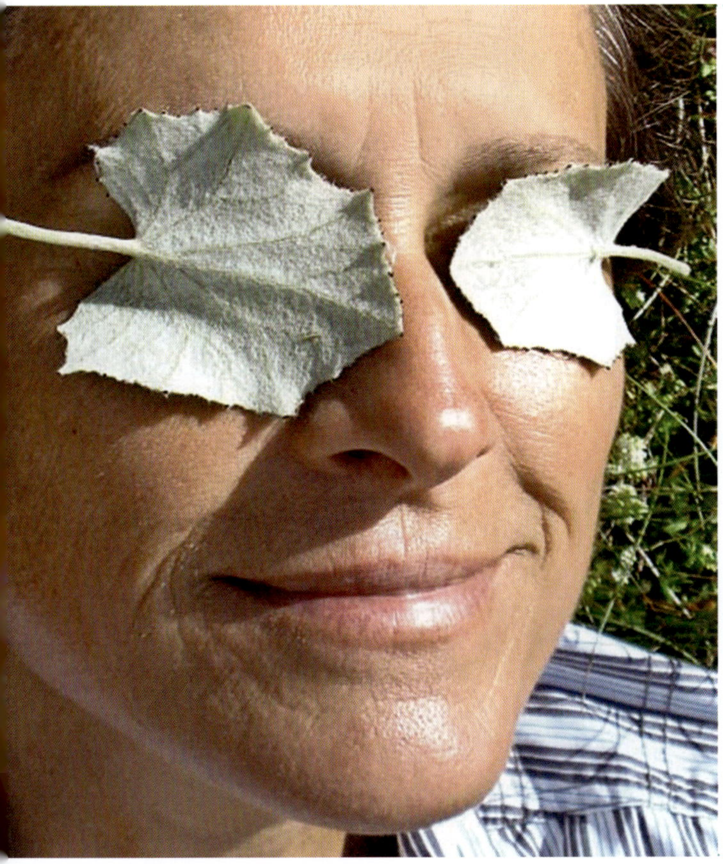

REZEPTE

Pures Blatt: Wer seinen geschwollenen Augen etwas Gutes gönnen will, deckt sie für ein kleines Nickerchen mit frischen kleinen Huflattichblättern zu. Das strafft und glättet diese zarte Haut.
Tee: Frische oder getrocknete Blüten oder Blätter mit heißem Wasser überbrühen, 5 Min. zugedeckt ziehen lassen, abseihen. Bei Bedarf drei Tassen am Tag trinken. Erkalteter Tee eignet sich gut als Gesichtswasser bei fettiger Haut. Sie können damit auch schnell fettende Haare nach dem Waschen spülen. Das ist eine Wohltat.
Gesichtswasser: Füllen Sie ein Schraubdeckelglas halb voll mit frischen Huflattichblüten und gießen mit etwa 40%igem Alkohol (Doppelkorn) auf. Lassen Sie das Blüten-Alkohol-Gemisch drei Wochen lang ziehen, am besten auf einer Fensterbank und nicht in der direkten Sonne. Schütteln Sie es jeden Tag immer wieder auf und filtrieren Sie schließlich durch einen Kaffeefilter ab. Vermischen Sie diesen Auszug mit etwa der gleiche Menge Rosenwasser (erhältlich in Reformhäusern, Naturkostläden, Apotheken). Damit haben Sie ein wunderbares Gesichtswasser aus eigener Produktion: zur Pflege von unreiner, entzündeter, großporiger und fettender Haut.

lattich bessert sie alle. Wird morgens vor dem Aufstehen Huflattichtee mit Honig getrunken, erleichtert er das Abhusten und stärkt die strapazierte Bronchialmuskulatur. Wer mit dem Tee gurgelt, kann mit ihm auch lokale Entzündungen der Mund- und Rachenschleimhaut besänftigen.

Ältere Männer mit chronischer Bronchitis wussten in alten Zeiten noch, dass der Rauch von Huflattich-Blättern die Bronchien weitet und das Abhusten des zähen Schleimes erleichtert. Zu diesem Zweck legten manche von ihnen die Blätter auf heiße Ziegelsteine und atmeten den frei werdenden, entspannenden Rauch tief in ihre Lungen ein. Andere rauchten gleich am Morgen eine selbst gedrehte Zigarette. Danach konnten sie wieder freier durchatmen.

Das Thema Pyrrolizidin-Alkaloide

Huflattich geriet Anfang der 1990er-Jahre in Verruf wegen der in Spuren enthaltenen Pyrrolizidin-Alkaloide (PA). Diese Alkaloide sind in größeren Mengen für die Leber schädlich, sofern sie innerlich angewandt werden. Inzwischen hat die aktuelle Forschung den Huflattich rehabilitiert und herausgefunden, dass die enthaltenen PA zum allergrößten Teil ungiftig sind. Dennoch wird zum Schutz der Verbraucher die Empfehlung aufrechterhalten, Huflattichtee nicht länger als 4-6 Wochen pro Jahr zu trinken; während Schwangerschaft und Stillzeit gar nicht. Mittlerweile gibt es sogar neu gezüchtete PA-freie Huflattich-Sorten: Fragen Sie im Kräuterhandel danach.

◄ *Frische Blätter für sanfte Entspannung unterwegs*

Birke (Betula pendula, Betula pubescens)

Betula pendula ist die *Hängebirke*: ihre Zweige „pendeln“ im Wind, hängen elastisch wie wehendes Haar nach unten; die Blätter haben eine rhombische Form. *Betula pubescens* dagegen, die *Moorbirke*, hat aufwärtsgerichtete Zweige und eher herzförmige Blätter. *Pubescens* bedeutet *den ersten Flaum bekommend:* Die jungen Zweige, Stiele und Blätter sind von flaumigen Haaren überzogen.

Die Bezeichnung „Birke“ bezieht sich auf den hellen Glanz der leuchtend weißen Rinde. Sie ist mit ihren glänzenden weißen Stamm und dem zarten Grün der jungen Blätter ein Sinnbild des Frühlings – und der Baum der Göttin Brigid. Die Indogermanen verehrten sie darin als jugendliche Frühlingsgöttin.

So wie die Göttin versorgte auch die Birke die Menschen mit allem, was sie zum Leben brauchten: Aus der jungen Rinde wurden Umhänge, Matten und Taschen gefertigt, auch Schuhe und Behälter, Löffel und Teller. Ötzi, der Alpenüberquerer, trug vor 4000 Jahren einen Becher aus Birkenrinde bei sich. Kochtöpfe waren aus Birkenrinde, ihre Nähte wurden mit Birkenharz wasserdicht gemacht. Glühende Steine wurden einfach in die Suppe gelegt und brachten sie so zum Kochen. Birkenholz ist selbst in frischem oder gar nassem Zustand leicht zu entzünden. Getrocknete Birkenrinde wurde eng zusammengerollt und diente angezündet als Fackel.

In alten Zeiten berührten die Bauern zu Beginn des Frühlings mit jungen Birkenzweigen alles, was fruchtbar werden sollte: Äcker, Bäume, Tiere, auch junge Frauen blieben nicht verschont. Das war das „Quicken“ mit der Lebensrute. Noch heute klingt in unserem Wort „erquicken“ dieser alte Fruchtbarkeitsbrauch nach.

➤ *Was die Birke wohl erzählt …?*

▼ *Auf Birkenrinden-Papier wurden die ersten Bücher geschrieben.*

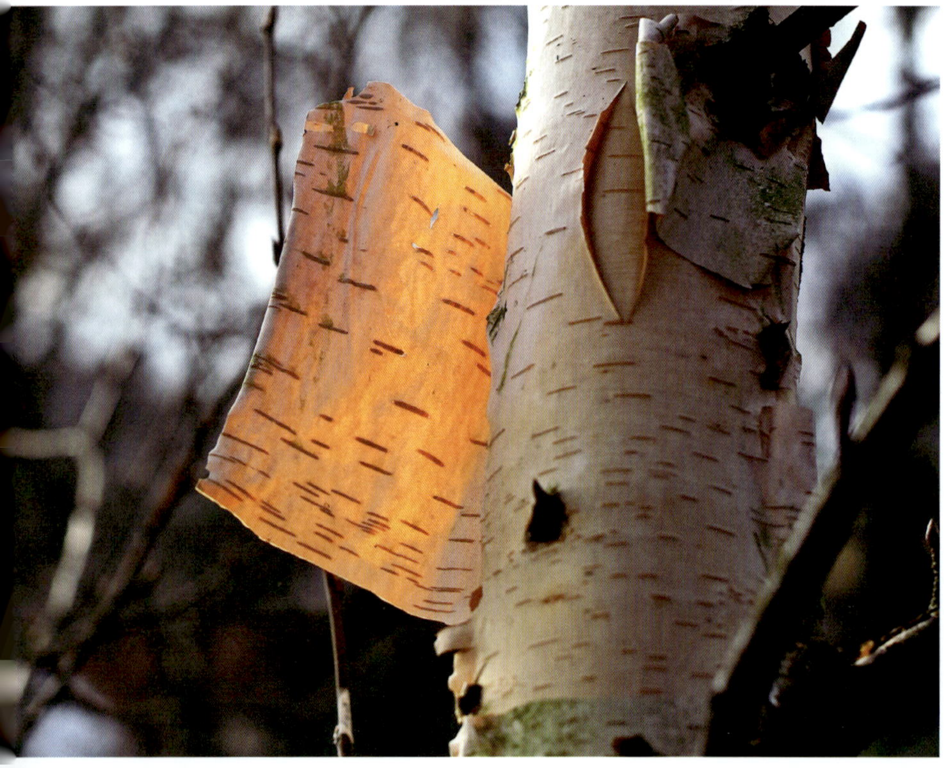

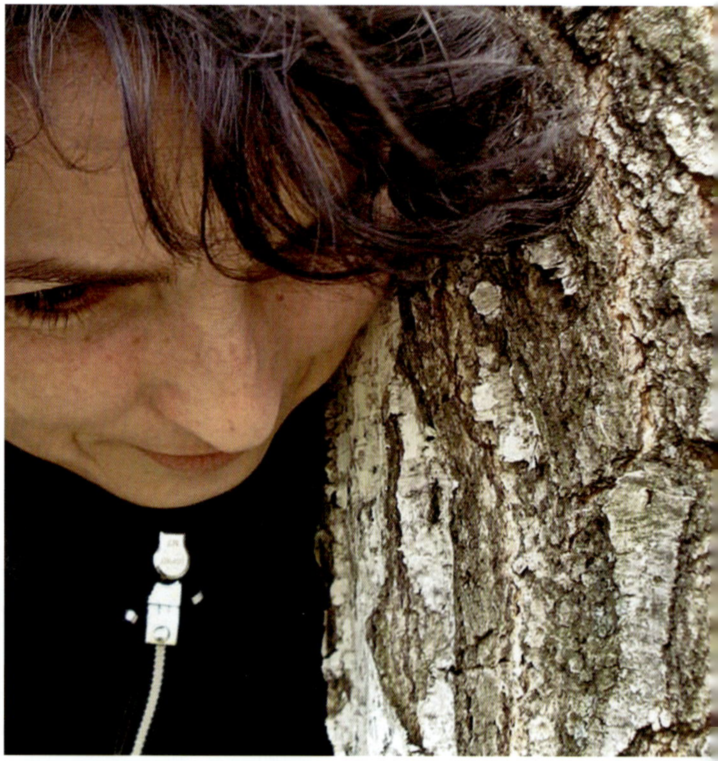

Von der Birke durchspült

Birkenblätter sind das sanfteste Durchspülungsmittel für die Niere, das es gibt. Für eine Grundreinigung sollte man etwa zwei Liter dünnen Birkenblätter-Tee pro Tag trinken. Flavonoide, Saponine, Salicylsäureverbindungen, Gerbstoffe und Vitamin C schwemmen Verunreinigungen und Wasseransammlungen aus dem Körper. Die Blätter leisten ganze Arbeit: Durch den Tee werden Niere und Blase so stark angeregt, dass Sie etwa 15 Prozent mehr Flüssigkeit in Form von Urin ausscheiden, als Sie als Tee getrunken haben. Auch Hautprobleme bessern sich dadurch. Die alten Ärzte früher sagten: „Die Haut ist die dritte Niere". Denn alles, was der Körper nicht über die Nieren ausscheiden kann, versucht er über die Haut los zu werden. Das führt dann zu Pickeln, Pusteln, Eiterungen, Ekzemen, Juckreiz. Bei Hautproblemen ist es immer wichtig, viel zu trinken und so die Funktion der Nieren anzuregen. Birkenblätter sind dazu bestens geeignet. Trinken Sie dazu für mindestens drei Wochen lang täglich etwa zwei Liter Tee aus frischen Blättern. Das wirkt wie ein Jungbrunnen.

Die jungen Birkenblätter können Sie an den ersten Frühlingstagen ernten. Streifen Sie die kleinen, noch ein bisschen klebrigen Blätter einfach von den Ästen herunter. Sie schädigen damit den Baum nicht, denn zu diesem frühen Zeitpunkt wachsen die Blätter wieder nach. In einem Tee aus frischen Birkenblättern steckt reine Frühlingskraft! Die Blättchen können Sie auch einmal als Belag auf einem Butter- oder Käsebrot ausprobieren. Das schmeckt vielleicht ungewöhnlich, aber lecker. Für einen Jahresvorrat sammeln Sie am besten bis Ende Juni die schon festeren Blätter und trocknen sie auf einem sauberen Tuch.

Botschaft der Birke

Kälte, Nässe und Eis haben mich noch nie davon abgehalten, den Frühling zu verkünden. Das Weiß meiner Rinde verwandelt die ersten Sonnenstrahlen in leuchtende Wärme. Dieses Weiß ist luftgepolstert und wärmt mich wie eine Daunenjacke. Sobald die Tage etwas wärmer werden, lege doch einmal Dein Ohr an meinen weißen Stamm und lausche. Lausche in mich hinein. Vielleicht hörst Du wie aus einer fernen Welt das Aneinanderschlagen meiner Äste, vielleicht spürst Du das Wiegen meines Stammes im Wind, vielleicht vernimmst Du das Rauschen in meinem Inneren – fast wie in einer Wasserleitung. Neues ***Leben prickelt*** da in meinen Lebensbahnen. Hörst Du mein Lachen? Wenn Birken lachen, fängt der Frühling an zu ***tanzen***.

Rezept

Tee: Für den Frühjahrsputz werden 2 EL frische, junge Blätter mit 1 l heißem Wasser übergossen: 5 Min. ziehen lassen. Dieser Tee ist ein wunderbarer Begleiter in der Fastenzeit. Wenn Sie Ihre Haare damit spülen, erstrahlen sie in Birkenglanz und Frühlingsfrische. Massieren Sie den Tee gut in die Kopfhaut ein. Das verbessert die Durchblutung des Haarbodens und belebt das Haarwachstum.

Bad für Frühlingsfrische – wirkt wie ein Jungbrunnen: Füllen Sie einen großen Topf (etwa 5 l) zur Hälfte mit frischen Birkenblättern, übergießen Sie sie mit Wasser. Lassen Sie alles 8 Stunden stehen, kochen Sie den Ansatz dann auf und gießen sie ihn durch ein Sieb ins Badewasser. So ein Bad regt die Entschlackung über die gesamte Oberfläche der Haut an. Nachruhen.

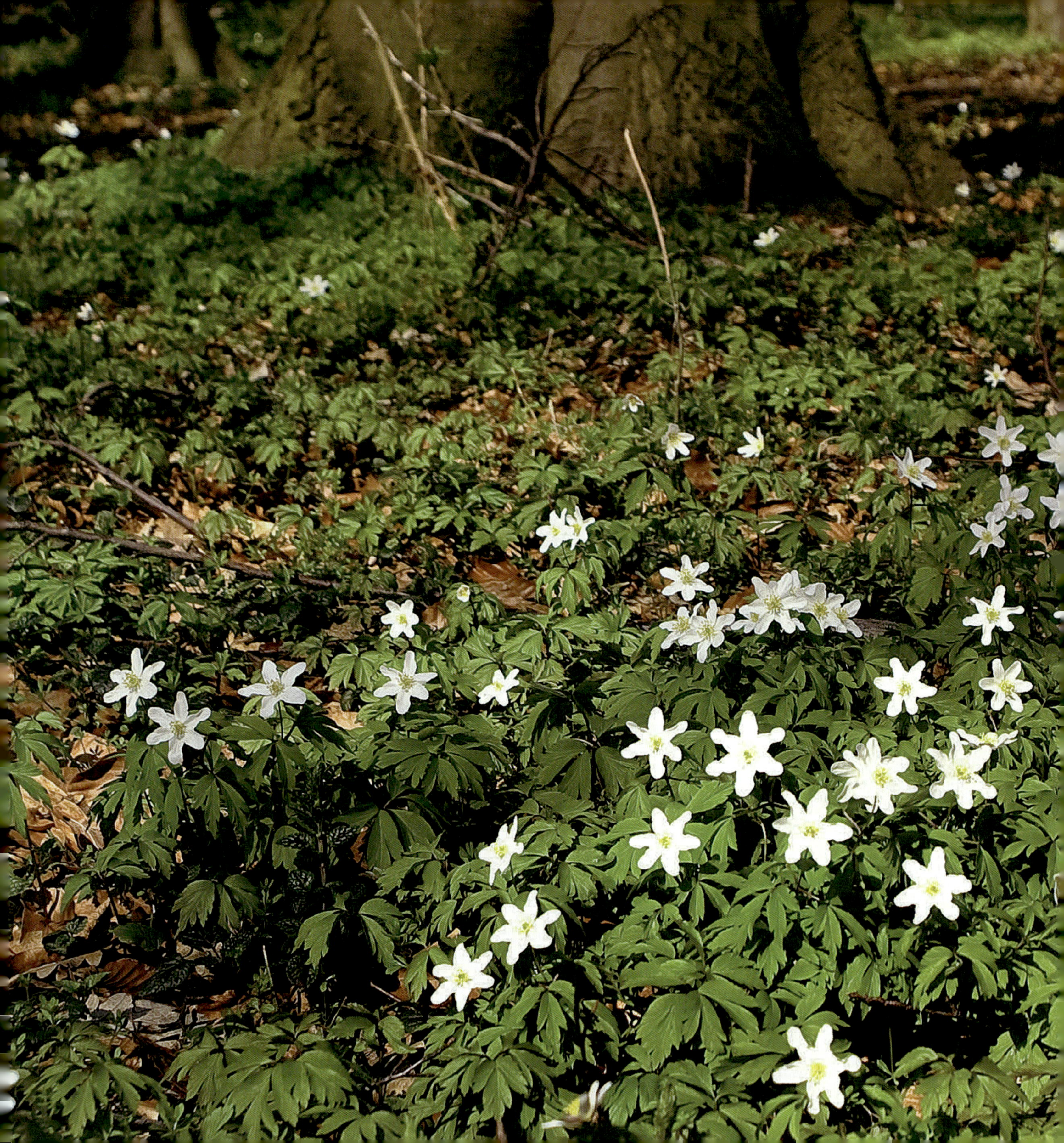

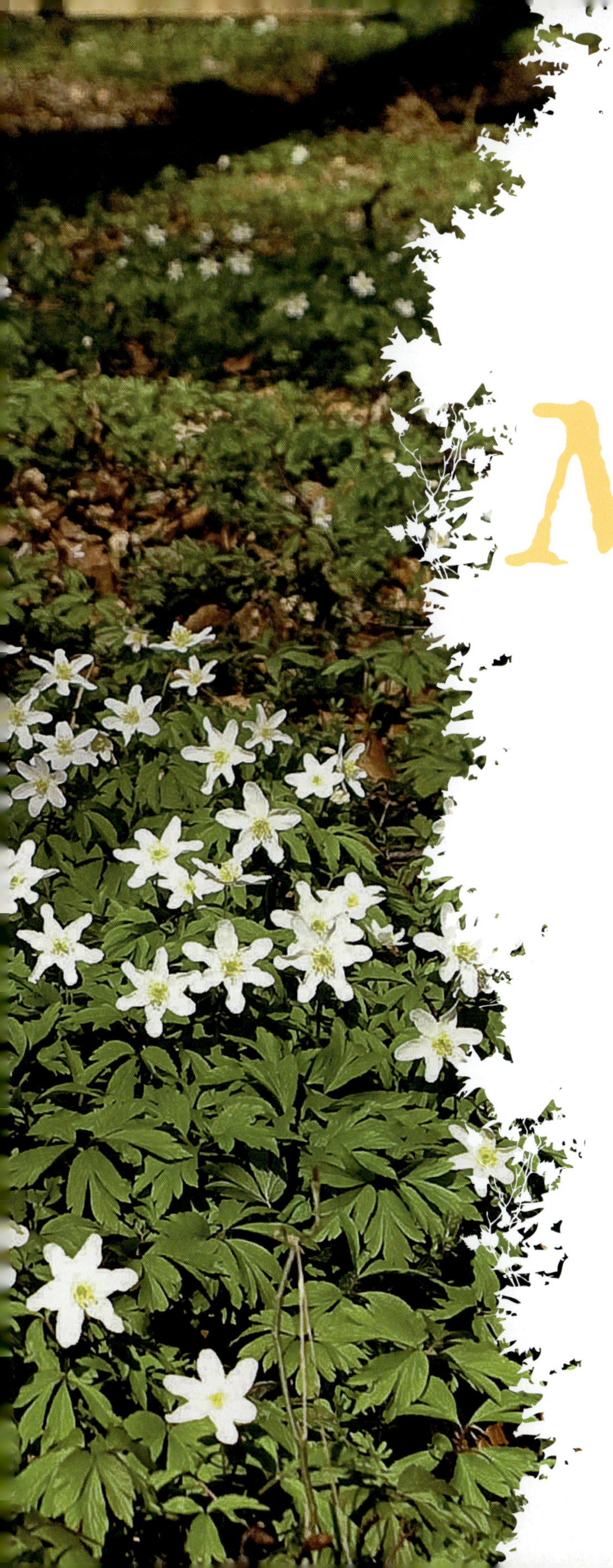

März

Sich neu beleben

Blumen sind das Lächeln der Erde.

Ralph Waldo Emerson, amerikanischer Philosoph und Schriftsteller (1803-1882)

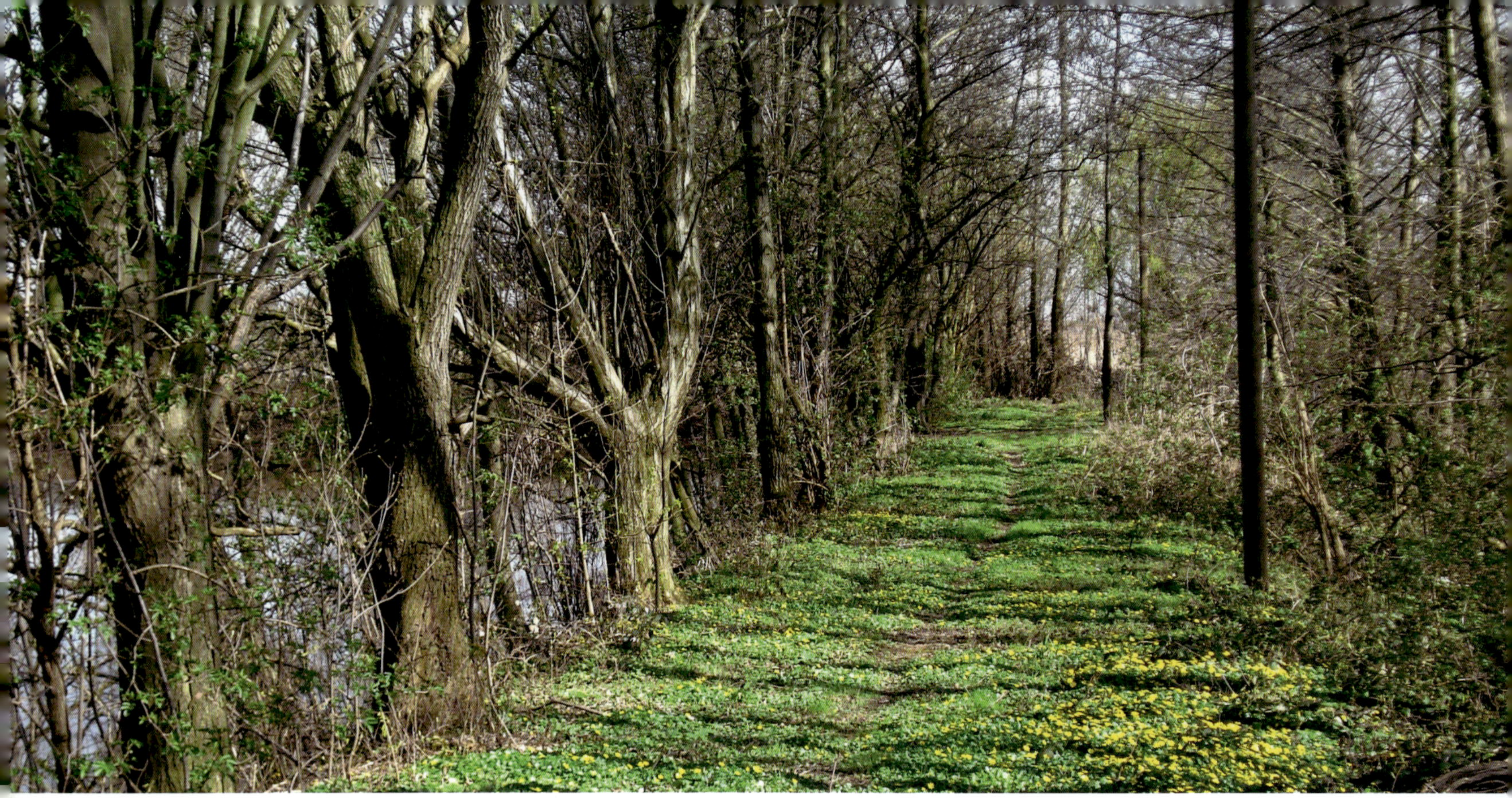

▲ *Teppich aus Scharbockskraut – ausgelegt für Ostara*

Frühlingsgefühle in lichtem Gelb

Die Göttin dreht das Jahresrad vom Winter zum Frühling. *Frühlingsmonat* oder *Lenzing* wurde der März genannt. Lenz bedeutet soviel wie *die Tage werden länger.*

Der römische Gott Mars gab dem März seinen Namen, denn er war in friedlicheren Zeiten der Gott der Frühlingsvegetation und avancierte erst später zum Gott des Krieges.

Der März blüht gelb und erfreut Sinne und Seele. Gelb stimmt fröhlich, heiter, ist voller Lebenskraft, eine Augenweide nach dem einfarbigen Winter. Überall leuchten die mutigen Frühjahrsblüten in den unterschiedlichsten Gelbtönen. Da strahlt das kräftige Gelb der Huflattichsonnen am Wegesrand, es duftet das sanfte Gelb der Schlüsselblumen im Gehölz, es leuchtet das knackige Gelb des Scharbockskrauts an den Wegrändern unter den Büschen, und das satte Gelb der Sumpfdotterblumen lächelt uns aus nassen Wiesen an. Weiden winken mit ihren gelb-grünen Rinden schon von weitem den nahenden Frühling herbei. Haselnusskätzchen versprühen ihren goldgelben Pollen über das Land, sehr zum Leidwesen der Allergiker. Sie sollten am besten ihre Ideen genauso frech, einfach und freudig in der Umgebung verteilen, wie der Pollen. Dann wird der Heuschnupfen vielleicht schon erträglicher. Ein Tipp ist auch, mit Pflanzenkraft gegen Allergien vorzugehen. Jetzt im Frühjahr leuchtet die Kornelkirsche mit ihren quirligen Blüten in zerzaustem Gelbgrün aus den Hecken hervor. Es ist ihre Jahreszeit, später im Jahr wird sie kaum mehr wahrgenommen. Nur wenige kennen und erkennen im Herbst noch ihre leckeren roten Früchte.

Manche sagen jetzt, das UnKraut wachse wieder – was für ein UnSinn ist doch dieses UnWort! Es sind wertvolle Heilkräuter, die jetzt so grün und kraftvoll die kalte Erdkruste durchbrechen. Sie vertreiben die Winterstarre aus Körper und Gemüt und tauschen sie gegen frische Frühlingskräfte aus. Kauen Sie einfach einige frische Blättchen, sobald Sie sie entdecken und staunen Sie über die vielfältigen Geschmackserlebnisse mit Märzkräutern. Sie schmecken auch auf einem Butterbrot, im Salat und in der Suppe. Die Natur um uns herum liefert genau das, was wir jetzt brauchen. Und wir spüren, wie gut das tut, wie das belebt, wie sehr auch wir Teil der Natur sind und zusammen mit ihr aufleben. Mit Freude entdecken wir vielleicht auch den ersten Storch, lauschen dem Specht bei seiner Arbeit, beobachten die Amseln beim Nestbau, sehen die Knospen am Schlehdorn langsam anschwellen.

Ab dem 20. März werden die Tage wieder länger als die Nächte. Es ist jetzt gar nicht so schwer, frühmorgens etwa um 7 Uhr zusammen mit der Sonne aufzustehen und den neuen Tag zu begrüßen. Nebelschleier in den Tälern lösen sich auf, der Morgen duftet nach Gras und Blüten. Ein Streifzug durch die erwachende Natur lässt uns die Zeit vergessen und verleiht der Seele Flügel.

Ostara – die Göttin des Frühlings und des Ackerbaus

Woher kommt eigentlich das Wort *Ostern*? Vor langer Zeit war es das Fest der germanischen Göttin Ostara. Das Fest wurde zur Tag-und-Nacht-Gleiche im März gefeiert. Das Licht ist jetzt stärker als die Dunkelheit. Ostara bringt uns die Sonne aus dem Osten – sie bringt uns Licht, Wärme und Leben. *Ostara* bedeutet in etwa *Zeugung der Erde* im Frühling. Sie ist ein Symbol für die Kraft der wieder erwachenden Natur. Mit der Frühlingsgöttin beginnt auch das Wasser in dem aufgetauten Boden wieder zu fließen und verheißt Wachstum und Fruchtbarkeit für die Felder.

Mit ihren Schlüsseln, den Schlüsselblumen, öffnet sie dem Frühling das Tor. Die Vögel singen wieder, ihre Eier sind die Quelle allen Lebens und Symbol für neue Lebenskraft. Hasen sind die Lieblingstiere der Göttin, auch sie sind ein Ausbund an Fruchtbarkeit und mit ein bisschen Fantasie zu dieser Jahreszeit sogar in den Flecken des Mondes zu erkennen. Weil dann immer öfter Hasen und Eier im gleichen Atemzug genannt wurden, war es irgendwann der Osterhase, der die Eier brachte.

Dass Ostara einmal eine bedeutende Göttin war, erkennt man bis heute an vielen Ortsnamen: *Österreich* ist das Reich der Ostara. Viele andere Orte beginnen mit der Wortsilbe Ost-, wie *Osterode, Osterburg* oder *Osterburken.* In Osterode im Harz erzählt man sich eine schöne Geschichte, in der sich Ostara vor langer Zeit einem armen Leineweber zeigte.

Botschaft der Ostara

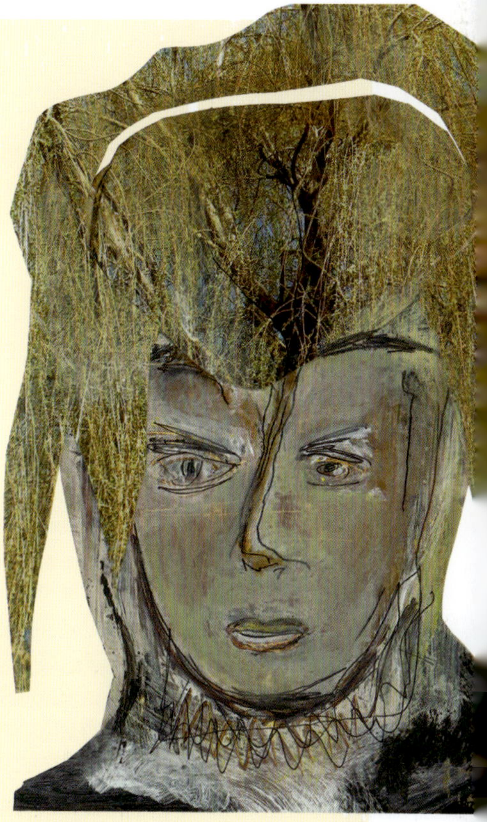

Ich bin eine alte Erdgöttin und komme mit den stärker werdenden Sonnenstrahlen aus dem Osten zu Dir. Ich wärme den Boden, die Luft und das Wasser, damit neues Leben wachsen kann. Ich bringe Dir das Wissen, wie Du Deinen Boden so bearbeiten kannst, damit Deine Schätze und Fähigkeiten ***sich entfalten*** werden. Ich bringe die Kraft mit, die Du brauchst, um Deine Pläne zu verwirklichen. Neue Fruchtbarkeit, neues Leben, ***neue Ideen*** und neue Möglichkeiten warten auf Verwirklichung. Huflattich, Leberblümchen, Gänseblümchen, Veilchen und Schlüsselblumen sind meine Lieblinge. Sie sind die Boten des Frühlings und tragen diese Kraft mitten in Dein Herz. Dann wachsen auch dort ***Mut und Vertrauen*** inmitten von Lebenslust und Frühlingsgefühlen.

Der war am Sonnabend vor Ostern schon ganz früh bei Sonnenaufgang auf den Beinen und sah, wie sich eine schneeweiße, wunderschöne Frau im Wasser des Flusses wusch. Sie trug einen großen Bund Schlüssel am Gürtel. Er zog ehrerbietig seinen Hut, grüßte und fragte, warum sie schon so früh aufgestanden sei und sich in diesem Wasser wasche. „Das pfleg' ich jeden Ostermorgen vor Sonnenaufgang zu tun", antwortete sie, „und davon bleib ich immer schön und jung." Sie trug eine prächtige weiße Lilie an der Brust. Der Leineweber wusste, dass um Ostern noch keine Lilien wachsen und meinte, dass sie wohl einen ganz besonderen Garten haben müsse. Die schöne Frau lud ihn ein, sie zu begleiten, sie wollte ihm eine von ihren Lilien schenken.

In dem Steinhaufen einer Burgruine standen sie vor einer eisernen Tür, die der Leineweber noch nie zuvor gesehen hatte. Genau dort blühten inmitten eines grünen Fleckchens drei weiße Lilien. Eine davon brach die Jungfrau ab, schenkte sie dem jungen Mann und bat ihn, sie mit nach Hause zu nehmen und gut zu verwahren. Der Leinweber bedankte sich herzlich und steckte die Lilie an seinen Hut. Als er wieder aufsah, war die Schöne verschwunden, die Tür war auch nicht mehr da und die alte Burg stand wieder so traurig und zerfallen da wie immer. Wieder zu Hause angekommen, war die Lilie zu schimmerndem Gold und Silber geworden. Seine Frau wusste es: Er war genau zur richtigen Stunde unterwegs gewesen und der Göttin Ostara begegnet. Schließlich verkaufte der Leineweber die Lilie einem reichen Mann, der ihm und seinen Kindern eine angemessene Rente zahlte, solange sie lebten.

Pflanzen – und was sie uns sagen

Märzpflanzen lieben das sanfte Sonnenlicht und nutzen die kalten und hellen Tage, um uns mit ihren Blüten zu erfreuen. Sie stehen für die Schönheit des Augenblicks und der Vergänglichkeit.

Schlüsselblume (*Primula veris, Primula elatior*)

Primula veris ist *die Erste des Frühlings*. Mit diesem *Himmelsschlüssel* weckt Ostara die schlafenden Kräfte der Natur. Shakespeare schwärmt von ihren sattgelben Blüten mit dem orangefarbenen Punkt: *„Ihr seht den Fleck am goldnen Kleid, das sind Rubinen, Feengaben, wodurch sie süß mit Düften laben."* Liebespaare schenkten sich diesen labenden Duft. Frauen, die schwanger werden wollten, legten im Mittelalter bei Vollmond sieben Schlüsselblumenblüten auf ihren Bauch, um ihre Fruchtbarkeit zu wecken. Namen wie *Fraulischlössl* und *Heiratsschlüssel* berichten noch davon. Wie *Bärenöhrchen* sehen die ersten grünen Blätter der Schlüsselblume aus, die aus dem Boden kommen. Oft begleitet sie als *Fastenblume* die Frühjahrskur oder bringt als *Kraftblume* neue Energie.

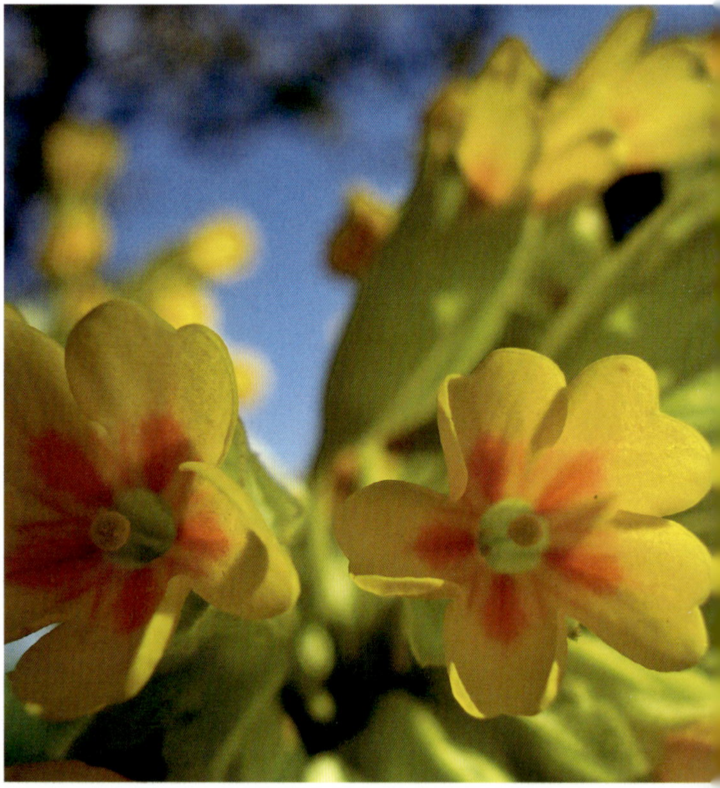

➤ *Rubine in goldener Krone – ein Geschenk der Feen*

Die Blüten der hohen Schlüsselblume *(Primula elatior)* sind von zarter, blassgelber Farbe und weiter geöffnet als die eher dunkleren Kronen ihrer Schwester. Schlüsselblumen darf man pflücken, aber nicht ausgraben; die Wurzeln stehen unter Naturschutz.

„Gegen Blödhaupt und Gehirnverschleimung"

... empfiehlt Tabernaemontanus, Botaniker und Arzt aus Bergzabern, 1588 in seinem *New Kreuterbuch* die Zubereitung eines Schlüsselblumen-Weines. Lassen Sie dafür die Blüten zwei Wochen lang auf dem hellen Fensterbrett in Weißwein ziehen. Filtrieren Sie ab und genehmigen Sie sich ab und zu ein Likörgläschen voll.

Wenn sich im Frühjahr das Wetter schnell ändert, eventuell sogar der Winter noch einmal mit Schneefall zurückkommt, ist der Wein das beste Mittel für Beschwerden wie „müde" Extremitäten, geschwollene Gelenke oder ein schwaches Herz. Schwindel, Migräne und Nervosität bessern sich durch Schlüsselblumen-Tee.

Mit der Komposition ihrer Inhaltsstoffe aus Glykosiden, Saponinen, Gerbstoffen, Flavonoiden und ätherischen Ölen ist die Schlüsselblume auch eine bewährte Hustenpflanze. Sie erweicht zähen Schleim, lockert krampfartigen Husten und erleichtert das Abhusten. Nebenbei sorgt sie dafür, dass die Nieren besser arbeiten, entlastet den Kreislauf und stärkt das Herz. Bei Stirn- und Nebenhöhlen-Entzündungen (früher „Blödhaupt" genannt) nimmt sie die Entzündung und aktiviert die Entschlackung über die Lymphe.

▼ Ostaras duftende Lieblingsblume bringt uns die Kraft des Neuen.

Botschaft der Schlüsselblume

Ostara hat mich zu ihrer Lieblingsblume gemacht. Manchmal steckt sie mich in ihre Krone, manchmal an ihren Gürtel, immer aber schnuppert sie an mir. Mein Duft beflügelt nämlich selbst Göttinnen. Dann wird der Frühling noch sonniger, die Erde noch wärmer, die Samen keimfreudiger. Rieche doch auch an meinen Blüten! Riechst Du die ***Kraft des Neuen?*** Und die ***Kraft des Ursprungs?*** Das ist die Kraft, die Eis zum Schmelzen bringt, die Kälte nicht scheut, die voller ***Optimismus*** ist. Diese Kraft bringt Zuversicht, Leichtigkeit und Mut. Vielleicht wirst Du Dich ein bisschen wundern, wenn Du neue Wege gehst und Dir alles gelingt. Dann denke daran: Ich bin der Schlüssel zu Deinen geheimsten Wünschen. Lasse sie jetzt wachsen und Wirklichkeit werden. Folge mir und dieser Kraft in Dir und sage: ***„Ich will es!"***

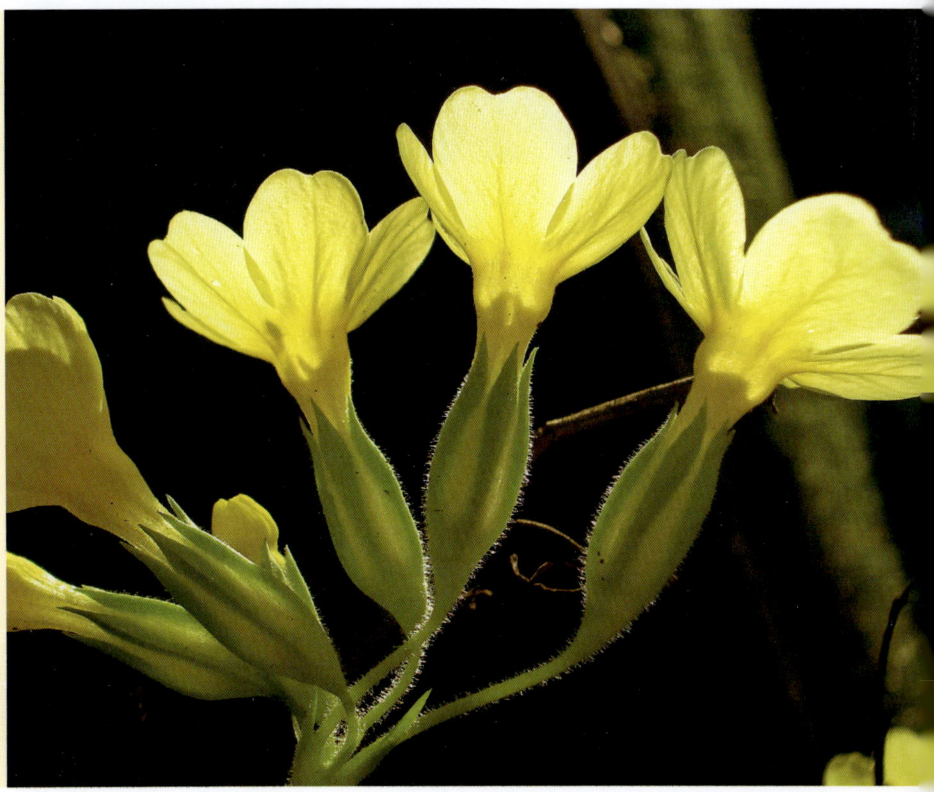

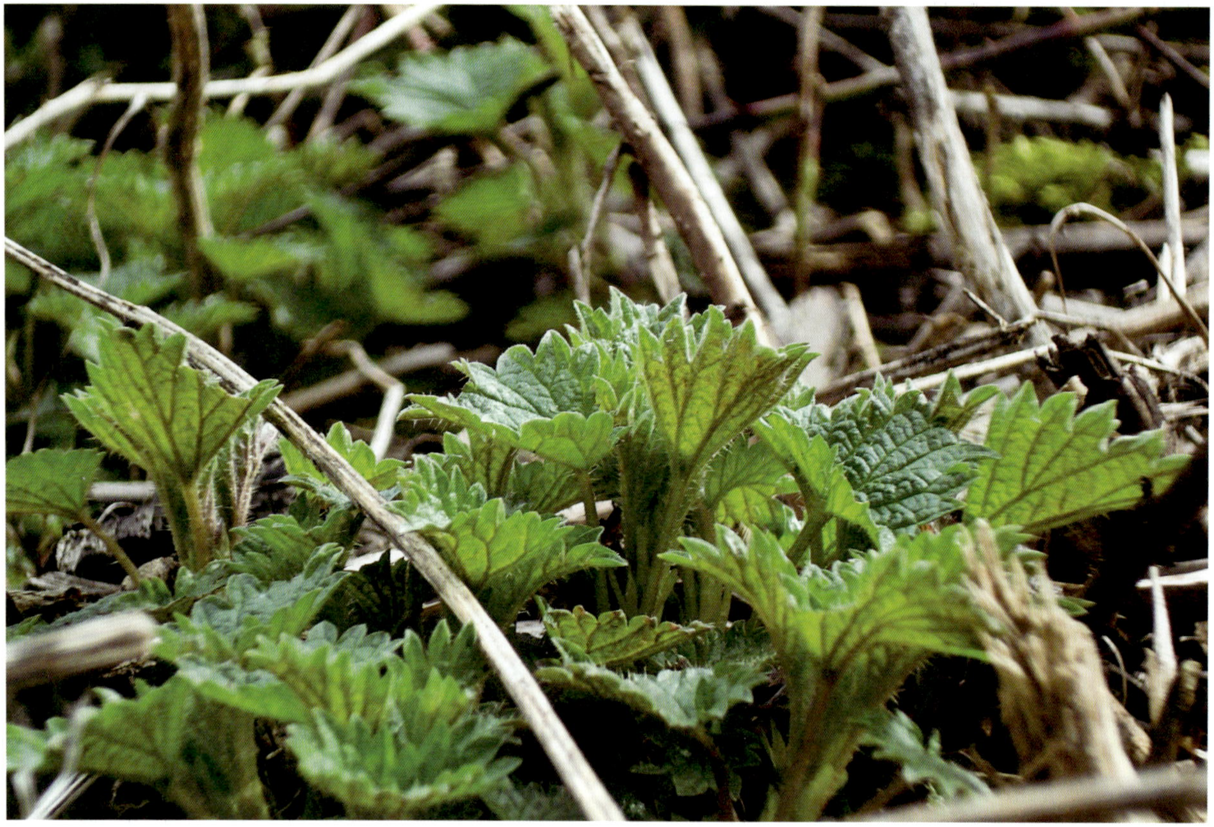

➤ *Frisches Grün schiebt sich durch die zähen, alten Stängel des letzten Jahres.*

Brennnessel (Urtica dioica, Urtica urens)

Dioica bedeutet *zweihäusig*: männliche und weibliche Brennnesselpflanzen leben getrennt – und stehen doch nebeneinander. *Nessel* gehört zu dem Wortstamm *ned*, das bedeutet soviel wie *zusammendrehen, knüpfen* und ist verwandt mit *nesteln* und *Netz*. Aus den zähen Fasern der Brennnesselstiele wurden die ersten Seile und Taue gedreht, Netze und Stoffe gewebt und Segel daraus gefertigt. Aktuell werden in der Lüneburger Heide Brennnesselstoffe gewebt, die so zart sind wie Seide. *Urere* bezeichnet das *Brennen*: Diesen heißen „Händedruck" kennt jeder ... Dabei brennen die Pflanzen gar nicht, wenn sie richtig angefasst werden. Wer sie mit wacher Aufmerksamkeit pflückt, wird belohnt. Sollten dennoch Brennhaare in die Haut eindringen, so sind die Finger immerhin tagelang gut durchwärmt und gegen jede Märzkälte gefeit.

Junge Brennnesseln heizen mit ihrem inneren Feuer im noch kalten Frühjahr unserem Körper richtig ein und putzen ihn durch. Sie sind wahre Energiepakete. Sie reinigen von Schlackenstoffen und Säureüberschuss und helfen Nieren und Blase bei der Abwasserentsorgung. Nebenbei liefern sie Vitamine (30-mal so viel Vitamin C wie Kopfsalat; außerdem die Vitamine E, B, K), Karotinoide für gute Nerven und gesunde Knochen, Mineralstoffe wie Kalium und Calcium, Eisen für das Blut und Chlorophyll für den gesamten Organismus. Das ist Frühlingsenergie pur. Auch den im Winter einge-

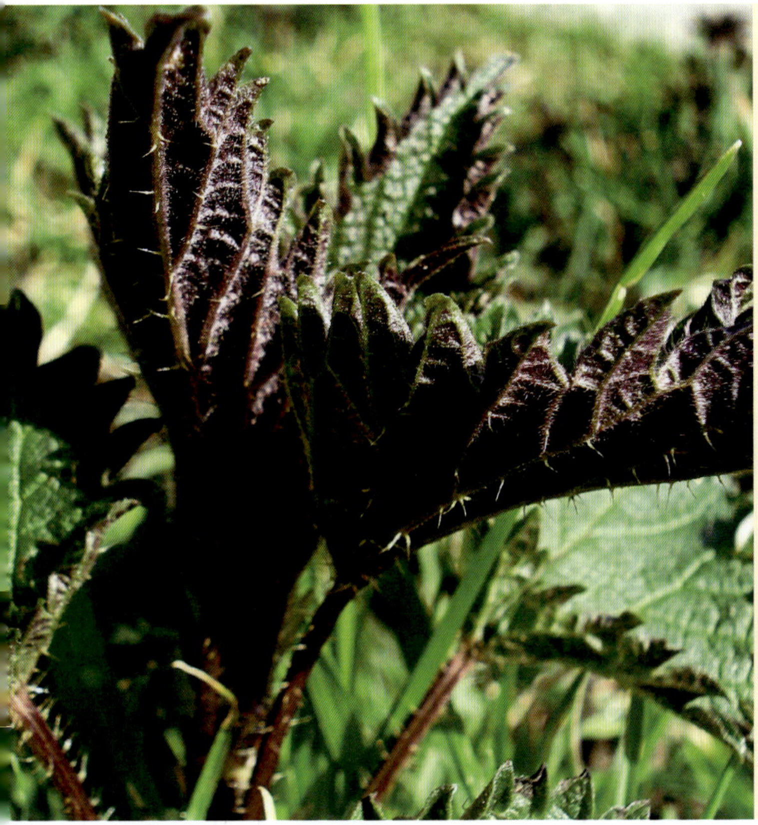

Botschaft der Brennnessel

Komm und spinne mit mir den Faden Deines Lebens. Alles was Du dazu brauchst, habe ich in mir, und ich zeige Dir, wie Du es auch in Dir findest. Denn Du bist genauso ***einzigartig*** wie ich. Tief innen in meinem Brennnesselherzen sitzt meine ***Zähigkeit,*** mit der ich jedem Wetter und jedem Sturm gewachsen bin. Berühre doch mal meinen schwarzen, harten Stängel, der jetzt im März am Wegesrand steht, fast nackt – und doch so stark. Kein Wunder, dass kräftige Segel daraus gefertigt wurden. Diese Zähigkeit hast auch Du in Dir – sie sitzt in Deiner Wirbelsäule und richtet Dich auf. Spürst Du, wie sie Dir den ***Rücken stärkt?*** Sie wächst mit jedem grünen Blatt, das jetzt unten zu Füßen meines kahlen Stängels aus dem Boden kommt.

Die Blattunterseite ist noch feurig rot – die Haare brennen schon kräftig. Da zeigt sich mein ***Feuer.*** Jeder hat ***Respekt*** davor. So halte ich alle auf ***Abstand,*** die mir zu nahe kommen. Und schütze meinen Raum. Dieses Feuer hast auch Du in Dir. Es zeigt sich in Deinem ***Willen,*** nutze ihn und setze ihn für Dich ein, stärke Dir selbst den Rücken. Das macht ganz schön heiß. Es macht kräftig, munter, lebendig – und einfach Spaß.

rosteten Gehirnwindungen helfen Brennnesseln wieder auf die Sprünge, wenn dieses Grün in den täglichen Speiseplan aufgenommen wird.

Die Wurzeln greifen in den Hormonhaushalt der Prostata ein und erleichtern gutartige Vergrößerung der Prostata und Blasenstörungen. Die Samen sind voller pflanzlicher Hormone, Eiweiße und Vitamine und helfen bei Stress, Erschöpfung und Leistungsschwäche. Ovid nannte sie vor 2000 Jahren das *beste Aphrodisiakum der Welt.* In den Alpenländern weiß man(n) das schon lange: Besonders die älteren Herren essen täglich Brennnesselsamen, um ihre Gesundheit und Potenz zu erhalten. Mit Brennnesselwasser oder Tee wird das Haar glänzender, dunkler und wächst wieder dichter.

WOHLFÜHL-TIPP

Vital werden:
Es ist so einfach, sich täglich Brennnessel-Kraft einzuverleiben. Dazu brauchen Sie eine Handvoll junger, frisch geernteter Brennnesseln, die Sie in eine Karaffe mit klarem Wasser tauchen. Darin sollten sie etwa sechs Stunden liegen bleiben. Die Überraschung ist, dass dieses Wasser danach fruchtig leicht und sehr erfrischend schmeckt und den Körper mit Frühlingsenergie versorgt. Die Pflanze macht den Frühjahrsputz in Ihrem Körper, versorgt ihn mit Mineralstoffen und Eisen, regt die Tätigkeit der Nieren an und klärt die Haut. Sie bringt Sie in Frühlingsstimmung.

◄ *Mit roter Brennnessel-Feuerkraft in den Frühling starten*

Giersch (Aegopodium podagraria)

Aigos bedeutet im Griechischen *Ziege* und *podos* ist der *Fuß*. *Aegopodium* heißt *Ziegen-* oder *Geißfuß*. Das sind auch bei uns weitere Namen für den Giersch. *Podagra* ist ein alter Ausdruck für Gicht, eine Übersäuerung des Körpers, die viele Gelenke und Bewegungen im Alter schmerzen lässt. *Podagraria* heißt *die Gicht heilend*.

Früh im März treibt der Giersch seine hell gelblichgrün glänzenden Blätter aus dem kalten Boden und kündet damit den Frühling an. Seine unzähligen unterirdischen Wurzelausläufer voller frühlingshafter Vitalität ermöglichen ihm diesen frühen Start. Im Handumdrehen breitet er sich überall aus, sein Eroberungsdrang hat schon so manchen Gärtner zur Verzweiflung gebracht.

Wer aber seine Wurzeln aus der Erde klaubt und trocknet, nutzt ihre Fähigkeiten einmal anders. Die Erfahrung zeigt, dass Giersch nicht nur bei Gicht, sondern bei allen Gelenkschmerzen Erleichterung bringt. Als Fußbad oder auch als Vollbad (100 g Wurzeln mit 2 l kochenden Wassers übergießen, 10 Min. ziehen lassen und dem Badewasser hinzufügen). Solche Bäder sind eine Wohltat für schmerzende Gelenke.

Wer regelmäßig die jungen hellgrünen Blätter erntet und isst, verbindet sich mit dem Giersch, denn er bringt mit seinen Vitaminen Frühlingskräfte in den Körper. Mithilfe von Kalium und anderen Mineralien neutralisiert er die überschüssige Harnsäure. Ob in Salat, Gemüse, Kräuterbutter, Reis, Nudeln, Soßen – der Giersch schenkt uns neue Beweglichkeit.

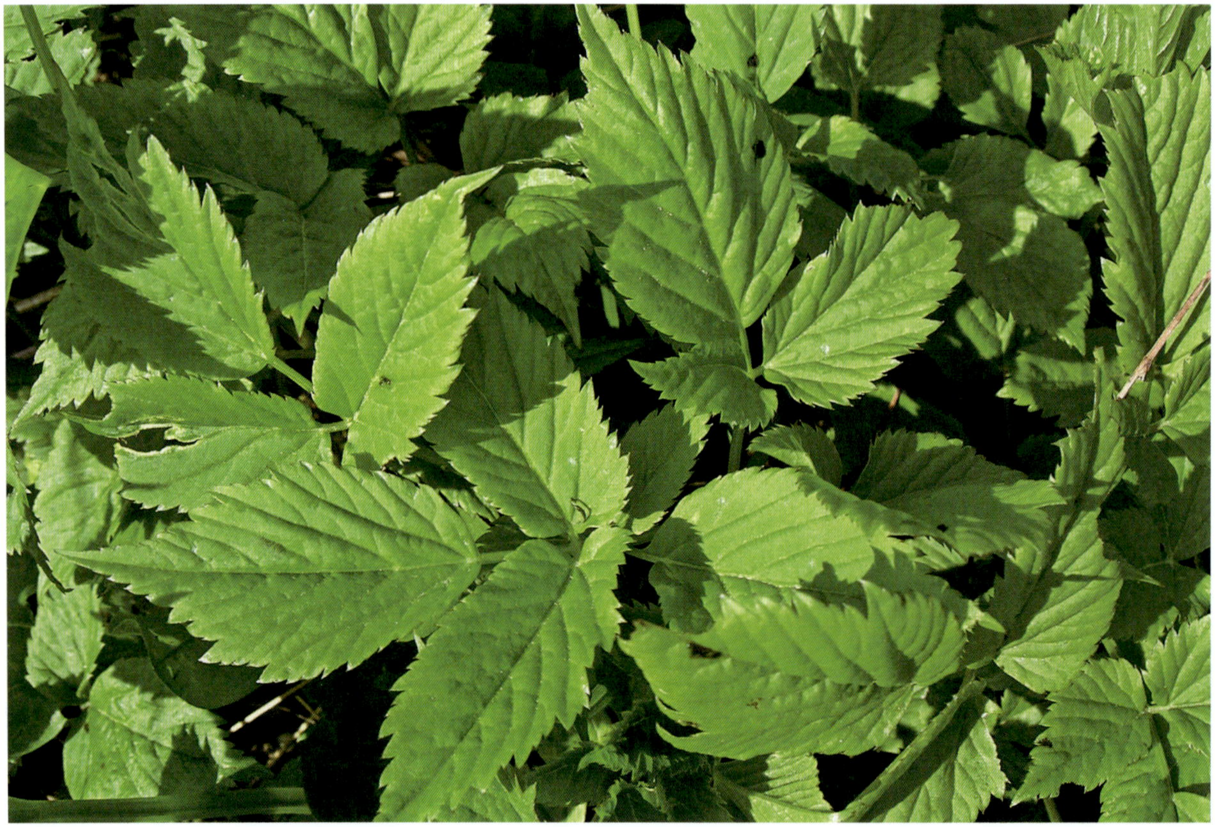

➤ *„Es grünt so grün" der Giersch – und steckt voller Mineralien.*

REZEPT

Gierschbrötchen: Sieben Sie 600 g Mehl auf die Arbeitsfläche, verteilen Sie 4 TL Backpulver und 3-4 TL Kräutersalz darüber. Drücken Sie eine Mulde in die Mitte und füllen Sie dort hinein: 500 g Quark, 4 Eier, 1 EL Olivenöl und schließlich 4-5 Handvoll frisch geerntete, fein gehackte junge Gierschblättchen. Natürlich können Sie auch andere frische Wildkräuter nehmen. Nun kneten Sie alles gründlich zu einem geschmeidigen Teig und lassen ihn ½ Std. im Kühlschrank ruhen. Anschließend formen Sie daraus 20-25 kleine Brötchen. Geben Sie sie auf ein Backblech und backen Sie sie bei 200° C etwa 40 Min. lang. Mit Butter genießen – einfach wundervoll!

Gierschblätter in Olivenöl: Das ist eine wirklich knusprige Delikatesse. Die jungen Blätter sind am schmackhaftesten. Erhitzen Sie Olivenöl in der Pfanne und geben Sie bei milder Hitze je nach Wunsch die Blätter hinein. Brutzeln Sie diese unter Wenden gleichmäßig knusprig und geben Sie sie dann über Kartoffelpüree, Reis oder Nudeln. Es könnte durchaus passieren, dass Sie zu einem richtigen Gierschfan werden ...

◄ Schön und schmackhaft zugleich: die weißen Blüten

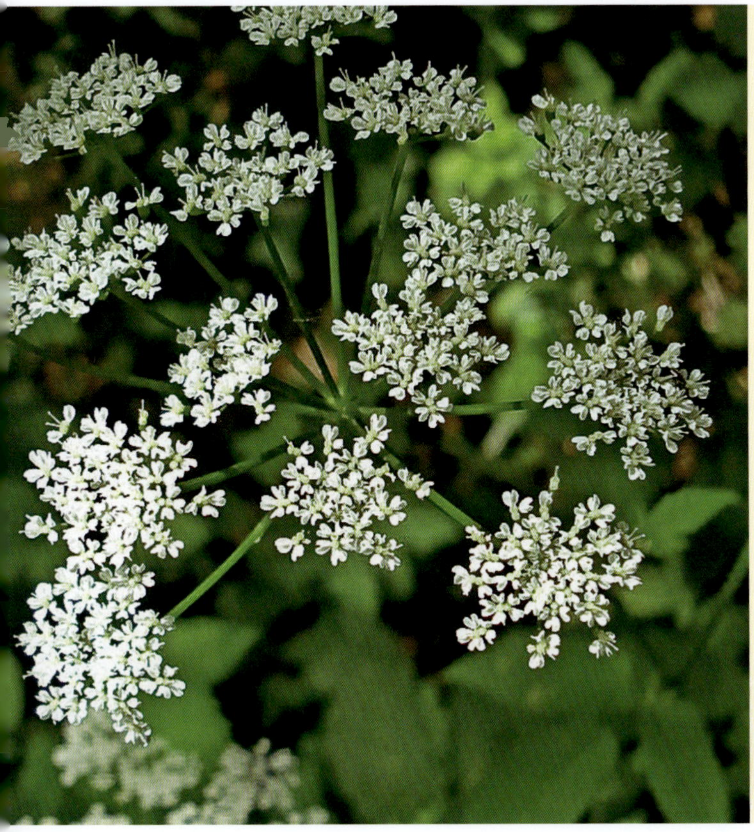

Botschaft des Giersch

Ich weiß gar nicht, warum sich alle so über mich aufregen. Ich bin doch nur eine Pflanze mit all jenen Eigenschaften, die heute bei den Menschen sehr gefragt sind: Ich bin ***quicklebendig, lebensfroh, kerngesund*** und voller Lebensfreude. Ich nutze jede Gelegenheit, mich zu entwickeln, ***erobere*** mir jedes Terrain, das sich bietet, fasse dort Fuß und entfalte mich auf das Prächtigste. Und wo ich einmal bin, bleibe ich auch. Denn ich stehe nicht nur ***mit beiden Beinen auf dem Teppich,*** sondern mit Milliarden von kleinen, weißen, schnellen und flexiblen Wurzelfasern fest in der Erde – und da haut mich so schnell nichts um!

Meine grünen Blätter fangen die Frühjahrskräfte ein und nähren meine Wurzeln damit. Das macht sie munter. Sie sind jede Sekunde bereit, zu wachsen, und finden ihre Erfüllung in diesem Wachsen. Genussvoll nehmen sie aus dem Erdboden all das auf, was Euch Menschen beweglicher macht. Und ***flexibler*** – auch im Denken. Sogar auf Eure alten Tage noch, wenn das Zipperlein hier und da schon mal plagt. Nehmt mich nur mit offenen Armen auf – ich wachse immer wieder nach und freue mich auf jeden neuen Auftrag.

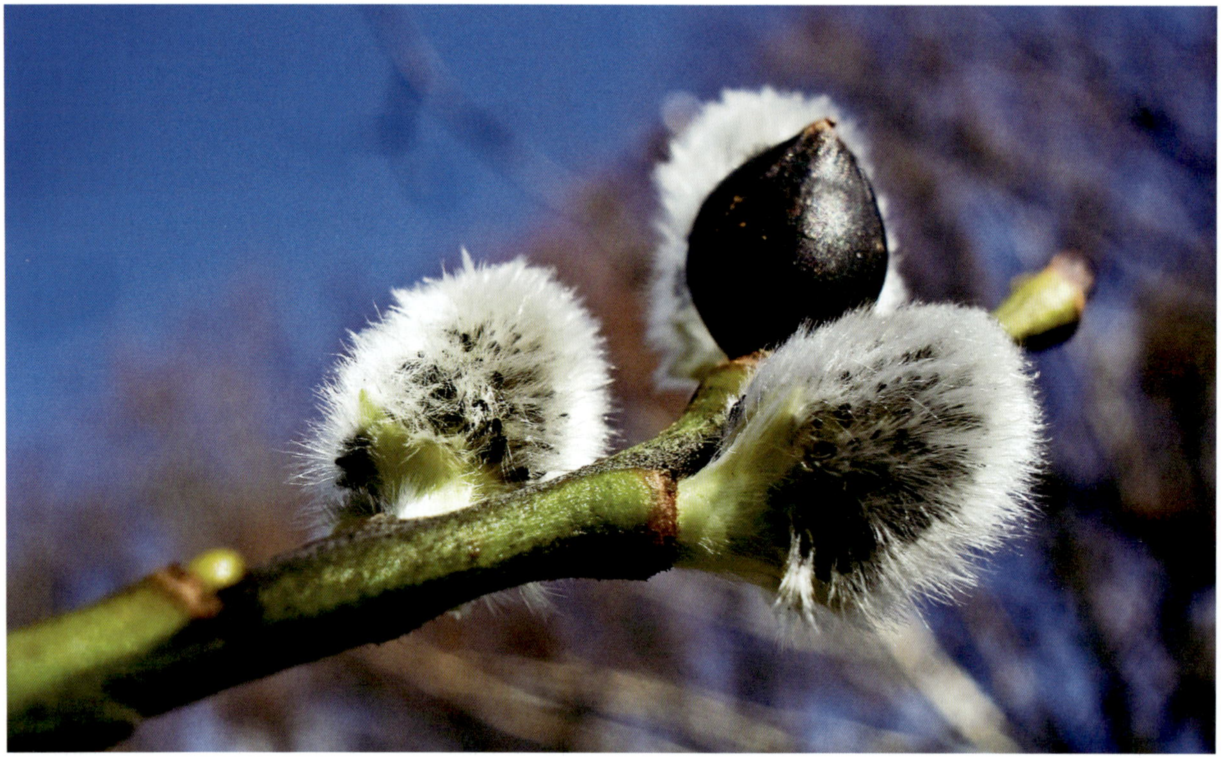

➤ *Streichelweicher Flaum: Schutz für kalte Tage*

Silber-Weide (*Salix alba*)

Die silbernen Weidenkätzchen wagen sich schon sehr früh aus ihren Knospen und künden den Frühling an. Weiden „bauen immer nahe am Wasser“: *Sal* bedeutet *nahe, lis* ist das *Wasser. Weide* bezeichnet einen Baum, der Flechtgerten liefert.

Eine Weide steckt voller Lebenskraft. Mit ihren langen, dünnen und sehr biegsamen Ästen zu flechten, ist eine alte Handwerkskunst. Mit großem Geschick wurden früher aus Weidenruten Körbe, Schuhe, Möbelstücke, Zäune gefertigt.

Weiden wachsen sehr schnell, das weiche Holz verrottet auch wieder schnell. Selbst aus einem verwitterten, hohlen Stamm treiben wieder junge Zweige aus. Die Kelten sahen die drei Lebensalter einer Frau in diesem Baum verkörpert. Die junge Frau in den jungen Zweigen, die Mutter in ihrer immerwährenden Fruchtbarkeit und die weise Alte, die sich aus dem alten Holz wieder verjüngt. Unter Weidenbäumen haben die weisen Frauen das Wissen über die Kraft der Kräuter ausgetauscht, denn die Weide galt als Hüterin des Kräuterwissens.

Maienpfeifen oder *Pfeifenholz* wurden die Weiden auch genannt. Voller Freude erinnere ich mich an meine Kindheit, als unser väterlicher Freund mit den lustigen Augen Zeit für uns hatte und wir am Bach Weidenpfeifen schnitten. Mit dem Griff des Taschenmessers klopften wir vorsichtig und sorgsam solange auf der Rinde herum, bis sie sich weitete und sanft von dem frischen grünen Holz abziehen ließ. Dabei pfiff unser Freund ein Liedchen vor sich hin und verführte uns mit Weidenmärchen zu ungekannter Geduld. Leider gab so eine Flöte nur im frischen Zustand schöne Töne von sich. Dennoch konnten wir uns lebhaft vorstellen, dass man in alten Zeiten auch den Wind damit herbeiflöten konnte.

Botschaft der Weide

Ich brauche das: die Füße im kalten Wasser und den Kopf in der Frühlingssonne. Ich fürchte weder Kälte noch Nässe. Ich gleiche die Gegensätze aus und stecke voller ***Geschmeidigkeit.*** In hitzigen Diskussionen bewahre ich einen ***kühlen Kopf*** und entfalte meinen wärmenden Charme bei unterkühltem Humor. Auf diese Weise bleibe ich ***flexibel*** und kann mit allem umgehen. Ich lasse sogar Verhärtungen in Gedanken und Gefühlen so schmelzen wie Eis in der Sonne. Ich helfe Dir, Dein Leben mit positiven Gedanken zu gestalten und ***zeige Dir die Möglichkeiten,*** nicht den Mangel. Mit einer kleinen Weidenrute als Begleitung nimmst Du Dein Leben selbst in die Hand. Mit jedem Schritt, der Dir gelingt, bekommst Du mehr Ideen für die Gestaltung Deines Lebensweges.

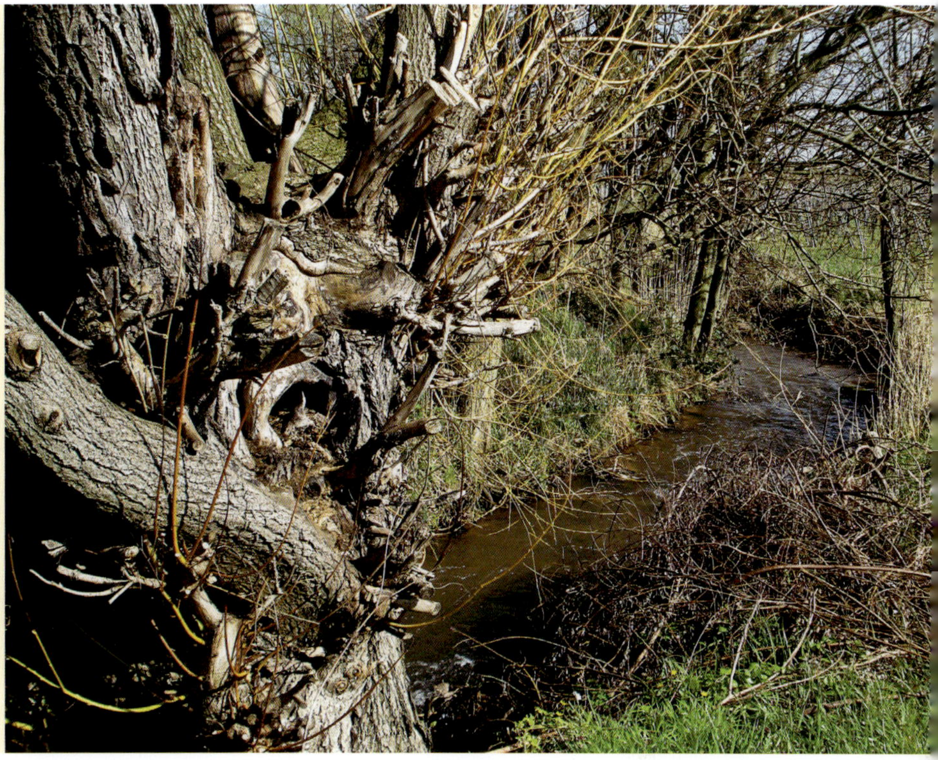

▲ *Lebenskraft trotz nasser Füße: Die Weide treibt auch aus altem Holz immer wieder neu aus.*

Pflanzliches Schmerzmittel

Weiden helfen, mit der Kälte und ihren Folgen umzugehen. Die Inhaltsstoffe der jungen Rinde (Salicylsäure-Verbindungen, Gerbstoffe, Flavonoide) beseitigen Erkältungen und deren Begleiterscheinungen wie ***Kopfschmerzen*** oder ***Fieber.*** Diese Salicylate waren das pflanzliche Vorbild für das meistverkaufte Arzneimittel der Welt: Aspirin. Tee aus Weidenrinde wird bei empfindlichem Magen oft besser vertragen als die synthetische Acetylsalicylsäure (ASS). Bei ***rheumatischen Beschwerden, Gelenkproblemen,*** Schmerzen in Hüfte, Rücken oder Knien ist die Weide ein rein pflanzliches Schmerzmittel, das Entzündungen hemmt, den Körper entwässert und mit Mineralstoffen versorgt. Neuere Forschung sprechen ihr auch eine Schutzwirkung für den strapazierten Knorpel in den Gelenken zu.

REZEPT

Tinktur: Geben Sie 2 Handvoll frisch geschnittene Rinde von 2-3 Jahre alten Weidenzweigen in ein Glas, übergießen Sie die Rindenstückchen mit 500 ml Doppelkorn. Die zweijährigen Äste erkennen Sie an der noch sehr zarten, aber deutlichen Struktur der Rinde. Lassen Sie den Ansatz 4 Wochen an einem hellen Fenster stehen und filtrieren Sie danach ab. Bei Fieber, Kopf- oder Zahnschmerzen nehmen Sie 3-mal täglich 10-15 Tropfen.

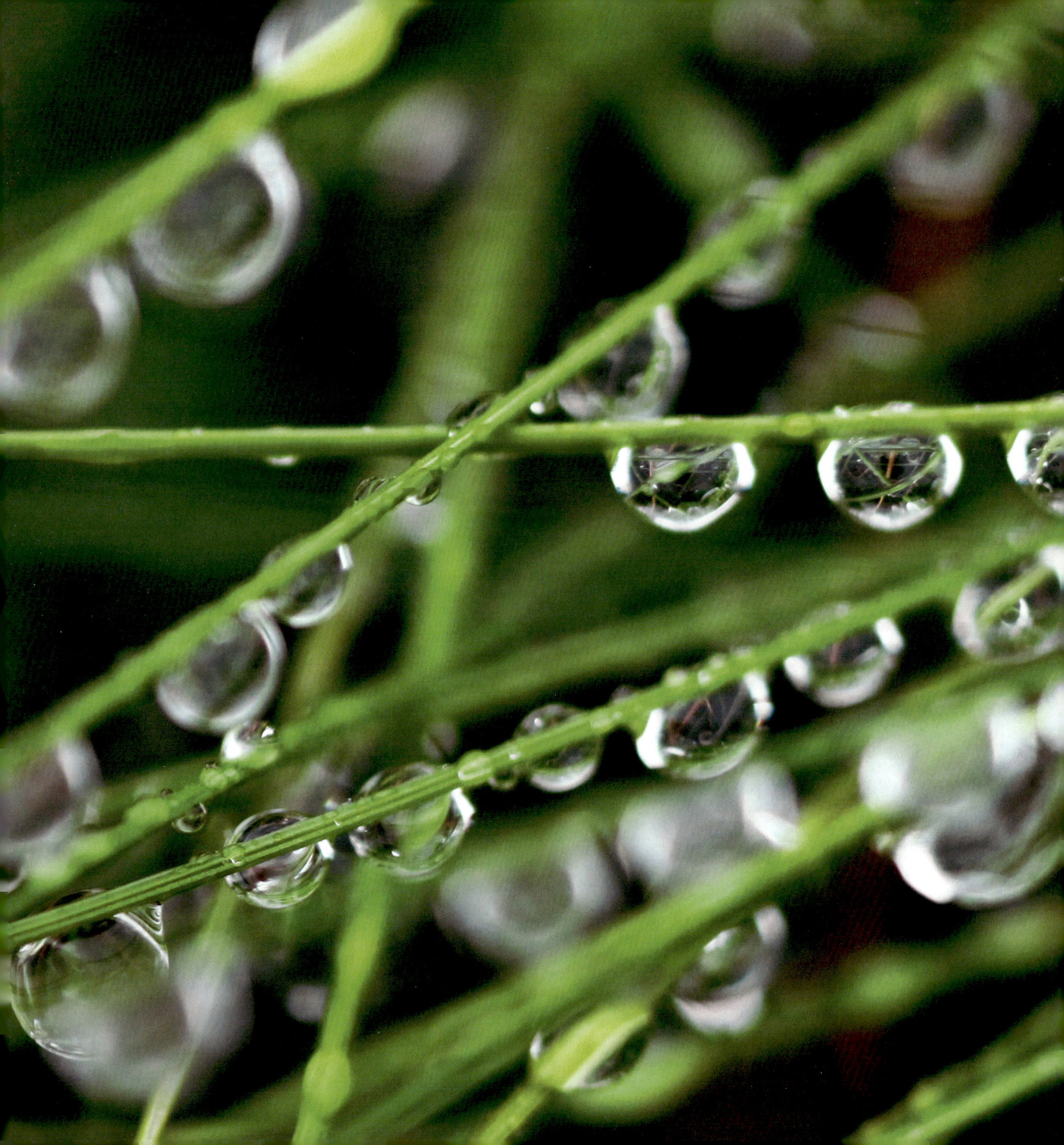

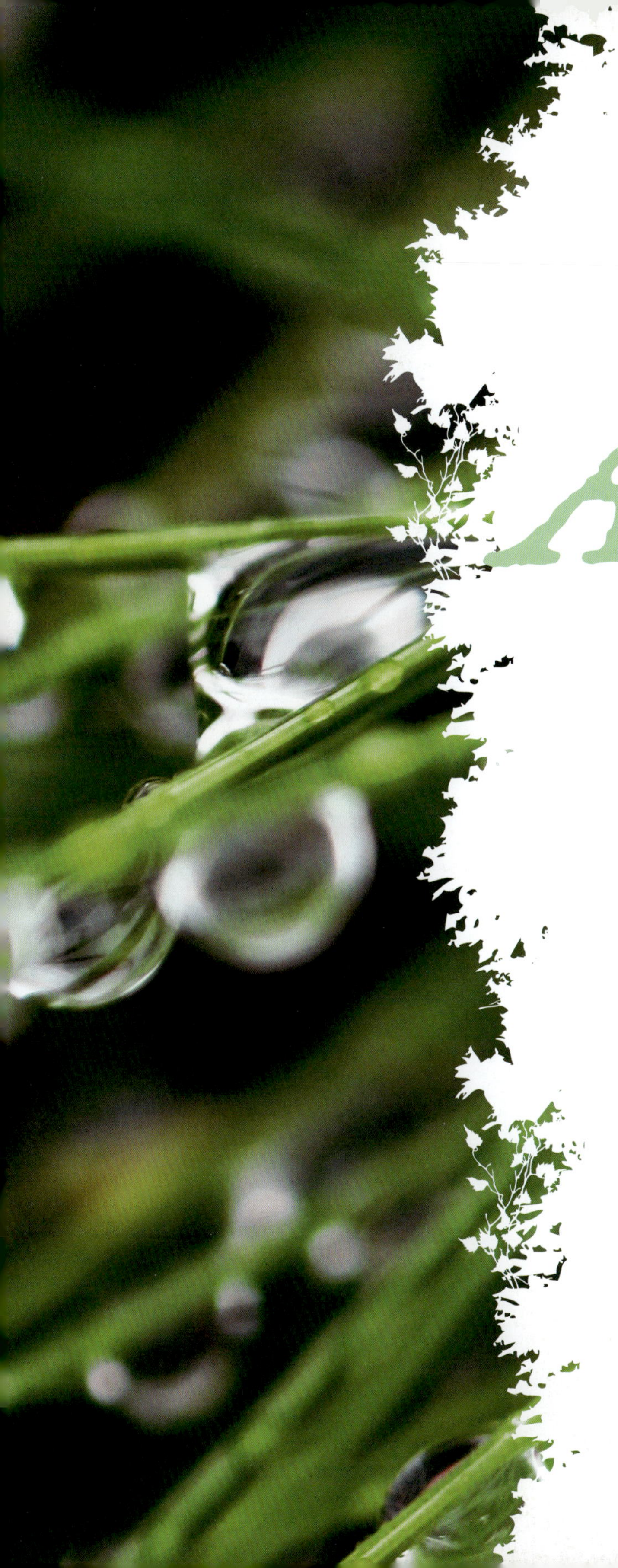

April

Zum Frühling werden

Wenn wir ein kleines Blümlein
ganz und gar so, wie´s in seinem Wesen ist,
erkennen könnten, so hätten wir damit
die ganze Welt erkannt.

Meister Eckhart, deutscher Mystiker, Theologe und Philosoph (1260-1328)

Alles ist möglich

„April, April, der weiß nicht, was er will." Dieser Spruch ist in aller Munde. *Launing* hieß der April deswegen in alten Zeiten. Dabei weiß er genau, was er will: Er will den Frühling ins Land bringen. Doch so manche Kälteeinbrüche des Winters spielen ihm ab und zu einen Streich. Aprilwetter fegt die Wolken her und auch wieder weg, macht die Luft klar und die Farben frisch. Gummistiefel sind manchmal die beste Fußbekleidung für Spaziergänge.

Weil das Schönste aller Frühlingsfeste häufig in den April fällt, hieß er auch *Ostermonat. April* leitet sich ab vom lateinischen *aperire, öffnen.* In diesem Monat öffnet die Natur ihr Schatzkästchen und fängt an zu wachsen, zu blühen. Jeden Tag blüht eine neue Pflanze, Ehrenpreis lugt aus dem Gras, Wiesenschaumkraut hüllt die Wiesen in sanftes Rosa, Bärlauch lockt in die Wälder. Pflanzen und Kräuter scheinen sich gegenseitig zu begrüßen, stimmen zusammen ein Frühlingskonzert an. Überall erwacht neues Leben.

Manchmal schneit es tatsächlich sogar noch ein bisschen– und manchmal sieht es nur so aus, als hätte es geschneit. Wenn nämlich die ersten Kirschbäume blühen und nach einer milden Nacht ihre Knospen aufgesprungen sind. Staunen und Träumen ist erlaubt unter diesen schneeweißen Blütenwolken. Auch die Amseln jubilieren und singen ihr Abendständchen von den obersten Ästen, manchmal sogar im Regen. Ein paar Tage später schneit es schon wieder – und der Wind weht Blütenblätterschnee von den Bäumen. Jede dieser „Schneearten" kündet vom Frühling.

Fangen Sie diese Schönheit des Vergänglichen ein. Gehen Sie so oft wie möglich hinaus und tan-

▼ *Quicklebendig wie der April: ein Frühlingsbach gurgelt und rauscht.*

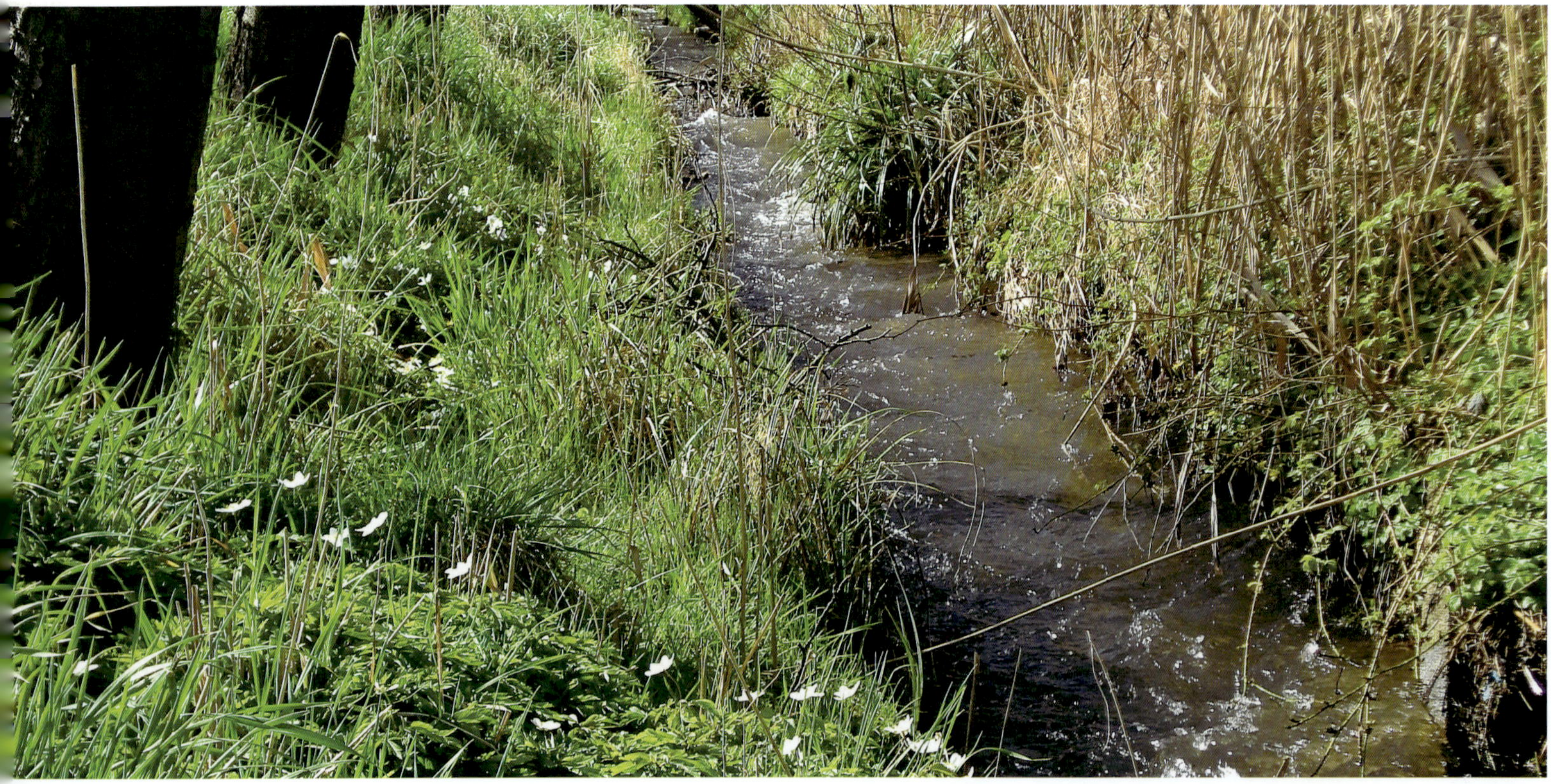

ken Sie duftende Frühlingsluft. Schnuppern Sie Düfte der Erde, des Grases, des Regens, des Windes, der Blüten. Sie betören den Verstand und schicken ihn auf Reisen in poetische Gefilde. Fliegen da nicht Zeilen von Frühlingsgedichten herbei? Über keine andere Jahreszeit wurden so viele Gedichte geschrieben wie über den Frühling. Lassen Sie sich anstecken von der Be-Geisterung der Natur, folgen Sie Ihren Impulsen, trauen Sie neuen Ideen, lassen Sie Verstaubtes hinter sich und spüren Sie die neue Leichtigkeit des Seins.

Ende des Monats ist vielleicht schon Gelegenheit für ein Picknick im jungen Gras der Wiesen oder für eine unvergängliche Mußestunde unter dem lichten Schatten eines blühenden Apfelbaumes. Die erste Schwalbe macht zwar noch keinen Sommer – und doch löst ihr Rufen hoch oben in der blauen Luft Freude aus.

Blodeuweed: Frühlings-, Blüten- und Erdgöttin

Blodeuweed bedeutet *aus Blumen geboren* oder *Blumengesicht*. In Wales sollte sie die Gemahlin des Sonnengottes Lleu Llaw Gyffes werden, zu dessen Werdegang es gehörte, dass er niemals eine „Frau von der Rasse haben würde, die jetzt auf der Erde wandelt". Zwei große walisische Magier erschufen für ihn auf zauberhafte Weise aus neun verschiedenen Pflanzen eine ganz besondere Göttin. Die heiligen Blüten der Eiche, des Mädesüß und des Besenginsters waren dabei. So trat die schönste und anmutigste junge Frau ins Leben, die je ein Mann gesehen hatte. Die Hochzeit zwischen dem Sonnengott und der Blumengöttin war ein prachtvolles Fest.

Blodeuweed war nicht nur Blumenmädchen, sie war auch eine Verkörperung der Erdgöttin, die nach einem Opfer für ihre Fruchtbarkeit verlangte. Schon bald verliebte sie sich unsterblich in den schwarzen Jäger Gronw und heckte mit ihm einen Plan aus, wie sie sich ihres Gatten entledigen konnte. Blodeuweed entlockte dem Sonnengott das Geheimnis, wie er getötet werden konnte: Es musste ein Speer sein, an dem ein ganzes Jahr geschnitzt wurde, durfte nicht im Freien, aber auch nicht im Haus sein, weder zu Fuß noch zu Pferd. Mit einem Bein musste er auf dem Rand eines Badekessels stehen, mit dem anderen auf dem Rücken eines Ziegenbocks. Nur so konnte der Speer ihn töten. Genau so geschah es: Nach einem Jahr der Vorbereitung tötete Blodeuweeds Liebhaber den Sonnengott, der jedoch als Adler entkam. Blodeuweed wurde zur Strafe in eine Eule verwandelt, niemals mehr sollte der Tag ihr Antlitz sehen. Nur nachts und ohne Laut durfte sie aktiv sein. Nach einem weiteren Jahr kehrte Lleu Llaw Gyffes in seiner göttlichen Gestalt zurück und tötete seinerseits seinen „Mörder".

Eine Blüte aus Regenschirmen mitten im Grün des Frühlings

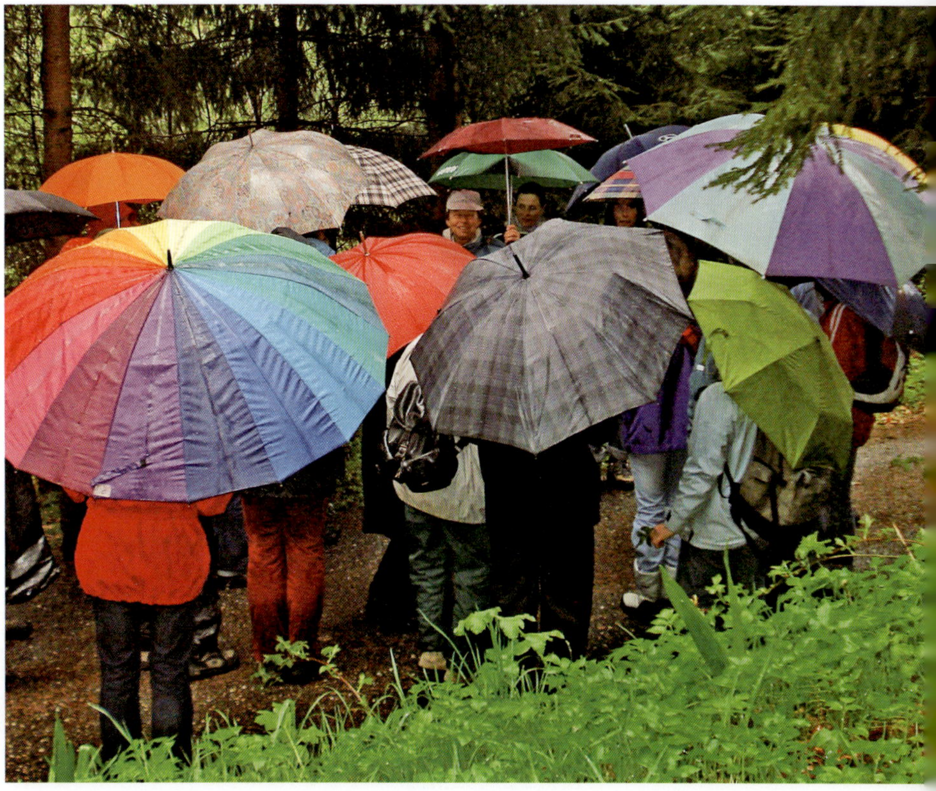

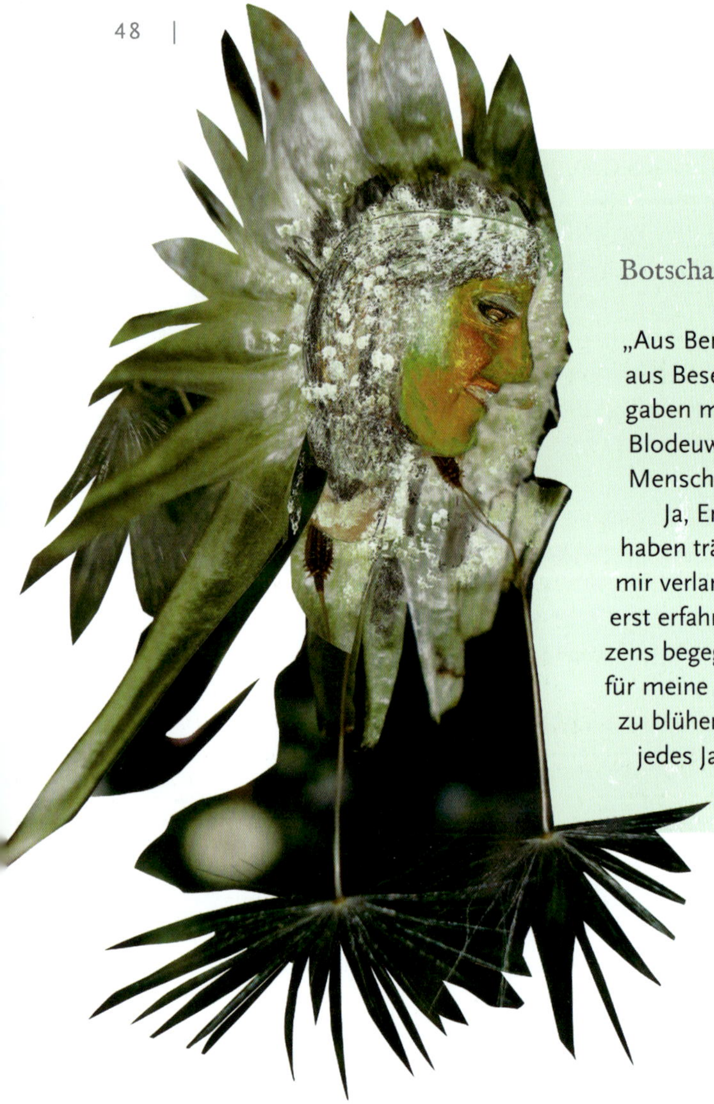

Botschaft der Blodeuweed

„Aus Bergprimeln, Rose und Dorn – aus Nesseln im Schatten zur Blüte reifend, aus Besenginster und Distel – aus Frauenmantel bin ich geboren. Neun Blumen gaben mir neun Kräfte, neun Bäume und Kräuter mir die Form, mein Name ist Blodeuweed. Und Erde und Magie liegen mir im Blut.“ Dieses Lied haben die Menschen in Wales für mich, die Blumengöttin, gesungen.

Ja, Erde und Magie liegen mir im Blut – mehr als die beiden Magier sich haben träumen lassen, als sie mich geschaffen haben. Ich habe getan, was sie von mir verlangten und habe den Sonnengott geheiratet. Doch was Liebe ist, habe ich erst erfahren, als ich ***meinen eigenen Weg*** ging und mir der Mann meines Herzens begegnete. Ich habe meinen Mann und die Magier verraten, um ***frei zu sein*** für meine Liebe. Die neun Blüten in meinem Blut fangen jedes Frühjahr wieder an zu blühen – und da auch ich die neun Kräfte der Magie beherrsche, werde ich jedes Jahr wieder von neuem zur Blumengöttin. Und liebe, wen ich will.

So durchlief Blodeuweed die drei Stadien einer Erdgöttin: von der schönsten aller jungen Frauen über die Erdmutter, die nach Opfer für ihre Fruchtbarkeit verlangt, bis zur Eule, die sich als weise Alte mit dem Tod und der dunklen Seite des Lebens auskennt. Ein Einweihungsweg.

Pflanzen – und was sie uns sagen

Aprilpflanzen lieben diese Aufbruchstimmung zwischen Sonne und Regen. Sie bringen den Frühling, die Freude und die Farben ins Leben. Sie vermitteln ein unerschütterliches Selbstvertrauen.

WOHLFÜHL-TIPP

Die Abwehrkräfte stärken:
Machen Sie Ihren Körper fit und streifen Sie morgens mit nackten Füßen durch das frühlingsfrische, nasse Gras. Vielleicht winken Ihnen Veilchen, Gänseblümchen, Ehrenpreis zu und heißen die Göttin in Ihnen willkommen. Wenige Minuten genügen. Streifen Sie dann warme Socken über und hüpfen Sie noch ein bisschen durch die Wohnung, solange, bis sich die Füße richtig warm anfühlen. Das ist ein ***schwungvoller Start in den Tag*** – und stärkt obendrein die Abwehrkräfte.

Wenn Sie Ende April in der Walpurgisnacht noch vor Sonnenaufgang barfuß durch den Tau der Wiesen tanzen, bringt Ihnen das für ein ganzes Jahr Jugend, Schönheit, Gesundheit und Glück. Das jedenfalls glaubten unsere Vorfahren.

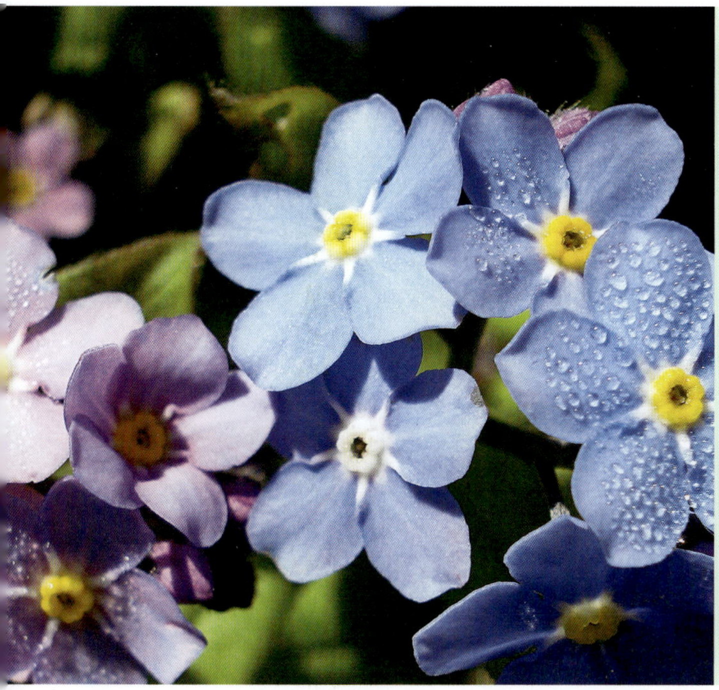

Botschaft des Vergissmeinnichts

Weißt Du, wie schön es ist, an den ersten Apriltagen im Sonnenlicht zu baden? Ich spüre das Prickeln in mir und spüre, wie ich wachse, verbunden mit der Erde bis hinauf in den Himmel. Und der Himmel trägt meine Farbe – oder trage ich seine? Wir sind verwandt, ich hole sein Blau auf die Erde – zu Dir. Blau ist die Farbe der Ferne, der Weite, der Unendlichkeit und der Ruhe. Und der Erinnerung. Ich bringe Dir die ***Erinnerung*** zurück. Die Erinnerung daran, was alles noch in Dir steckt und was sich danach sehnt, gelebt zu werden. Sei ***mutig*** und tu´s einfach! Jeder Tag ist eine neue Gelegenheit, irgendetwas anders zu machen. Wenn Du heute etwas anders machst als bisher, wirst Du morgen anderes erleben. Wenn Du morgen etwas anders machst, wirst Du übermorgen anderes erleben. Jeder Tag wird Dein ***Herz erfreuen.*** Mit Vergissmeinnicht-Freude in Deinem Herzen bist Du allem gewachsen, was auf Dich zu kommt.

◄ *Zarte Blautöne strahlen uns an: Vergissmeinnicht-Freude*

Vergissmeinnicht (*Myosotis arvensis*)

Myosotis bedeutet soviel wie *Mausöhrlein* – ist es ein Kosename oder ist die Form der Blätter gemeint? *Arvensis* erzählt, dass diese Pflanze auf dem *Acker wächst. Vergissmeinnicht* ist oft die blaue Blume aus dem Märchen, die den Weg zu verborgenen Schätzen zeigt. Deswegen heißt sie auch *Blauer Himmelsschlüssel.* Es ist erstaunlich, dass auf der ganzen Welt die Vergissmeinnicht-Arten den gleichen Namen tragen: *forget me not* (England), *ne m'oubliez-pas* (Frankreich), *förgätmigej* (Schweden), *Wu Wang Cao* = Nicht-vergessen-Kraut (China).

Himmelblaue Blütenwolken tauchen den Garten in Aprilstimmung. Lauter kleine strahlende Blüten, die oft mit blauen Mädchenaugen verglichen werden, leuchten zwischen dem ersten Frühlingsgrün. Ihr Anblick lässt uns poetisch schwärmen und stärkt dabei das Herz. Ist es der fröhliche Anblick oder der fruchtige Duft in der Abenddämmerung, der die Sehnsucht weckt nach Liebe und Treue? „Wer diese Blume bei sich trägt, wird die/das Liebste nicht vergessen", heißt es. Vergissmeinnicht ist eine Blume der Liebenden, voller Lebensenergie und Beständigkeit. Sie sät sich immer wieder selbst aus und erstrahlt jedes Frühjahr von Neuem. So wird sie niemals vergessen.

REZEPT

Wein gegen Vergesslichkeit: Brauen Sie sich selbst einen Vergissmeinnicht-Wein. Alles, was Sie dazu brauchen, ist eine Flasche guten Weißweins und eine Handvoll frischer Blüten aus dem Garten oder vom Spaziergang. Geben Sie Wein und Blüten in einen Kochtopf und erhitzen Sie beides bis kurz vor dem Siedepunkt. Nicht kochen lassen.

Gießen Sie danach durch ein Sieb ab, lassen Sie alles auf Trinktemperatur abkühlen und genießen Sie diesen Blütentrunk an kühlen Aprilabenden. Wenn Sie es etwas süßer mögen, können sie noch mit einem Löffel Honig nachsüßen. Sehr zum Wohle Ihres Erinnerungsvermögens.

Gänseblümchen (Bellis perennis)

Das Gänseblümchen weckt Frühlingsgefühle. *Bellis* ist die *Schöne* und *perennis* verkündet, dass sie das ganze Jahr über blüht. Für die Engländer ist erst dann richtig Frühling ist, wenn sie mit einem Fuß auf sieben Gänseblümchen gleichzeitig treten können. Sie nennen es *Daisy*, eine liebevolle Abkürzung von *Day´s eye – Auge des Tages*. Die Blütenköpfchen verfolgen den Lauf der Sonne den ganzen Tag, von Sonnenaufgang bis zum Sonnenuntergang. Wenn es Regen gibt, öffnen sie ihre Blüten erst gar nicht. *Sonnenauge* ist einer seiner Namen.

Als Frühjahrsblüher verfügt das Gänseblümchen über besonders regenerierende und blutreinigende Eigenschaften. Wer vor den ersten drei Gänseblümchen des Frühjahrs in die Knie geht, sie mit dem Mund abbeißt und hinunterschluckt, der bleibt das ganze Jahr vor Fieber, Augenkrankheiten und Zahnschmerzen geschützt. Deshalb nannten die Frauen es auch *Augenröschen*. So jedenfalls erzählte es meine Großmutter. Die Knospen oder Blätter gehören in die vitalisierende Gründonnerstagssuppe, zusammen mit Brennnessel, Spitzwegerich, Schafgarbe, Löwenzahn, Vogelmiere, Sauerampfer, Giersch und Wiesenkerbel. Mit diesen neun Kräutern, den neun Verbündeten des Frühjahrs, verleiben wir uns die Kraft der Pflanzen und des neu erwachenden Lebens wieder ein – und bleiben das ganze Jahr über gesund.

Gänseblümchen regen den gesamten Stoffwechsel an, fördern den Stuhlgang, aktivieren Leber und Niere. Als Tee oder auf dem Butterbrot helfen sie uns nach einer Grippe wieder auf die Beine. Und besonders gerne entfalten sie ihre Kräfte in einem Kindertee. Gänseblümchenzubereitungen als Tee, Öl oder Salbe sind eine gute Hilfe

▾ Mit dem „Gesicht" immer der Sonne entgegen

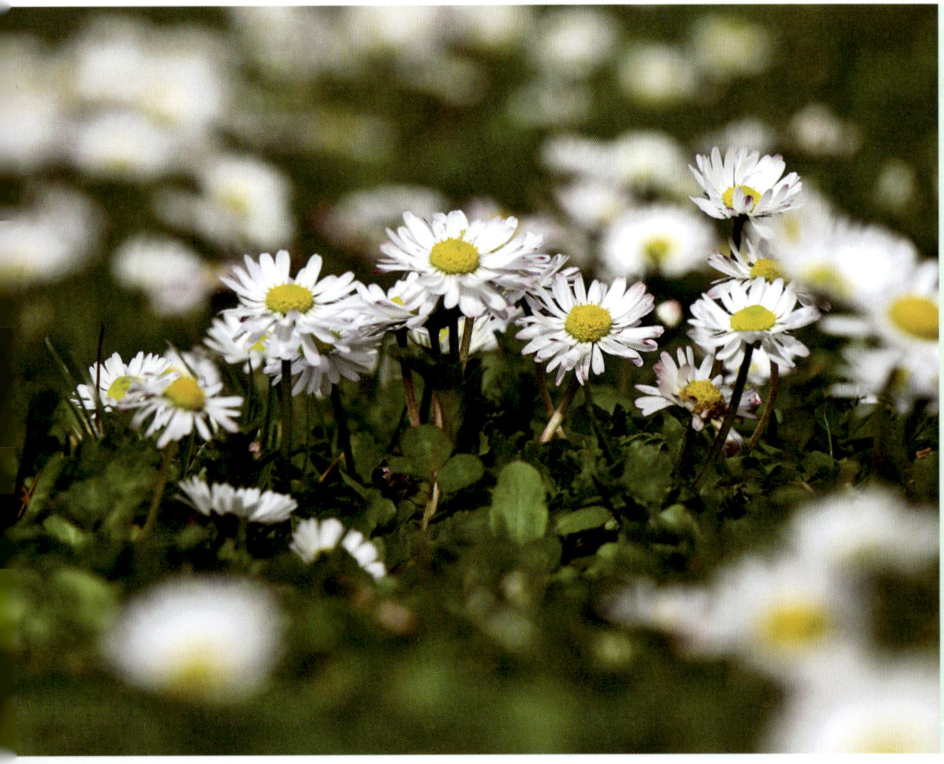

Botschaft des Gänseblümchens

Ich bin eine kleine Sonne mit goldenem Herzen und weißen Strahlen, die Dir aus dem Gras entgegenblickt und das Frühjahr verkündet. Eigentlich bin ich viele kleine Sonnen, die Dir zu Füßen liegen. Komm, setz Dich zu mir. Der Boden ist schon warm genug. Als Kind hast Du auch manchmal bei mir gehockt. Du hast mir zugehört und ich habe Dir mein Geheimnis verraten, warum mich nichts in der Welt erschüttern kann: Ich ***höre mit meinem Herzen.*** Im Herzen höre ich die Stimme der Erde, die immer sagt: ***Leben ist Wachsen.*** Im Herzen höre ich die Stimme der Sonne, die mich mit ihrem Licht immer wieder lockt und ***aufrichtet*** – egal, wer gerade über mich hinweggetrampelt ist. Und in meinem Herzen höre ich Dich. Ich schenke Dir die Herzenskraft des ***Ich bin***.

bei Blutergüssen, Verstauchungen, Prellungen oder Quetschungen. Daher stammt auch der Name *Wundkraut*.

Wenn Sie im Frühling einmal nicht genau wissen, ob Ihre Frühlingsgefühle erwidert werden, versuchen Sie es doch mit dem alten Abzählvers: „Er liebt mich, er liebt mich nicht, er liebt mich ...“ Oder: „Er liebt mich von Herzen, mit Schmerzen, über alle Maßen, kann nicht von mir lassen, ein klein wenig – gar nicht?“ Erinnern Sie sich? Als Kinder haben wir es oft so gemacht. Wir haben Kränze geflochten aus Gänseblümchen, sie uns auf die Haare gesetzt und uns wie *Tausendschönchen* persönlich gefühlt.

Vielleicht hat das Gänseblümchen ein bisschen Blodeuweed in seinem grünen Blut. Denn egal wie oft es im Rasen abgemäht wird – schon nach wenigen Tagen erblüht es in neuer Schönheit. *Tausendfreuden* sind das für die Norweger.

Frühjahrskur für die Schönheit

Gänseblümchen reinigen und pflegen die ***Haut,*** erfrischen, straffen und regenerieren den ***Teint.*** Eine Gänseblümchen-Maske beruhigt die gereizte Haut, lässt Entzündungen abklingen und macht die Haut streichelzart.

REZEPT

Gesichtsmaske: Sie übergießen zwei Handvoll Gänseblümchen mit ½ Liter kochendem Wasser und lassen alles 30 Min. ziehen. Vermischen Sie dann 3 EL des Aufgusses mit 2 EL Kleie und 1 TL flüssigem Honig und lassen Sie alles 10 Min. quellen. Tragen Sie die Maske auf, lassen Sie sie 15 Min. lang einwirken und spülen Sie dann mit warmem Wasser ab. Zur Unterstützung trinken Sie Gänseblümchen-Tee.

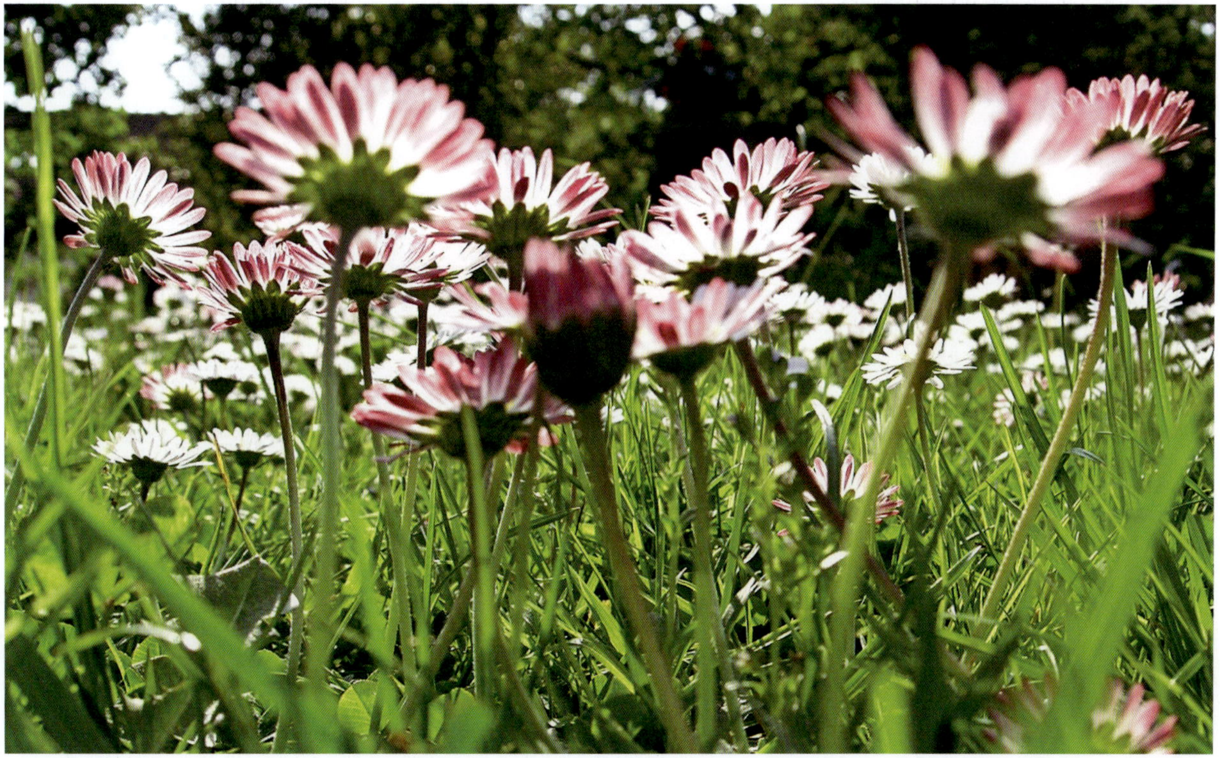

◄ *Sich aufrichten und strahlen: Gänseblümchen machen es uns vor.*

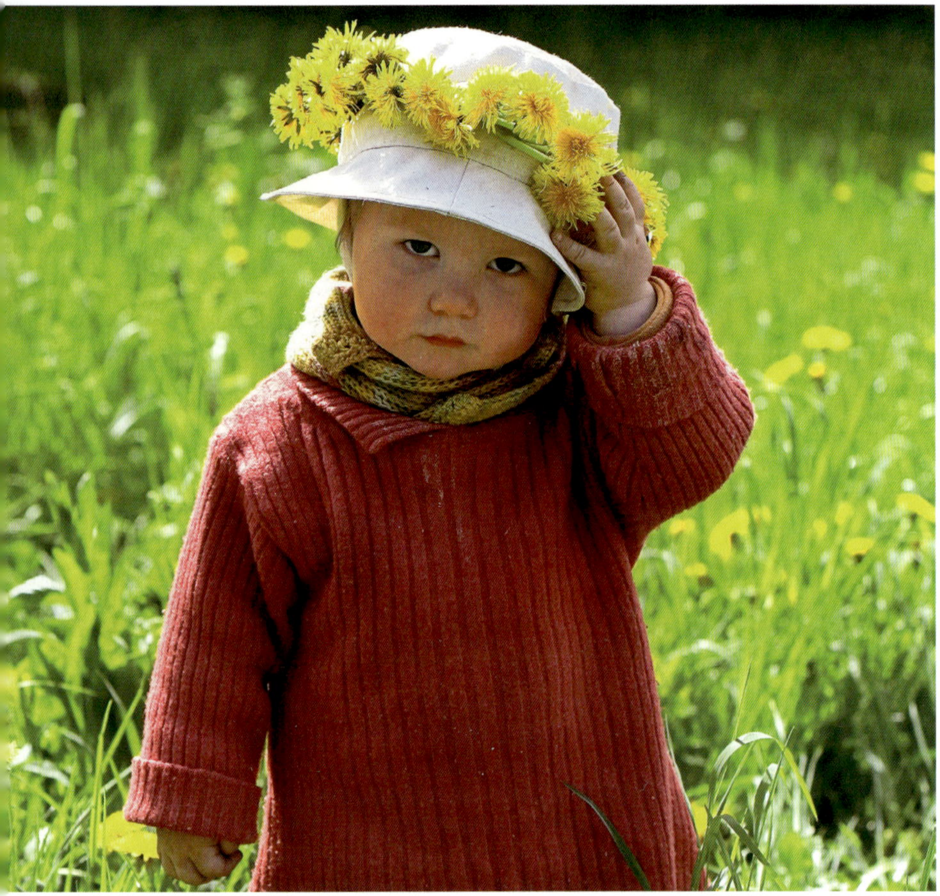

▲ *Kleine Prinzessin mit goldener Krone*

Löwenzahn (*Taraxacum officinale*)

Es gibt viele verschiedene Namen für den Löwenzahn: *Pusteblume, Kuhblume, Butterblume, Kettenblume, Röhrleinkraut* oder französisch *Piss-en-lit*, das heißt *Mach-ins-Bett*. Seine harntreibende Wirkung macht diesem Namen alle Ehre! *Taraxacum* kommt aus dem Griechischen und heißt so viel wie *Ich heile die Störung*. Eine schöne Übersetzung aus dem Persischen bedeutet: *Bitteres Kräutlein, das auf dem Basar verkauft wird*. An der Bezeichnung *officinale* erkennen wir alte Heilpflanzen, die in der Apotheke verarbeitet wurden.

Löwenzahn überträgt seine Lebenskraft auf die Menschen, die ihn aprilfrisch zu sich nehmen. Seine Bitterstoffe kurbeln die Verdauungskräfte des Körpers an, unterstützen Magen und Bauchspeicheldrüse, stärken, nähren und reinigen die Leber, helfen beim Aufbau neuer Leberzellen, lassen die Galle sprudeln und sorgen für einen aufgeräumten Darm. Nebenbei ersetzt er jede Vitamin- und Mineralstoff-Pille, versorgt den Körper mit vielen basischen Mineralien und stärkt ihn durch die ersten fünf Vitamine des Alphabets: A, B, C, D und E. Seine Wurzeln stabilisieren zudem die Blutzuckerwerte, fangen freie Radikale, helfen bei Virus-Erkrankungen und senken außerdem den Cholesterinspiegel. Löwenzahn wirkt dort im Körper, wo er gebraucht wird und aktiviert die Selbstheilungskräfte.

Nutzen Sie auch die Stängel vom Löwenzahn. Keine Angst, der Milchsaft ist nicht giftig – auch wenn man das immer wieder lesen kann. Zugegeben, so ein Stängel schmeckt zuerst bitter, wird dann aber bei längerem Kauen süßer und schließlich gewöhnen Sie sich richtig an den 100 % biologischen Kaugummi. Drei Stängel pro Tag reichen aus, um Leber, Milz und Bauchspeicheldrüse zu reinigen und zu stärken. Wenn Sie das während der Blütezeit etwa drei Wochen lang täglich machen, werden Sie staunen, wie munter, lebendig und gesund Sie sich fühlen. Kochen Sie sich aus den Blüten einen Tee und nutzen Sie diesen Tee als reinigendes und klärendes Gesichtswasser. Die Haut wird weich und geschmeidig, fühlt sich einfach streichelzart an.

Sie können Löwenzahn auch äußerlich anwenden. Eine Massage mit Löwenzahnblütenöl bei verkrampften Muskeln oder schmerzenden Gelenken ist eine entspannende Wohltat. Sie können ein solches Öl ganz leicht selber machen. Pflücken Sie an einem sonnigen Tag viele Löwenzahnblüten, übergießen Sie sie in einem Schraubdeckelglas mit gutem Olivenöl, lassen Sie es dann vier Wochen an einem hellen Platz stehen. Schließlich filtrieren Sie ab und bewahren das Massageöl in einer dunklen Flasche lichtgeschützt bis zum Gebrauch auf.

Botschaft des Löwenzahns

Ist das nicht ein wunderschöner Tag heute? Sieh nur den blauen Himmel, die weißen Wolken, fühle den Frühlingswind. Setz dich zu mir auf die Erde und spiele Löwenzahn. Du wirst Dich wohlfühlen hier unten, ***gut verwurzelt,*** zwischen all meinen Blütengeschwistern. Alle tanzen hier im Sonnenlicht. Du meinst, wer so fest verwurzelt ist, kann nicht tanzen? Doch, das geht. Schließe Deine Augen und höre auf ***Deine innere Musik.*** Wiege Dich sanft in Deinem Rhythmus, gemeinsam mit Millionen von Löwenzähnen. Tanze mit uns. Tanze solange, bis Du eins bist mit Dir, eins mit mir und allen Löwenzähnen. Tanze lachend, bis Du außer Atem mitten in diese Löwenzahnwiese fällst. Und wenn Du dann irgendwann wieder gehen musst, stecke eine Blüte an Dein Revers. Sie wird dir helfen, immer auf Deine innere Musik zu hören und darin unsichtbar zu tanzen. Sie wird Dich begleiten und Dir ein ***klares Gefühl*** von Dir selbst geben, wann immer Du es brauchst.

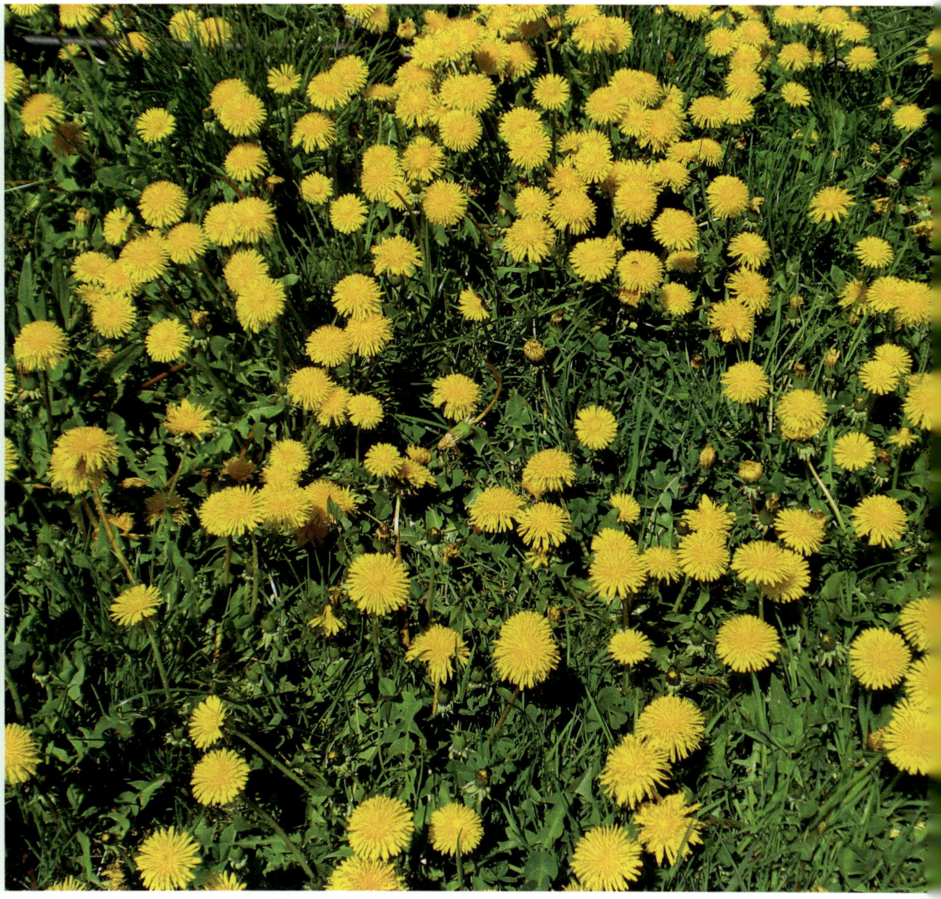

▲ *Symphonie in Gelb: Die Wiese leuchtet und tönt.*

WOHLFÜHL-TIPP

Wochenendkur

Trinken Sie samstags und sonntags auf nüchternen Magen 1 l Löwenzahntee. Stechen Sie dafür am besten schon am Abend vorher eine frische Pflanze mit der Wurzel aus dem Rasen, reinigen Sie sie gründlich, zerschneiden Sie sie erst am Morgen danach und übergießen Sie sie mit 1 l kochenden Wassers. Nachdem der Tee 10 Min. gezogen hat, trinken Sie ***ihn innerhalb einer Viertelstunde schluckweise*** – freuen Sie sich dann auf das Frühstück. Das ist eine ***Schnellreinigungskur*** für den Körper.

R. F. Weiss, der große Phytotherapeut des 20. Jahrhunderts, empfiehlt diese Wochenendkur bei Neigung zu Nieren-, Blasen- oder Gallensteinen. Auch bei chronischen Gelenkbeschwerden, Ischias und Hexenschuss bringt der Tee Hilfe. Montags werden Sie sich wie neugeboren fühlen und mit frischer Energie zur Arbeit gehen ...

Apfelbaum (*Malus*-Arten)

Es gibt kein weißeres Weiß, als das der Apfelblüten im April. Solange sie noch geschlossen sind, tragen die Knospen außen ein sanftes Rosa. Nach dem Öffnen zeigen sie aber ihr makelloses Weiß auf der Innenseite der Blütenblätter und verschenken ihren zarten Duft an die Umwelt. Manchmal etwas zu wagemutig, denn eine einzige Frostnacht im April kann die Apfelernte eines ganzen Jahres zunichte machen.

Alle Apfelsorten, die wir kennen, sind Abkömmlinge des wilden Holzapfels und des Zwergapfels. Apfelbäume kommen von weit her. Ihre ursprüngliche Heimat sind die bergigen Regionen Südwest-Chinas. Von dort wanderten sie im Lauf von Zehntausenden von Jahren über das Altaigebirge (*Alma Ata*, das heute *Almat* heißt und *Stadt des Apfels* bedeutet) und den Kaukasus bis in den Mittelmeerraum. In Italien fühlte sich der Apfelbaum besonders wohl und wurde zu leckeren Sorten veredelt. Mit den römischen Legionen verbreitete er sich in ganz Europa, eroberte sich zunächst die Klostergärten und fasste schließlich in jedem Hausgarten Fuß.

Edward Bach bereitete aus den Blüten des Holzapfelbaumes eine Essenz für körperliche, geistige und seelische Reinheit – *Crab apple*. Diese Essenz bringt inneren Frieden und hilft, sich in der eigenen Haut wohl zu fühlen.

▼ Ein Hauch in Rosa – ja, der Apfel ist der Baum der Liebe …

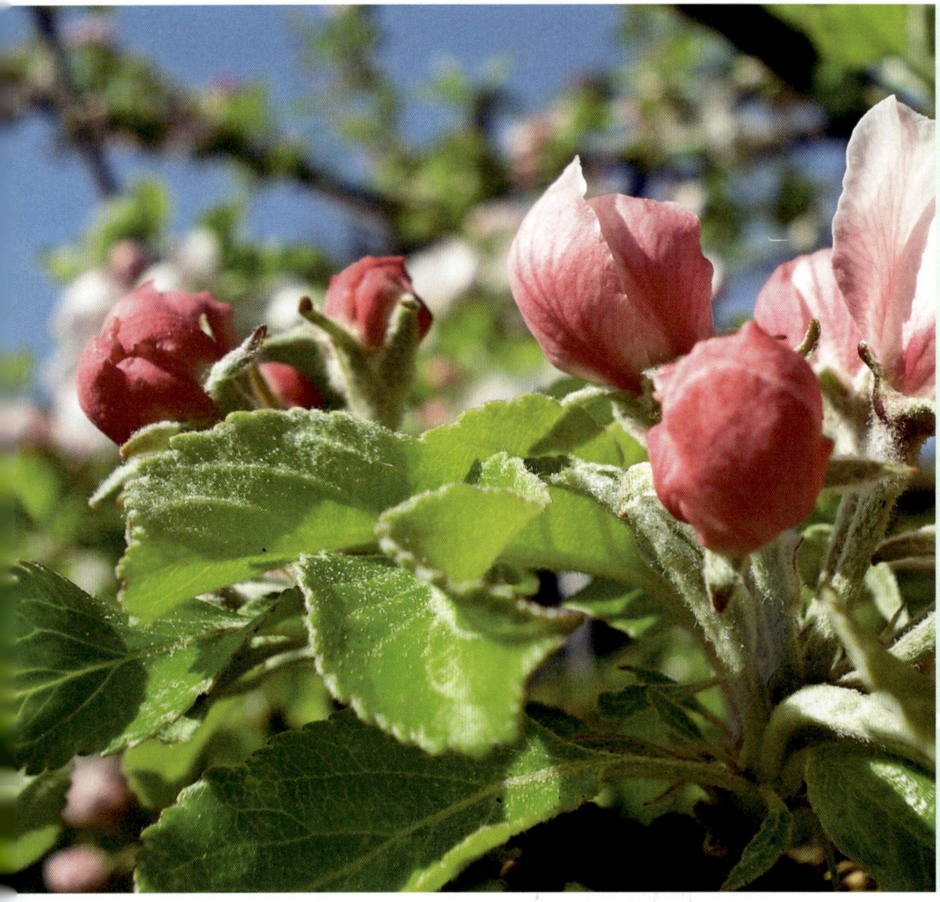

Botschaft des Apfelbaumes

Sind es Apfelblütenträume im April oder Aprilträume unter Apfelblüten? Lehne Dich an meinen Stamm und lasse Dich einhüllen von Duft und Licht meiner wundervollen Blüten. Ihr Aroma ist so zart wie ihre Farbe. Meine knorrigen Äste schmücken sich liebend gerne mit diesem Festtagsgewand. Ich fühle mich wieder jung, so jung wie meine Blüten und genieße jeden Tag. All meine Liebe zum Leben erwacht in ihnen wieder neu – wir spielen mit den Sonnenstrahlen, lassen uns streicheln vom Wind und flirten mit den Bienen. Mit einem Cocktail aus Apfelblütennektar verwöhnen wir unsere summenden Freunde und sorgen so für viele, viele neue Äpfel. Munter geht es dabei zu zwischen meinen Blättern: ***Optimismus, Lebensfreude, Leichtigkeit*** und ***Liebe*** blühen da. Komm, lass Dich anstecken, fühle Dich jung und leicht, zeitlos und kraftvoll, kreativ und fröhlich. Ich schenke Dir von meinen Blüten. Schätze ihr kurzes Leben in jedem Augenblick und nimm ihr Lachen mit.

WOHLFÜHL-TIPP

Apfelblüten für ein Wohlfühlbad

Wenn die Apfelbäume im Frühjahr kräftig blühen, kneifen Sie aus jedem Blütenbüschel ein oder zwei Blüten aus. Zwei bis drei Handvoll davon geben Sie in ein Schaubdeckelglas und gießen soviel Mandelöl darüber, bis alles gut bedeckt ist. Nach vier Wochen auf einer hellen Fensterbank und täglichem Umschütteln filtrieren Sie die Blüten durch einen Kaffeefilter ab und füllen den Apfelblütenauszug in eine schöne Karaffe. Diese findet ihren Platz im Badezimmer und jedes Mal, wenn Sie in die Wanne steigen, geben Sie zwei Esslöffel davon ins Badewasser. Ihre ***Haut*** wird zart und sanft. Fühlen Sie sich als Königin der Apfelblüten wie Blodeuweed …?

In China und Japan sind Apfelblüten ein Symbol der weiblichen Schönheit und des Frühlings. Das Öl ist ein wunderbares Massage- und Pflegemittel für trockene Haut.

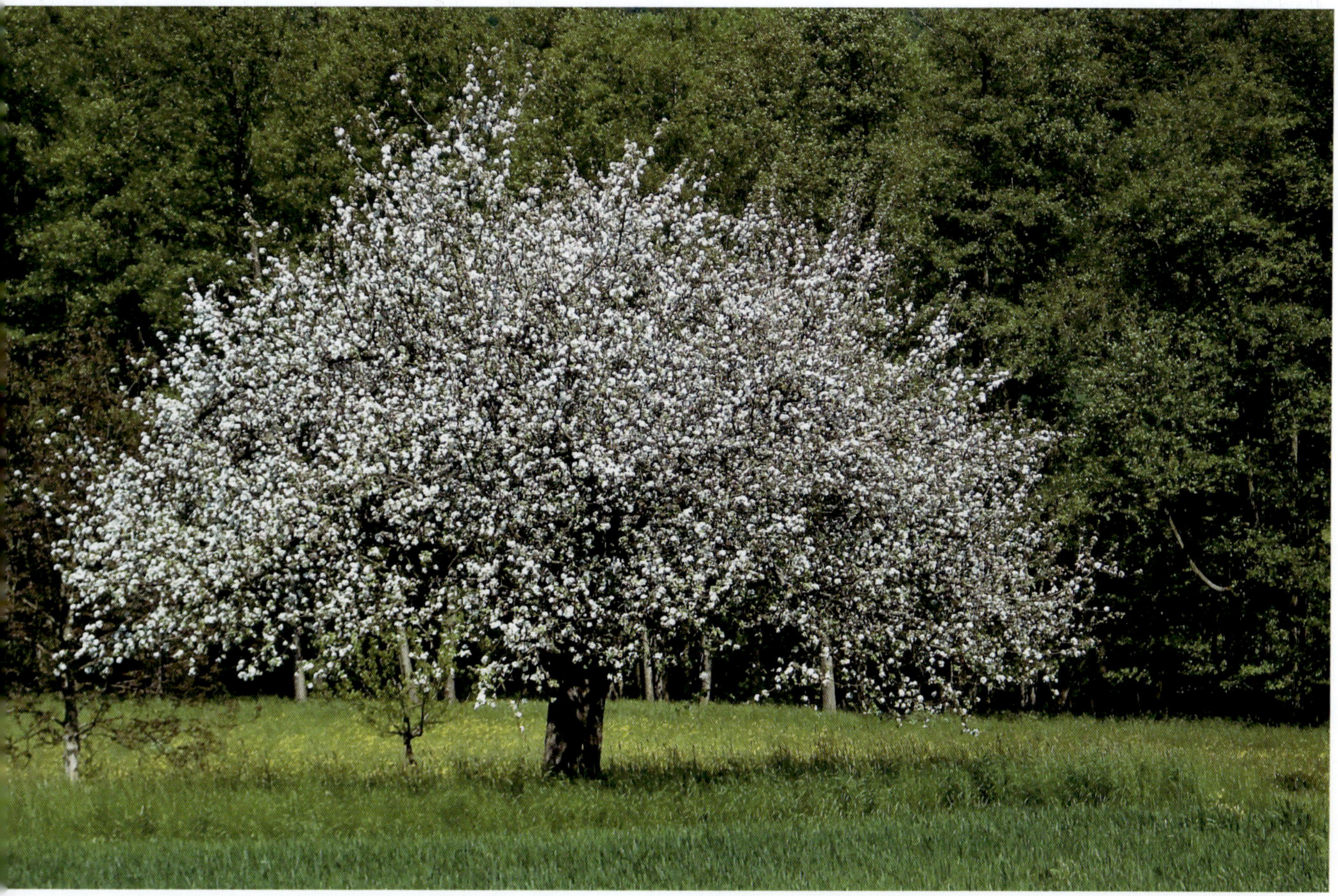

◄ Der Baum ist so rund wie seine Frucht: Wer will ihn nicht umarmen?

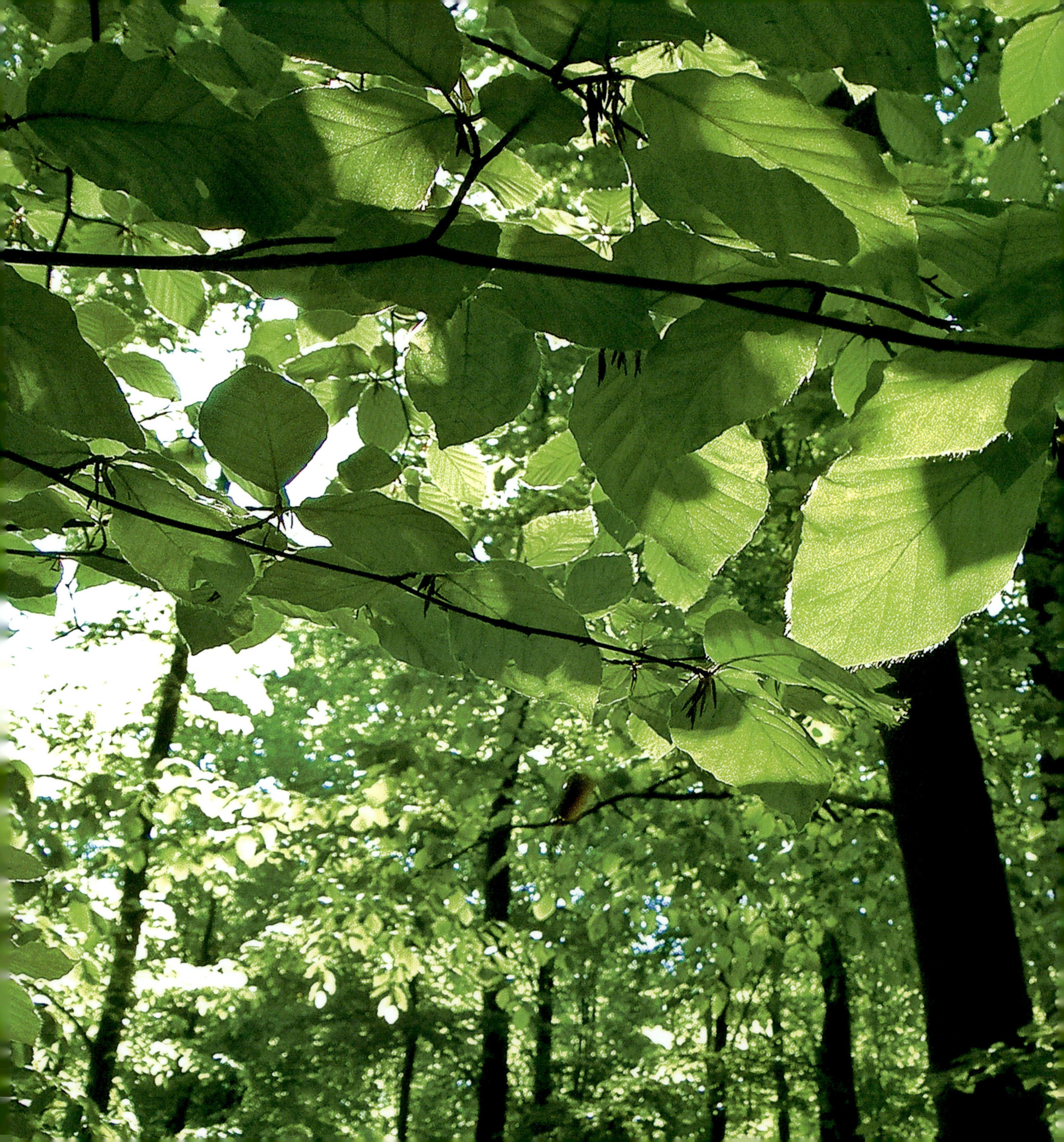

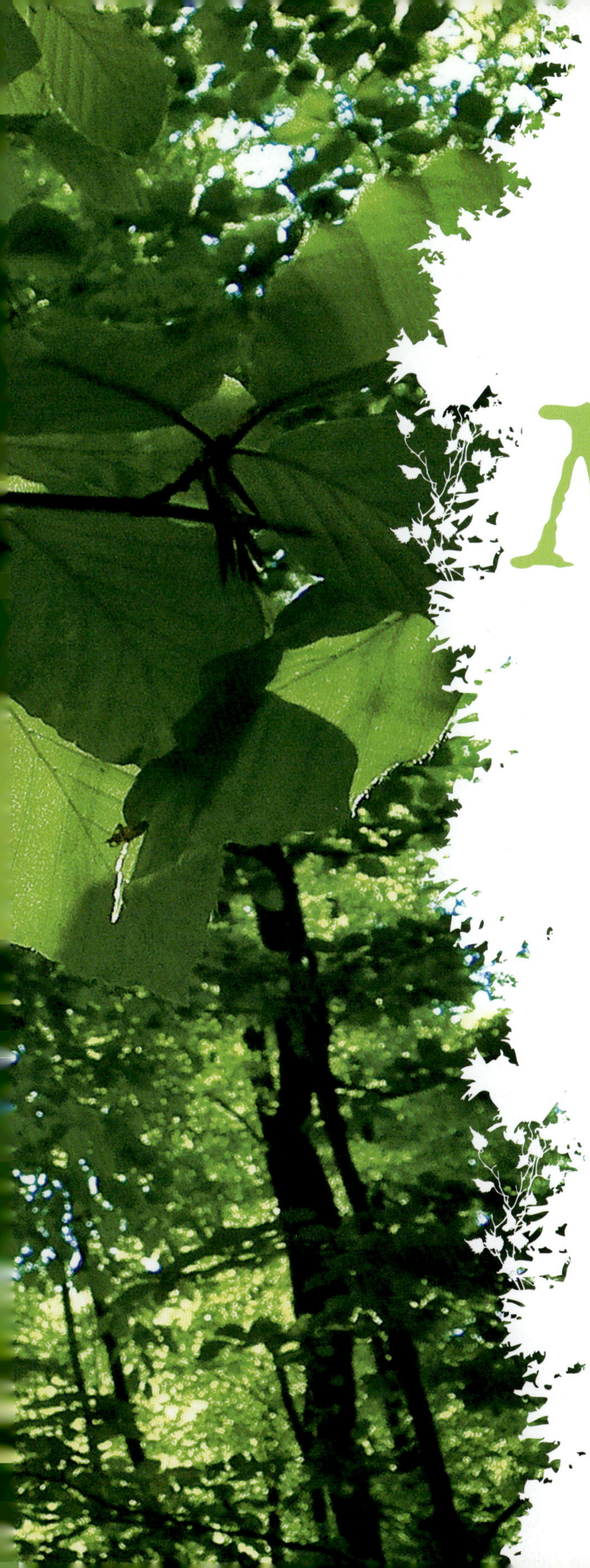

Mai

Naturkraft sein

Ich wollte, dass die Steine und Pflanzen
mir ihre Geheimnisse anvertrauen.
Ich sprach mit ihnen. Ich streifte umher.
Ich war ein Stück Erde.

JOHN FIRE LAME DEER,
MEDIZINMANN DER SIOUX (GESTORBEN 1977)

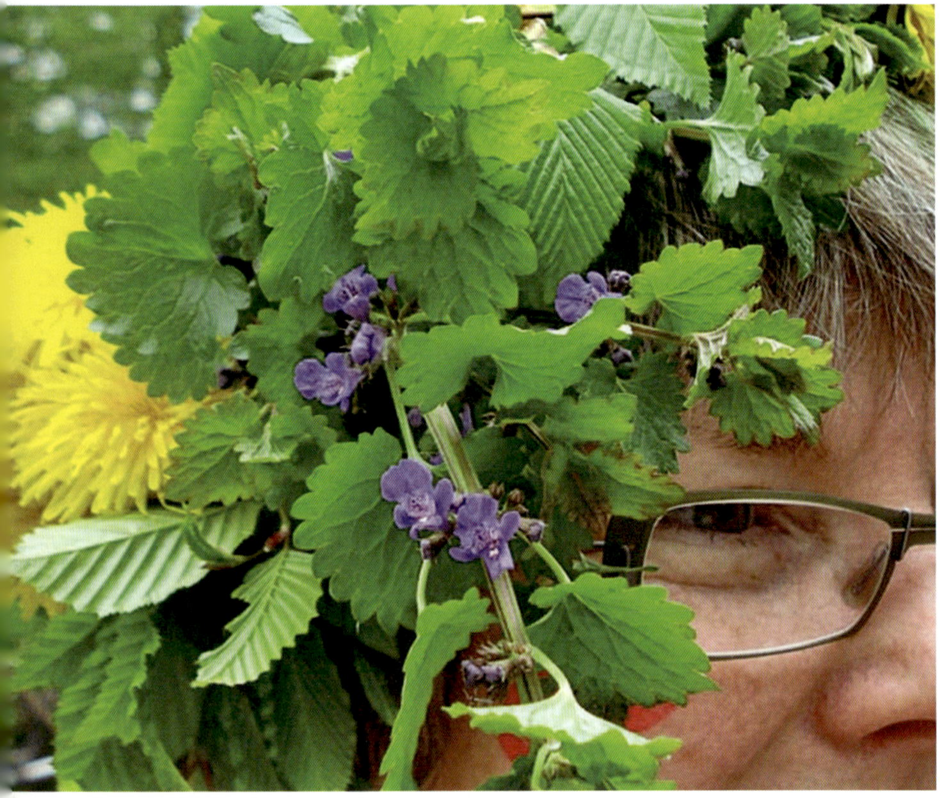

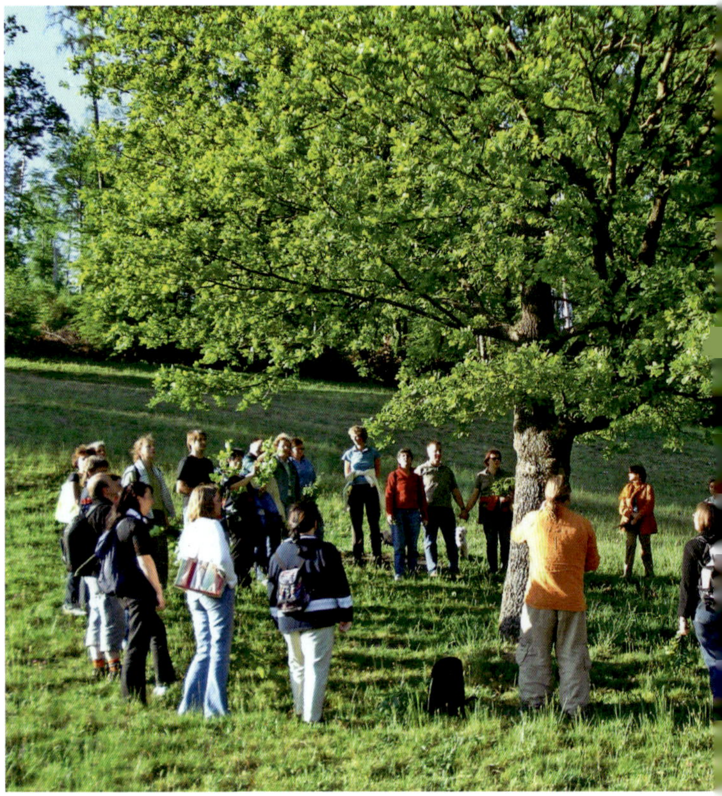

▲ *Gundelrebe bringt den Durchblick in der Walpurgisnacht.*

➤ *Bunter Reigen im Mai – Flora freut's*

Der Wonnemonat erquickt

Freudenmonat, Blütenmonat, Hochzeitsmonat und *Wonnemonat* – so kennen wir den Mai. Dabei hieß dieser Monat im Althochdeutschen *Winnemanoth*. *Winne* oder *Wunne* bedeutete im Germanischen die *Wiese*. Die Bauern konnten ihre Tiere wieder auf die Wiesen bringen, die Zeit der Stallfütterung war vorbei.

Alles duftet im Mai: das frische Gras, die Maiglöckchen, der Flieder, der leuchtend blaue Himmel, die ersten Rosen und der Jasmin. Die Vögel geben schon früh am Morgen ein Frühlingskonzert – und begrüßen selbst im Regen den neuen Tag. Vielleicht wissen sie, dass Mairegen schön macht. Singen sie von Liebe und Lebensfreude, von dem, was auch uns Menschen bewegt? Der Mai ist zum Verlieben da – für alle. So wurde aus *Wunne* die Wonne.

Hier und da schneit es noch – weiße Blütenblätter von den Bäumen. Geschwader aus Löwenzahnsamen machen sich im frischen Maiwind auf die Reise zu neuen Wachstumsplätzen.

Alles wird neu

Nicht nur das Grün ist das Allergrünste des ganzen Jahres und leuchtet in unendlich vielen Variationen – der Mai schwelgt geradezu in allen Farben. Im Garten strahlen die Regenbogenfarben der Iris, das feurige Rot der Pfingstrosen, das Feuerwerk der Rhododendren. Auf den Feldern leuchtet der Raps, die weiß-rot-gelben Kerzenblütenstände der Kastanien schwanken in der sanften Luft, der Hahnenfuß färbt die Wiesen gelb, der Ginster winkt wonniglich sonnig vom Straßenrand: Verschwenderische Pracht erfreut unser Herz überall. Und es duftet. Nach Magnolien, Flieder, Levkojen, nach Frische, nach Leben. Die Zunge labt sich am Sauerklee und Sauerampfer, probiert die ersten Erdbeeren, genießt Spargel und Rhabarber. Barfuß laufen über die taufeuchte Wiese am Morgen des 1. Mai kräftigt die Gesundheit und bringt ein Jahr voller Glück und Kreativität, sagt man. Mairegen macht schön, bringt junge Haut und fülliges Haar. Der Tanz um den Maibaum erweckt die Lust am Leben und am Lieben.

Flora – Überschwang der Blüten

Flora ist eine der ältesten Erd- und Vegetationsgöttinnen. Im antiken Rom wurde sie verehrt als Frühlingsgöttin, als mütterliche Göttin der blühenden Natur, als *Mater floralis*. Ovid pries sie: „Wo immer etwas blüht, auf dem Acker, im Weinberg, in den Olivenhainen und im Baumgarten, auch in der Blume des Weins, wenn er sich im Fasse regt, sowie im Honig, dem feinsten Stoffe der Blumen, endlich in der Blüte der Jugend und eines fröhlichen Lebensgenusses – so lange die Rose blüht –, da ist Flora tätig."

Flora ist von berauschender Schönheit. Sie ist die jugendliche Göttin in der Blüte ihres Lebens, fröhlich und ungebunden, voller Leben und sexy. Flora verkörpert den Frühlingsüberschwang, der die Welt und die Menschen bewegt. Jetzt im Mai zieht sie ihr neues Hochzeits- und Vegetationskleid an. Sie verbreitet überall Lächeln, Lust, gute Laune, Blütenduft und Farbenrausch. Ihr zu Ehren wurden in Rom vom 28. April bis zum 3. Mai ausgelassene, fröhliche Frühlingsfeste gefeiert, die *Floralien*.

Die Menschen schmückten sich mit bunten Blumen, sangen, tanzten, lachten, liebten und freuten sich. Die Macht des Winters war endgültig gebrochen und Flora versprach Sommermonate voller Fruchtbarkeit, Pracht, Fülle und Leichtigkeit. Voller Freude wurde für den Fortbestand dieses schönen Lebens auf der Erde gesorgt und mit sinnlich-vergnüglicher Freude die Göttin Flora gefeiert.

Manchmal heißt es, Flora sei der geheime Name Roms gewesen. Auch mit der Stadtgründung von Florenz wird Flora in Verbindung gebracht. *Florentia – die Blühende* – wurde im 1. Jahrhundert vor Christus zur Zeit der Floralien gegründet. Heute ist Flora der Sammelbegriff für die gesamte Pflanzenwelt. Unzählige Blumenläden und Gärtnereien tragen ihren Namen.

Botschaft der Flora

Komm und schenk mir ein Lächeln. Ich schenk Dir meines dafür. Freu Dich über den Frühling, über den Kuss der Sonne, die Wärme der Erde. Tanze mit mir über blühende Wiesen, hüpfe mit der ***Leichtigkeit*** der Schmetterlinge, springe über Bäche und lausche dem Lied der Vögel. Trinke den Nektar einer Kleeblüte, schmücke Dich mit dem frischen Grün der Buchen, ***lebe mit allen Sinnen*** und lege Dich mit mir in die Wiese. Rieche, schmecke, höre und fühle das Wachsen um Dich herum. Und fühle diese ***Lebensfreude*** auch in Dir. Was wünscht Du dir von diesem Augenblick? Spüre Deine wirklichen Bedürfnisse und erfülle sie Dir. Die ***Verbindung mit der Natur*** nährt Dich und Deinen Körper – den Tempel.

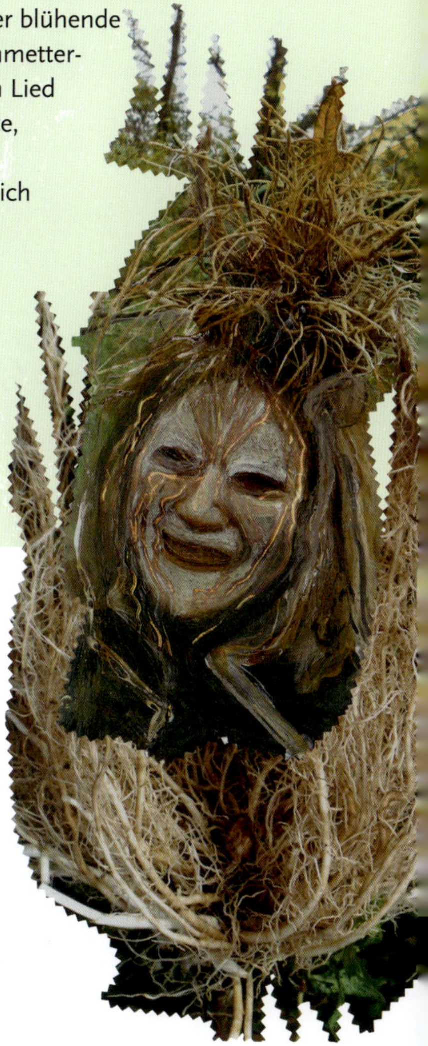

Pflanzen – und was sie uns sagen

Die Maipflanzen sind Boten der Lebensfreude. Sie entschleunigen und tauschen Alltagsstress gegen Freude. Maipflanzen machen glücklich.

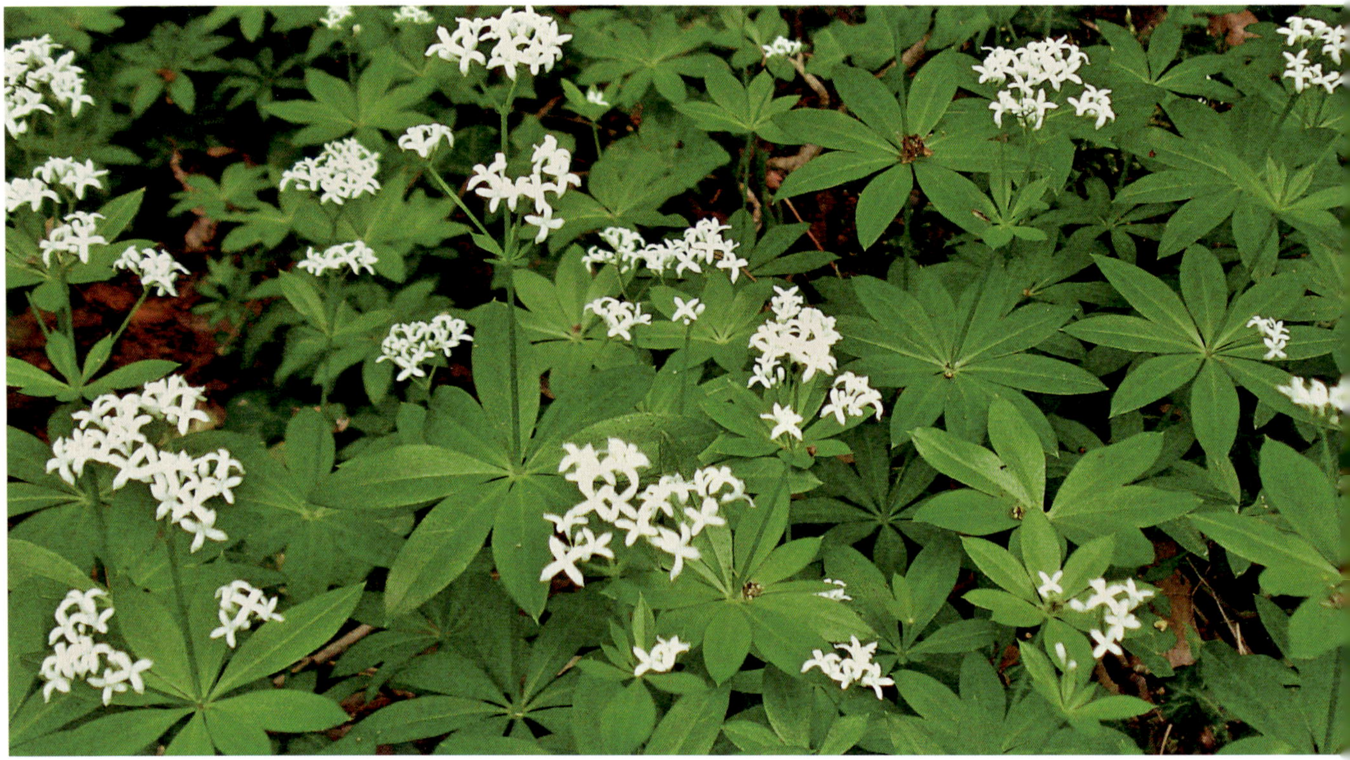

➤ *Weißer Blütenschmuck über dem filigranen Blätterrock*

➤➤ *Waldmeister – der tanzende Pionier im Frühlingswald*

Waldmeister (Galium odoratum)

Gala ist ein altes Wort für *Milch*. Die Familie der Labkräuter bekam diesen Namen, weil sie Milch zum Gerinnen bringen können. *Odorata* kennzeichnet die *duftende, wohlriechende Pflanze,* die in alten Kräuterbüchern auch *Matrisylvia*, die *Mutter des Waldes* oder *Maiblume* genannt wird. Die Wurzeln des Waldmeisters wurden früher als Färbemittel für Wolle genutzt. Das Ergebnis war ein kräftiges Rot.

Rechtzeitig zur Mainacht dreht der Waldmeister spiralig seine Blattwirbel aus dem alten Buchenlaub am Waldboden hervor und breitet seinen quirligen grünen Blätterkranz aus. So frisch ist er genau richtig für die Maibowle. Wenige Tage später leuchten seine weißen Blüten wie unzählige kleine Sternchen. Jetzt können Sie ihn pflücken und Büschel davon in der Wohnung aufhängen. Der Maiduft vertreibt trübe Gedanken und auch die Motten aus dem Kleiderschrank. Und er ersetzt die Wettervorhersage: Duftet der trockene Waldmeister besonders stark, wird es bald Regen geben.

Setzen Sie sich doch einmal in den Wald ganz nah zu den Waldmeister-Pflänzchen und atmen Sie den frischen Duft bis tief in Ihre Lungenspitzen hinein. Vielleicht tauchen Erinnerungen an Kindergeburtstage auf, bei denen der grüne Wackelpudding mit Waldmeister-Geschmack die Attraktion war. Vielleicht spüren Sie aber auch, warum ausgerechnet diese kleine Pflanze der „Meister des Waldes" ist. Ist er sogar der „Meister über die Geister" (des Waldes)? Welche Kraft mag wohl in ihm stecken, die wir heute ganz vergessen haben ...?

Waldmeister gehört zu den *Bettstrohkräutern*. In alten Zeiten verbrachten unsere Vorfahren die ganze Nacht zum 1. Mai im Freien, tanzten, speisten und liebten sich unter freiem Himmel auf

Botschaft des Waldmeisters

Ich weiß, dass meine Zeit jetzt gekommen ist, wenn der Boden warm genug ist und die allerersten jungen Buchenblätter mich vor allzu kräftigen Sonnenstrahlen schützen. Spiralig drehe ich mich aus dem Laub heraus und tanze mich auf die Erde. Mit meinem grünen Blattrosettenkleidchen bringe ich ***Lebensfreude*** in Wald und Welt. Komm zu mir und spüre die belebende Frische hier unten am Waldboden. Ich gebe Dir so viel davon ab, bis Dein Blut voller ***Frühlingskraft*** ist und Dir ganz leicht wird ums Herz. Komm und tanz mit mir, tanze den Frühlingsreigen und freue Dich am Mai, an der Bewegung, an der frischen Luft, am Leben. Fülle Dein Herz mit Waldmeisterfreude, fülle es mit ***Intuition***. Und nimm alles mit in Deinen Alltag, damit es ein Zauber-Alltag wird.

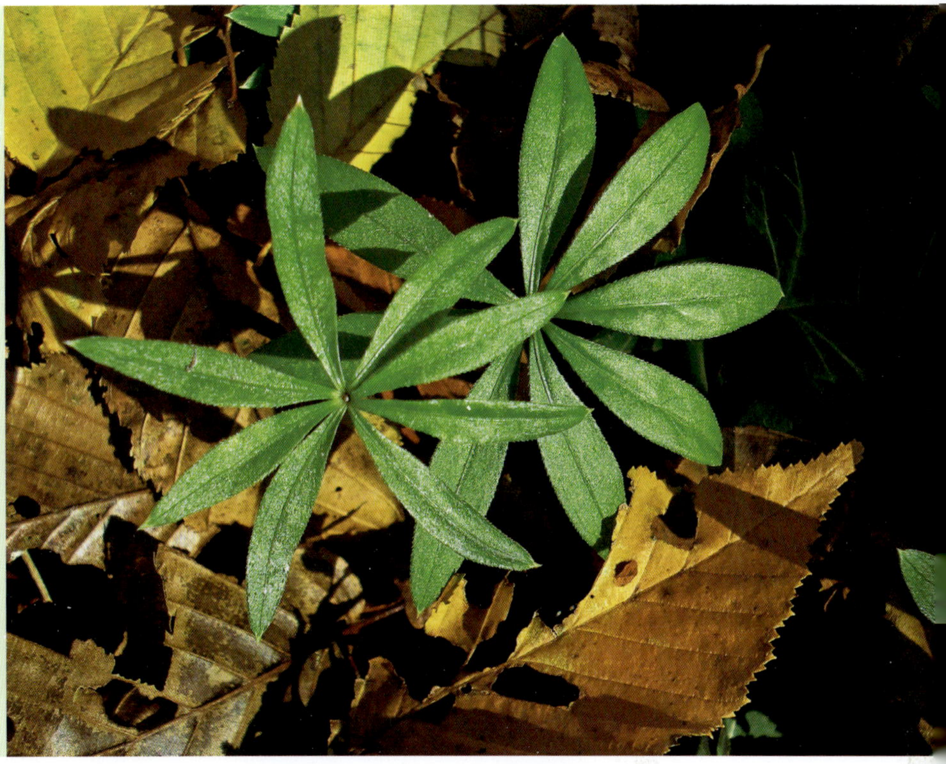

Betten aus Quendel, Klee, Labkraut und anderen duftenden Kräutern. Waldmeister gehörte dazu. Aus solchen wohlriechenden, beruhigenden und desinfizierenden Kräutern bereiteten die Hebammen den Frauen zur Geburt eines Kindes eine Unterlage, die die Geburt erleichtern sollte. Waldmeister in dieser Mischung entspannt und entkrampft. Er wird liebevoll *Herzfreund* genannt, weil er die Herzen von Mutter und Kind gleichmäßig und kräftig schlagen lässt.

Seit 1981 galt Waldmeister aufgrund seines Cumarin-Gehaltes als möglicherweise Krebs erzeugend und wurde deswegen in der Herstellung von Lebensmitteln verboten. Das ist heute widerlegt. Tatsache bleibt aber, dass zu viel Cumarin Kopfschmerzen und Übelkeit auslösen kann. Deswegen genießen Sie bitte die Waldmeisterbowle in Maßen. Wenn Sie trotzdem Kopfschmerzen bekommen, liegt das wohl eher am Alkohol.

REZEPT

Maibowle: „Schütte den perlenden Wein auf das Waldmeisterlein," singt ein Benediktinermönch schon im 9. Jahrhundert. Machen Sie es heute, 1200 Jahre später, genauso. Lassen Sie ein Bündel von etwa 12 Stängeln Waldmeister 3 Stunden lang antrocknen, damit sich das unvergleichliche Aroma entwickelt. Über dieses angetrocknete Büschel gießen Sie anschließend in einer Bowlenschüssel eine Flasche guten Weißweines und lassen diesen Ansatz etwa 2 weitere Stunden ziehen. Danach kommt der Moment für die Flasche des perlenden Weines, der das Aroma so richtig zum Prickeln bringt. Vielleicht macht diese Bowle sogar einige Waldgeister sichtbar? In jedem Fall weckt sie die Liebe zur Natur und zum Mai-Wald. Für die Kinderbowle hängen Sie das Waldmeisterbüschel einfach für eine Stunde in Apfelsaft. Für das Prickeln sorgt später Mineralwasser.

Roter Wiesenklee (Trifolium pratense)

Trifolium pratense bedeutet *dreizählige Blätter, die auf der Wiese wachsen*. Das frische Grün der Blätter bringt die filigrane Zeichnung der einzelnen rosaroten Schmetterlingsblüten wunderschön zum Leuchten. Die Blüten enthalten reichlich Nektar, Bienen lieben diese köstliche *Honigweide*. Die Blütenköpfchen sind eine dekorative Zugabe zu Salaten und Gemüse und schmecken sogar auf einem Butterbrot. Junge Blüten schmecken so süß, dass sie auch *Zuckerbrot* genannt werden.

Besonders in Skandinavien und englischsprachigen Ländern wird der rote Wiesenklee als Tee gegen Fieber und zur Stärkung der Abwehrkraft sehr geschätzt. Vielleicht liegt das daran, dass die keltischen Vorfahren überzeugt waren, dass die jugendliche Göttin Cerridween ihn auf die Erde gebracht hatte. Er wuchs überall dort, wo sie ihre Füße auf den noch kühlen Frühlingsboden setzte. So wie diese Göttin gleichzeitig die junge Frau, die Mutter und die weise Alte verkörpert, so zeigt der Klee mit seinen drei Blättern ebenfalls diese drei Lebensabschnitte. Allein deswegen galt er schon damals als segensreich. Für die Engländer ist ein „Leben im Klee" so üppig und genussvoll wie für uns Deutsche das „Leben wie Gott in Frankreich".

Ein vierblättriges Kleeblatt bringt dem Finder Glück – und wenn er es verschenkt, dann gibt es eine doppelte Portion Glück, für den Beschenkten gleich mit. Ein fünfblättriges Kleeblatt bringt Geld und Ruhm. Ein sechsblättriges lässt Sie zu so etwas ähnlichem wie Dagobert Duck werden. Ein siebenblättriges garantiert lebenslanges Wohlergehen. Wer im Schwabenland ein siebenblättriges Kleeblatt findet, kann alle Verblendungen durchschauen.

➤ Ästhetik pur: kleine Kunstwerke in Hülle und Fülle

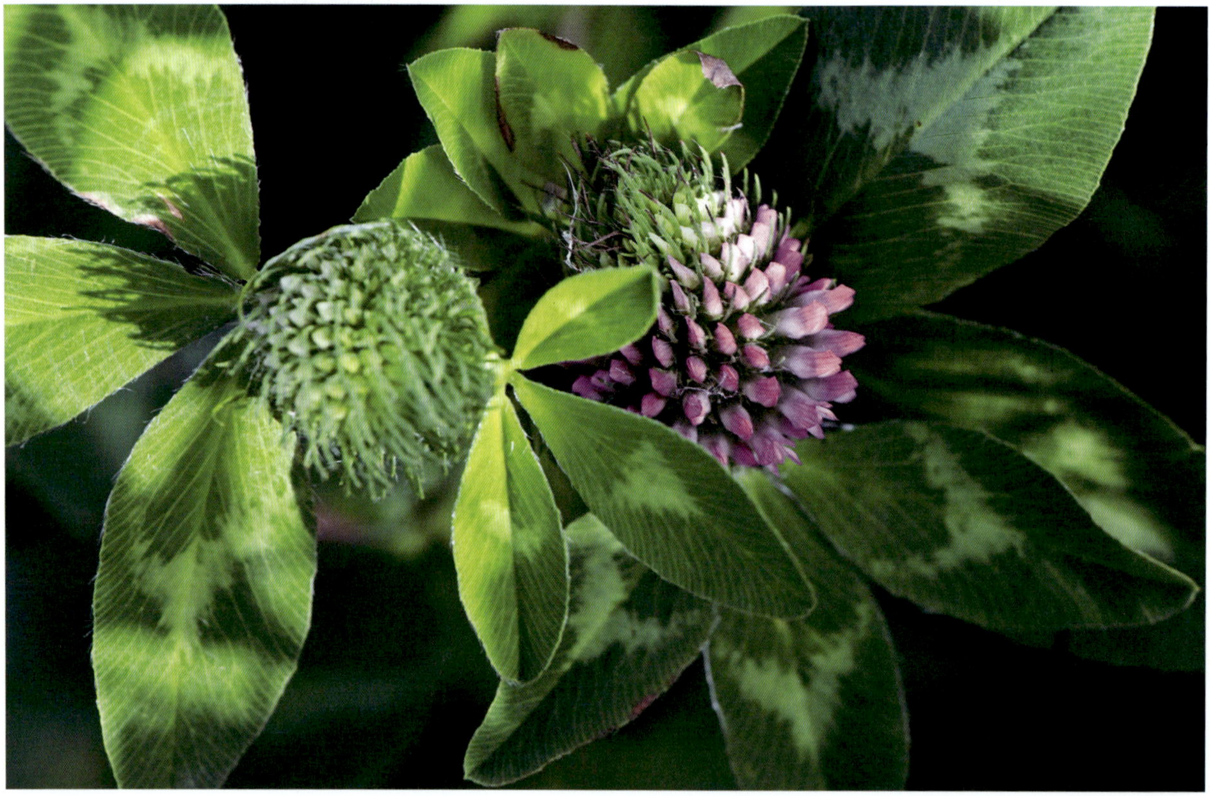

Hilfe in den Wechseljahren

Der Rotklee enthält Isoflavone (Phytoöstrogene) in größerer Menge als Soja. In unserem einheimischen Rotklee sind sie sogar qualitativ hochwertiger, weil sie hier an Zucker gebunden sind und damit leichter von unserem westeuropäischen Körper aufgenommen werden. Die pflanzlichen Vorstufen der Östrogene rufen im Körper eine östrogenartige Wirkung hervor. Das ist sehr erwünscht in den Wechseljahren, beim ***Prämenstruellen Syndrom*** (PMS) und bei schmerzhafter Menstruation. Darüber hinaus stärkt der Tee aus Rotklee-Blüten die ***Abwehrkräfte.***

WOHLFÜHL-TIPP

Die Haut reinigen:
Ein Öl aus den Kleeblüten, egal ob rot oder weiß, ist eine wertvolle Hautpflege bei Psoriasis, Ekzemen und trockener Haut. Es reinigt die Haut, entlastet die Lymphe und ist ganz einfach herzustellen. Frische Kleeblüten werden in ein weithalsiges Schraubglas gefüllt und mit gutem Olivenöl übergossen, bis alles bedeckt ist. Täglich umschütteln und nach vier Wochen an einem hellen, warmen Platz abfiltrieren. Da Olivenöl eine ähnliche Zusammensetzung wie unser Hautfett hat, wird es von der Haut besonders leicht aufgenommen.

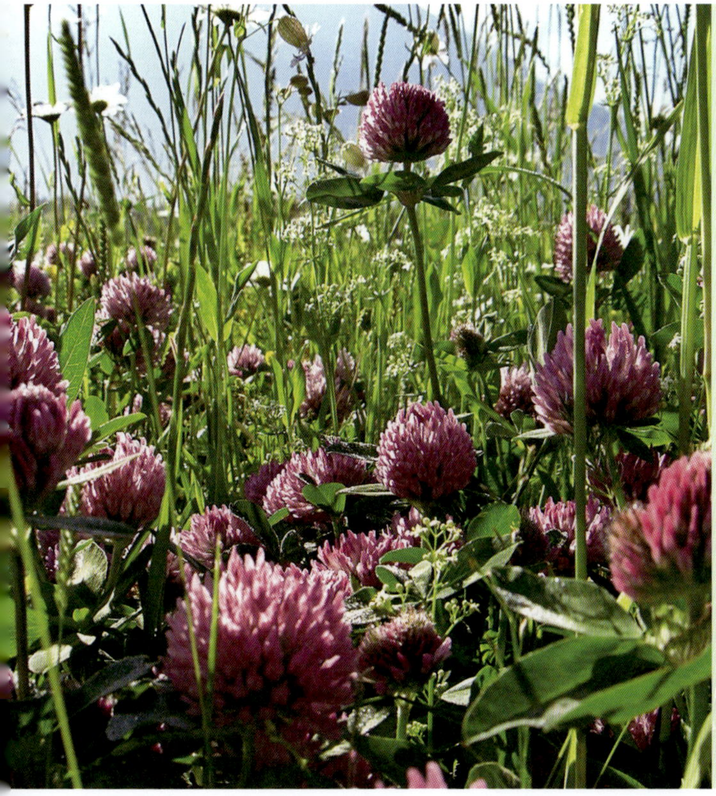

◄ Gewachsen unter den Fußstapfen der Göttin

Botschaft des Wiesenklees

Unter den Fußstapfen der Göttin bin ich gewachsen. Ihr aufrechter Gang ist mein Vorbild, genauso elegant wie sie trage ich mein Blütenköpfchen aufrecht und wiege es im Wind. Ich bin flexibel und stabil. Und ich ***stärke Dein Rückgrat***, wenn Du willst. Du brauchst mich nur in Deine Hosentasche zu stecken. Weißt Du, was dann noch eintritt? Du wirst ganz ruhig und lässt Dich einfach nicht anstecken von Stress und Hektik um Dich herum. Du bekommst sogar noch einen ***Energieschub*** zum Weitermachen. Ich bin nämlich ein echter ***Stresskiller.*** Ich bin ja schließlich ein Kind der Göttin – eine echte Prinzessin. Klee-Prinzessin kannst Du mich nennen. Meine Bestimmung ist, Dir ***Glück*** zu bringen, damit Du Deine Bestimmung leben kannst. Und dann wirst du über den grünen Klee gelobt werden. Und kannst weiter lächelnde Ruhe um Dich verbreiten.

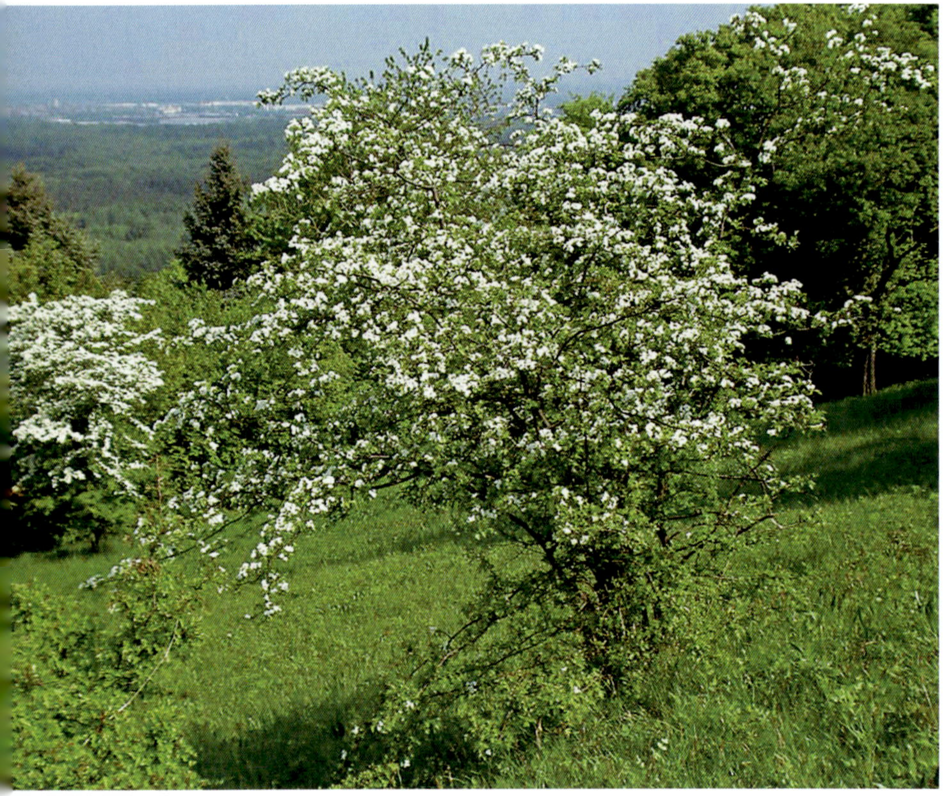

▲ *Der Weißdorn beglückt einfach unser Herz.*

Weißdorn (*Crataegus*-Arten)

Der Weißdorn begleitet uns überall in Europa in Gebüschen, an Waldrändern oder Wegen. Er ist ein ausdrucksstarker Busch mit stark verzweigten Ästen voller spitzer Dornen. Die junge Rinde zeigt ein frisches Grün und glänzt leicht silbrig. Meist genau rechtzeitig zur Maifeier schmückt er sich mit einem weißen Blütenkleid. Für die Kelten verkörperte er zu dieser Jahreszeit die Maigöttin, die ihr schönstes Kleid für die Hochzeit mit dem Sonnengott übergeworfen hatte. In der Mainacht feierten sie alle zusammen Hochzeit. Männer und Frauen hefteten sich die Weißdornblüten an ihr Revers und tanzten in diesem Duft die ganze Nacht lang den göttlichen Hochzeitstanz.

Als *Hagedorn* schützte dieser Busch mit einer dichten, undurchdringlichen Hecke Höfe und Siedlungen. *Mehlbeerbaum* und *Mehldorn* wurde der Weißdorn nach den runden, roten Früchten auch genannt. Sie schmecken im Herbst zur Reifezeit mehlig und süß.

Crataegus leitet sich von dem griechischen Wort für *fest, stark* ab. Gemeint ist das harte Holz des Stammes und der Dornen. Aus diesem festen Holz schnitzten sich die Männer früher ihre strapazierfähigen Spazier- und Wanderstöcke.

Blüten und junge Blätter sind eine Delikatesse! Sie passen zu Salat und Gemüse genauso wie auf die Pizza oder in ein Kräuterbrot. Der Tau des Weißdorns macht schön: Sie sollten einmal am Morgen des 1. Mai Ihr Gesicht mit dem frischen Tau der Weißdornblüten waschen. Dann werden Sie ein ganzes Jahr lang in neuer Schönheit erstrahlen …

WOHLFÜHL-TIPP

Aufatmen – Durchatmen

In einer deutlich tastbaren Vertiefung am Ende der inneren Handgelenksfalte unterhalb des Daumens liegt der Akupunktur-Punkt mit dem Namen *sehr tiefes Wasser* oder einfach *Lunge 9*. Dieser Punkt versorgt die Blutgefäße des Körpers mit Energie. Benetzen Sie Ihren Zeigefinger mit Weißdorntee und legen Sie ihn in diese Kuhle. Oder legen Sie ein Weißdornblatt/eine Weißdornblüte dorthin. Sie werden merken, dass Ihr Brustkorb sich weitet und Sie bald wieder freier und tiefer durchatmen können. Die Zusammenarbeit zwischen *Lunge 9* und Weißdorn bringt das Herz wieder in seinen gewohnten Rhythmus, schafft Distanz und schärft den Blick. Halten sie den Punkt an beiden Handgelenken so lange, bis Sie ein tiefes Aufatmen spüren. Entdecken Sie die Kraft, die aus solchen kurzen Momenten wieder neu geboren wird.

Botschaft des Weißdorns

Vielleicht wirke ich mit meinen krummen Ästen manchmal altmodisch – und doch bin ich bestens geeignet für die heutige Bürowelt. Ich bin nämlich ein ***Stressauflöser*** ersten Ranges. Unverzichtbar für eine erholsame Teepause zwischendurch (Füßehochlegen nicht vergessen). Mit meiner Hilfe betrachtest Du Dich und die Geschehnisse um Dich herum in Ruhe und aus einer ***Perspektive des Herzens.*** Das bringt verbrauchte Energie sofort zurück. Du kommst auf neue Ideen, wie Du Deine Kreativität voller Mut einbringen kannst. Du wirst schnell merken, dass ich der ideale Partner bin um „win-win"-Situationen herzustellen. ***Herz ist Trumpf*** ist mein Motto, Flexibilität mein Markenzeichen, Freude und Genuss mein Spezialgebiet – und damit schaffen wir zusammen jede Herausforderung.

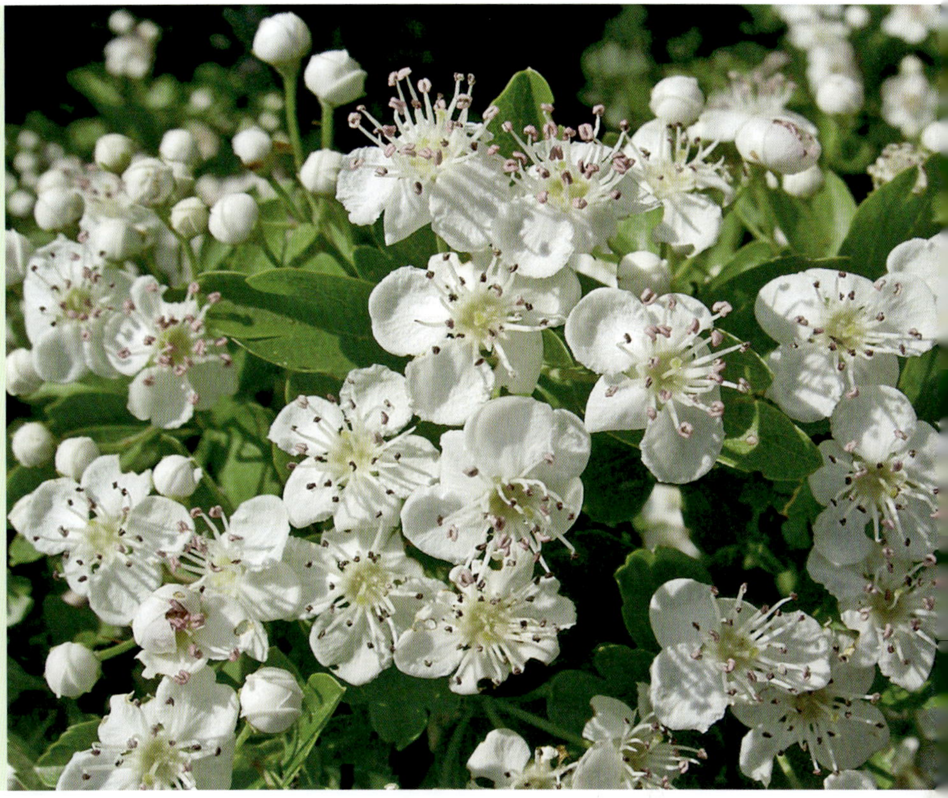

▲ *Strahlend weiße Blüten – wie ein Brautkleid*

Das Herz stärken - aus dem Herzen heraus leben

Blätter und Blüten werden gleichzeitig geerntet, weil genau zum Zeitpunkt der Blüte der Wirkstoffgehalt am höchsten ist. Auch der Tee aus den süßen roten Beeren im Herbst schmeckt sehr lecker. Weißdorn verbessert die ***Durchblutung der Herzkranzgefäße,*** so dass sie Sauerstoff besser ausnutzen können. Dadurch kann der Herzmuskel wieder besser, beständiger und gleichmäßiger arbeiten. Gleichzeitig ist Weißdorn ein ***Radikalfänger*** und schützt das Herz vor sehr aktiven und reaktiven Verbindungen aus der Umwelt. Die Pflanze ist ein „Rundumsorglos-Paket" für das im Alltag strapazierte Herz. Ihre Wirkung ist heute anerkannt bei allem, was ***„Manager-Krankheit"*** genannt wird. Dazu gehört auch die Überanstrengung im Berufsleben, vielleicht auch verbunden mit einer gewissen Herzlosigkeit oder Ellenbogenmentalität, Mobbing eingeschlossen. Auch bei ***Liebeskummer*** tröstet Weißdorn das Herz, lässt wieder freier durchatmen und bringt neuen Schwung.

Übrigens gehört der Weißdorn wie viele unserer einheimischen Obstsorten zu den Rosengewächsen: Ihre Blüten haben stets fünf Blütenblätter, jedes einzelne ist oft wie ein kleines Herz geformt. Deswegen hat man sie der Göttin Venus zugeschrieben, der großen Schwester der Flora. Venus verleiht all diesen Pflanzen ihre liebenswerte Ausstrahlung.

Rot-Buche (*Fagus sylvatica*)

Das helle leuchtende Grün der jungen Buchenblätter im Mai würde sich auch als eine wunderschöne Farbe für ein Brautkleid eignen. Es ist so einmalig lebendig, so fröhlich, so zart, so glänzend. Und es lädt zum Singen ein – Maigrün und Frühlingsfreude pur. Jedes Blatt richtet sich optimal zur Sonne aus, damit es ihre Strahlen einfangen und noch mehr zum Leuchten bringen kann. Die ganz jungen Blätter können Sie gut auf einem Frühlingsspaziergang kosten, sie schmecken leicht sauer und sind sehr erfrischend.

Bis zu 600 000 Blätter kann eine ausgewachsene Buche tragen und sie kann über 300 Jahre alt werden. Erst mit ungefähr 60 Jahren fängt sie an zu blühen, und blüht auch dann nur alle fünf bis acht Jahre. Es sind die weiblichen Blüten, die aus ihren stacheligen Hüllen im Herbst die Bucheckern freigeben. Ein stärkender Genuss auf herbstlichen Waldspaziergängen. Davon spricht der botanische Name: *Fagus sylvatica* bedeutet *Essen im Wald*. Hinzuzufügen bliebe *unter einer Buche*. Die Tiere des Waldes lieben die Bucheckern und verwandeln sie in Winterspeck. Insbesondere das Kernholz der alten Buchen ist leicht rötlich gefärbt – daher der Name Rot-Buche.

Der Stamm wächst schnurgerade hoch in den Himmel. Mit seiner silbergrauen, glatten und glänzenden Rinde hat er etwas sehr Erhabenes. Sein Schatten spendet angenehme Kühlung. Ein Buchenwald wirkt sehr geräumig, hier gibt es viel Platz, alles ist licht und hell. Das Rauschen des Windes in den Kronen vermittelt wohlige Geborgenheit.

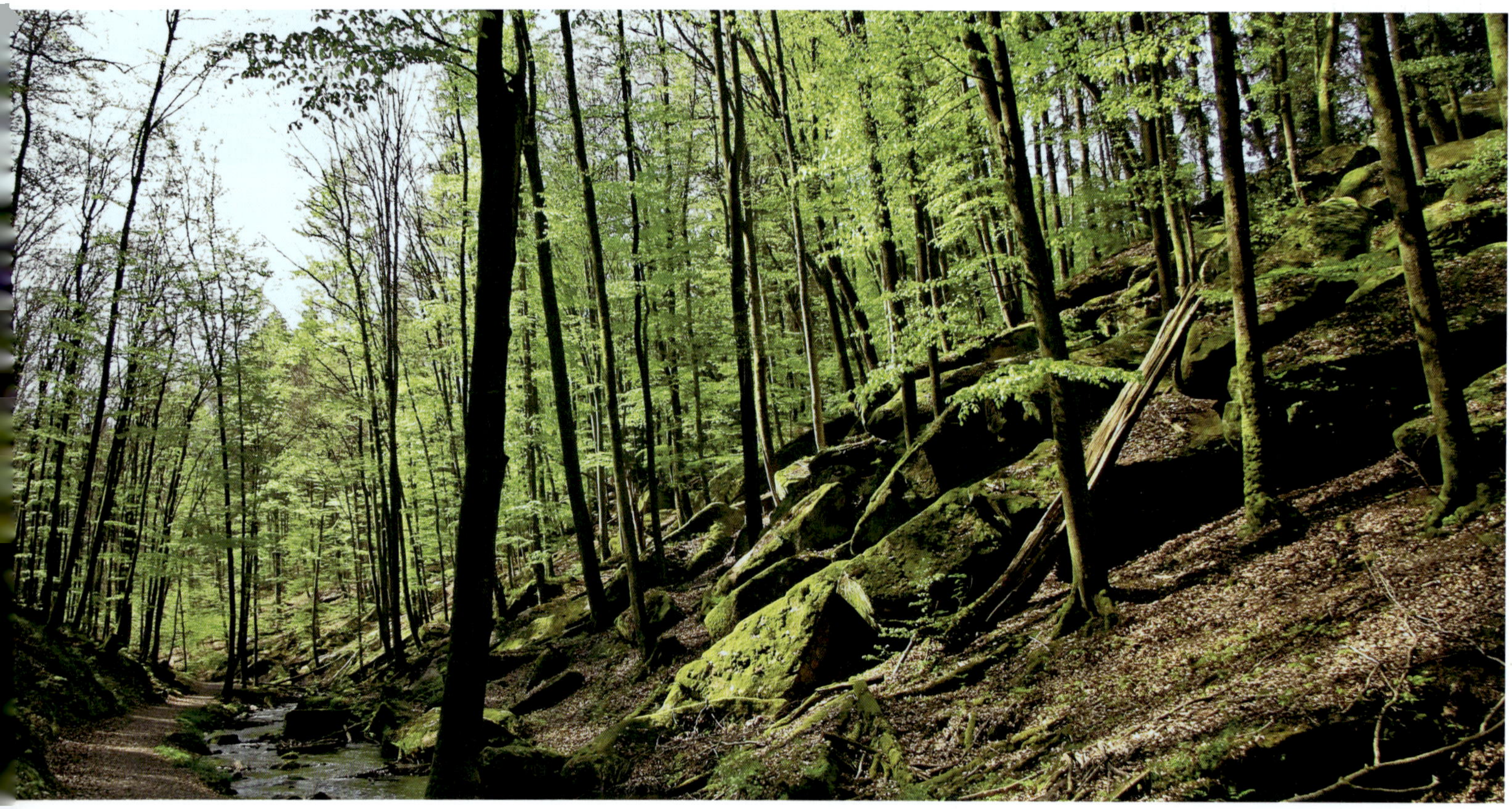

▼ *Das lichte Grün verspricht einen belebenden Mai.*

Auch wenn wir es nicht vermuten, sind wir täglich mit der Buche beschäftigt. Selbst die *Buchstaben* unseres Notebooks berufen sich auf ihre Vorfahren aus *Buchenstäben*. Das waren geschnitzte Nachrichten auf *Buchenholz*, ihrerseits selbst Nachfahren der Runen. Die ersten *Bücher* waren zusammengebundene Buchstaben auf *Buchenbrettchen*.

In der Homöopathie wird der destillierte Buchenholz-Teer Kreosotum genutzt. Er hilft Menschen mit großen Wünschen und starker Unzufriedenheit. Diesen Menschen geht alles schnell zu Herzen. Ihre Aufregung pulsiert oft im ganzen Körper bis in die Fingerspitzen hinein. Ihre Schleimhäute sondern wundmachende Sekrete ab, die den gesamten Körper schwächen. Die Haut neigt zu Blutungen und ist so dünn und zart wie junge Buchenblätter. Auch Wärme und Bewegung bessern die Beschwerden.

Beech – die Bach-Blüte

Beech ist die Blüte für Menschen, die sehr ***kritisch*** mit sich selbst und anderen umgehen. Diese Essenz hilft, die Schönheit im Leben und in den Menschen zu entdecken und nach und nach mehr ***Toleranz*** zu entwickeln. Die Essenz der Buchenblüte führt von Kritik zur Akzeptanz, von Vorurteilen zum ***Mitgefühl,*** von Abwehr zum ***Verständnis*** für die unterschiedlichsten menschlichen Verhaltensweisen. Sie vermittelt das Wissen, dass jeder Mensch im Leben seinen eigenen Weg auf seine eigene Art gehen muss. Und sie zeigt das Gute im inneren Kern eines Jeden.

Botschaft der Buche

Meine Heimat sind die Wälder Europas. Mit meiner enormen Fortpflanzungskraft gestalte ich sie mit. Die Menschen mögen mich seit Jahrtausenden. Sie kommen im Frühling in diese „grünen Kathedralen", die ich mit meinen Geschwistern zusammen bilde und erfreuen sich an dem erfrischenden Grün. Mein Grün sorgt für klare Gedanken. So können sie ***gute Entscheidungen*** treffen und entschlossen die gewählte Richtung einschlagen. Sie lernen von mir ***Ausdauer und Geduld.*** Und das Wissen, dass sie mit diesen Qualitäten alles erreichen können. Vielleicht merken sie es gar nicht, dass ich ihnen auch das Gefühl für ein ***friedvolles Miteinander*** mit auf den Weg gebe. Wenn sie dann im Herbst wiederkommen und mit ihren Füßen durch mein kupferfarbenes Laub rascheln, dann spüre ich, dass sie mit sich zufrieden sind – und die Freude darüber begleitet mich.

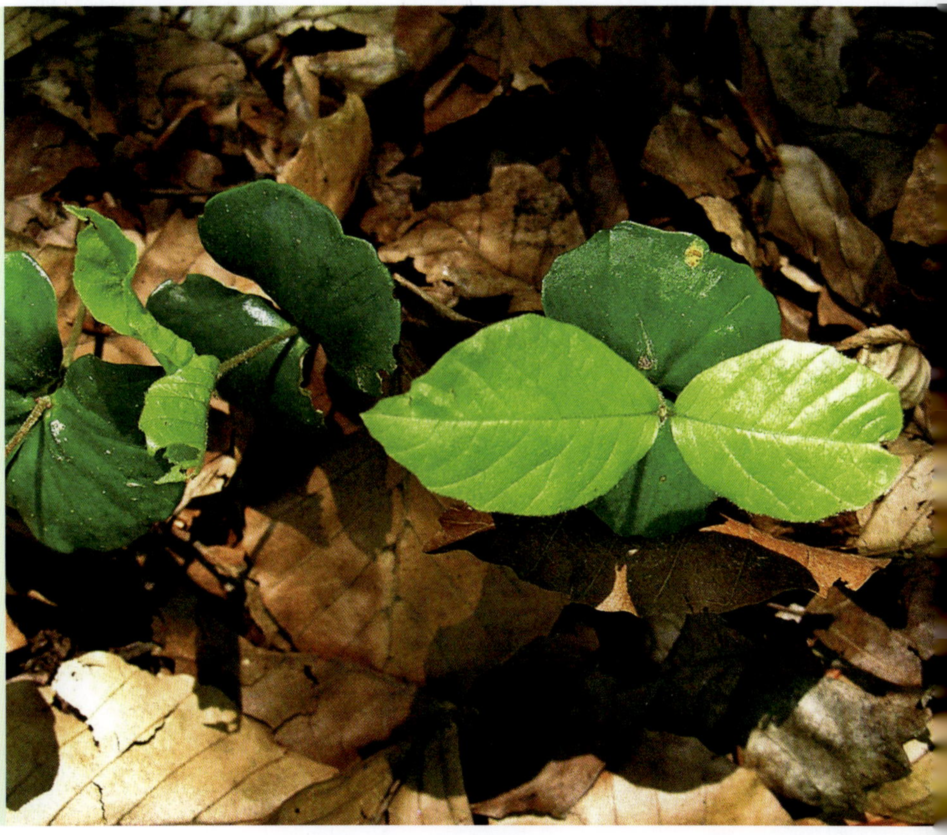

▼ *Starker Beginn, dank großer Ausdauer und Kraft*

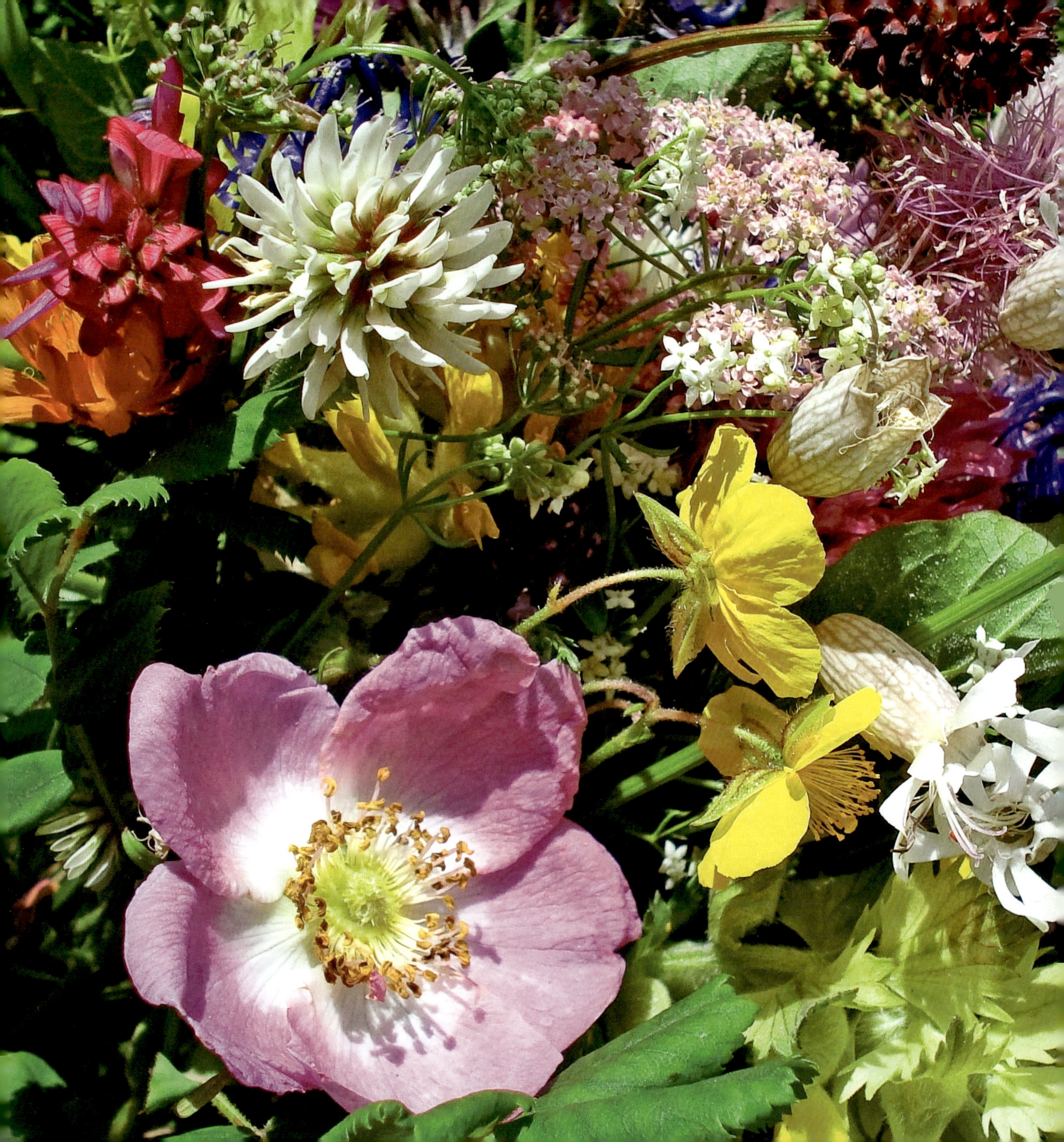

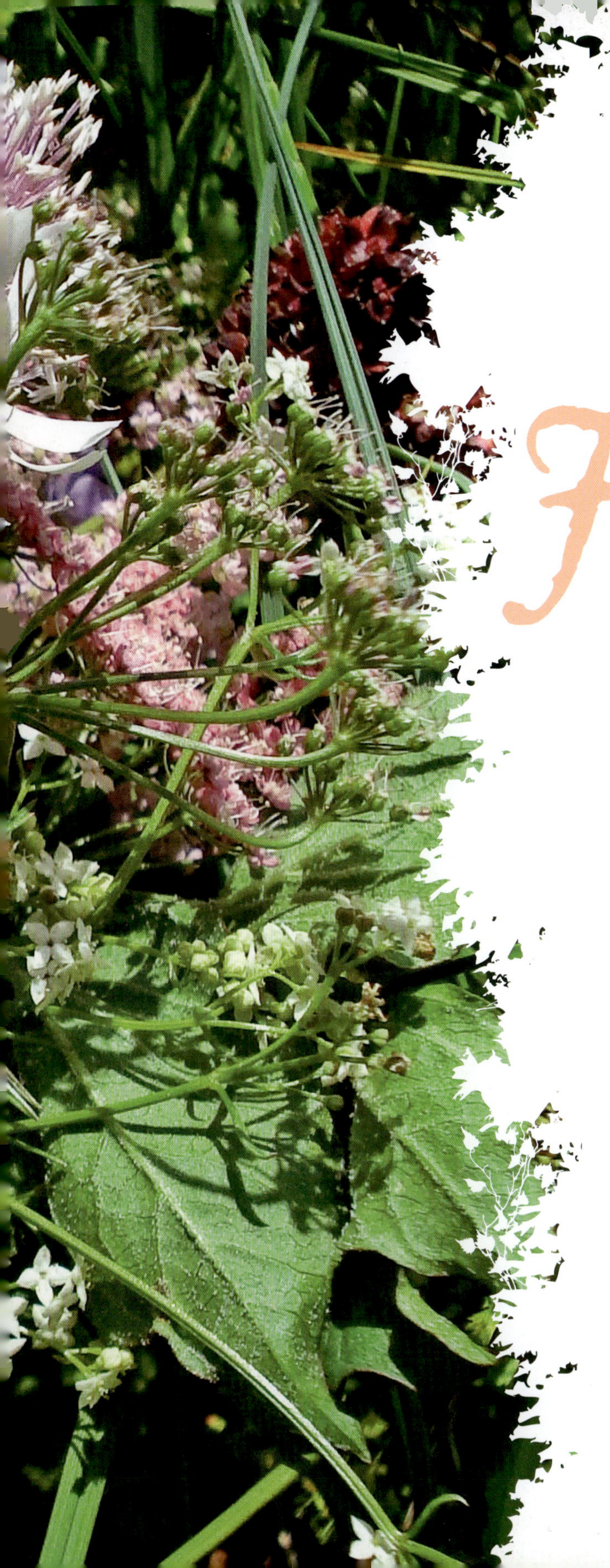

Juni

Das bunte Leben feiern

Man kann einen seligen,
seligsten Tag haben,
ohne etwas Anderes dazu zu gebrauchen
als blauen Himmel und grüne Erde.

JEAN PAUL,
DEUTSCHER SCHRIFTSTELLER (1763-1825)

Baden in Blüten

Die römische Göttin Juno war als Gattin Jupiters sehr beliebt und gab dem sechsten Monat des Jahres ihren Namen. In diesem *Heumonat* werden die Wiesen gemäht, glückliche Kühe dürfen auch heute noch im *Weidemonat* das frische Gras genießen und in aller Ruhe stundenlang wiederkäuen. Jetzt blühen die Rosen und beglücken uns mit ihrer duftenden Schönheit. Schenken Sie sich ab und zu selbst eine Rose und stellen Sie sie auf Ihren Schreibtisch – das erleichtert die Arbeit und ist ein kleines, legales „Stimmungsdoping" zwischendurch.

Abends ist es länger hell und es tut gut, in milder Sommerluft zu sitzen, auf dem Balkon, im Biergarten oder in einer Wiese. Einfach sein, die Sinne öffnen, spielen, lachen und Lebensenergie tanken. Der Sommer ist da und das Leben ist leicht. Am 21. Juni hat die Sonne ihren höchsten Stand erreicht, wir erleben die kürzeste Nacht des Jahres. Anlass genug, sie im Freien zu verbringen mit Sonnwendfeuern, Grillpartys oder einfach mit Freunden. Und das Leben zu genießen. Machen Sie es wie Frederick, die Maus aus dem gleichnamigen Kinderbuch von Leo Lionni, und sammeln Sie jetzt in der Junifülle des Sommers Sonnenstrahlen, Farben und schöne Wörter. Damit Sie später, irgendwann in der dunkleren Jahreszeit, von diesem Vorrat zehren können.

Freya – Göttin des Glücks und der Liebe

Freya ist die Urgöttin der Völker des Nordens. Sie ist die Urfrau der Wanen. Ihr Volk aus Bauern und Seefahrern stand in tiefer Verbindung mit der

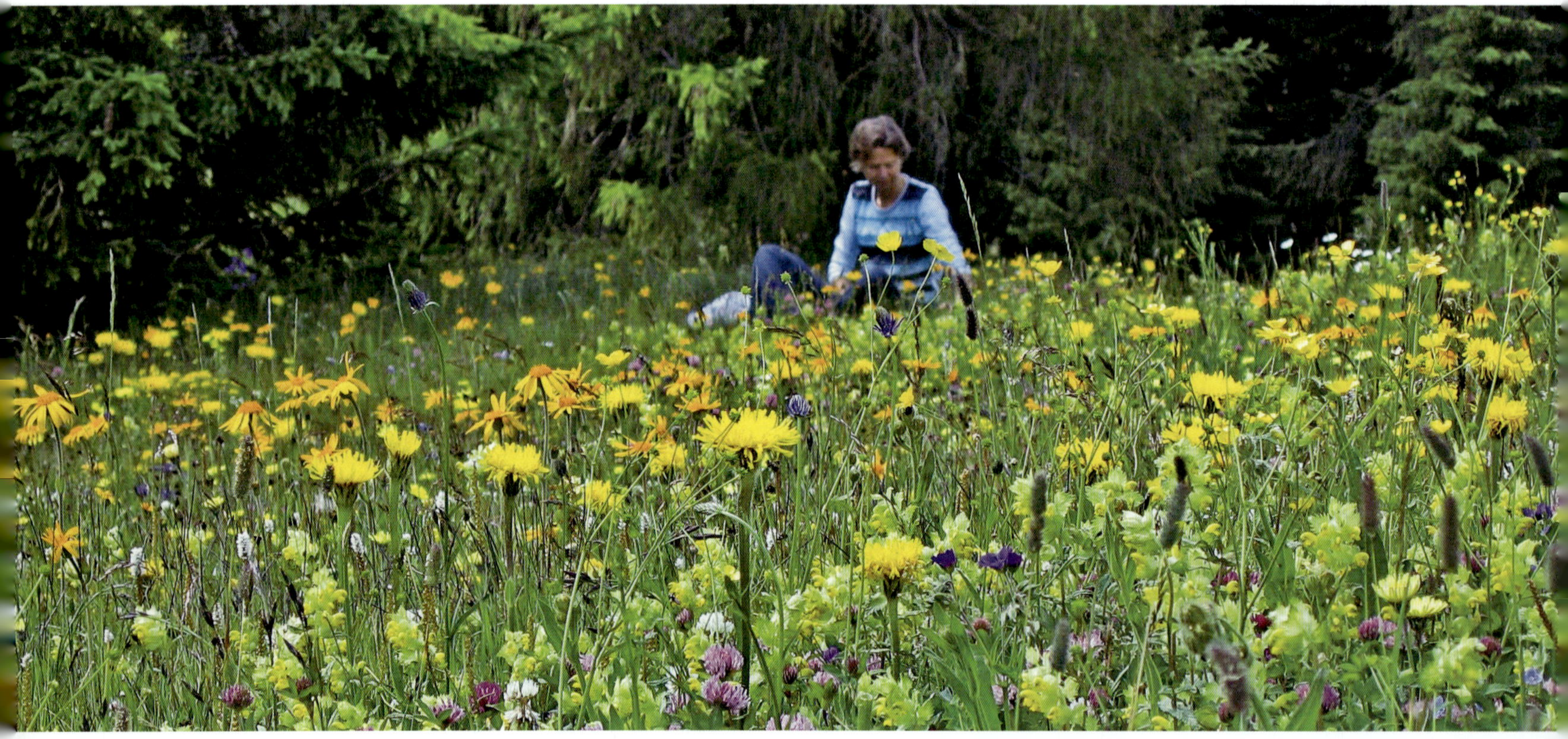

▼ *„Kräuterbad" in einer Alpenwiese – das macht von ganz alleine gesund.*

Natur und all ihren Kräften. Die Menschen liebten Schönheit, Kunst und das friedliche Miteinander. Sie beherrschten machtvolle magische Techniken, die für sie mehr zählten als alles Gold, von dem sie genug besaßen. Sie verehrten ihre Göttin, die mit einem Zaubermantel aus Federn so schnell und weit fliegen konnte wie ein Vogel. Oder sie reiste in ihrem Wagen, der von Katzen gezogen wurde, durch die Himmel.

Die Wanen lebten frei und gleichberechtigt und teilten alles, was die Erde, die große Mutter, ihnen schenkte. Freya ist Eartha oder Herta – die Erde. Freya ist Syr, die Große heilige Sau, die liebevoll ihre vielen kleinen Ferkel säugt, dafür sorgt, dass ihnen nichts geschieht und vergnügt mit ihnen im Schlamm wühlt und spielt.

Die Göttin liebt es, zu lieben. Genau dafür liebt auch ihr Volk sie, feiert sie und heiratet an ihrem Feier-Tag, dem Freitag. Sie rufen sie an bei Geburt, bei Tod und Wandel. Immer ist sie da und begleitet den, der ihre Hilfe braucht. Noch heute rufen wir jede Frau achtungsvoll mit Freyas Namen, denn *Frau* leitet sich von *Freya* ab – das bedeutet in ihrer Sprache *Gebieterin* und *Herrin*.

Sie lebt sich selbst und sie liebt, wen sie will. Später wird sie dafür von den neuen Eroberern, den Asen, einem kriegerischen Reitervolk aus dem Osten, das die Wanen überfällt, als unzüchtig beschimpft. In der Edda ist diese Geschichte nachzulesen. Nichts aber ist zu lesen darüber, wie es Freya erging, bevor sie vergessen wurde. Die Sichtweise der „Verlierer" ging verloren.

Brisingamen, das schönste Geschmeide, das die Welt je gesehen hat, ist eine Halskette, die unwiderstehlich anziehend wirkt. Vier Zwerge haben den Schmuck für die Göttin geschaffen. Vier Zwerge, die von ihr kein Gold wollen, dafür aber Hingabe: „Teile mit jedem von uns eine Nacht, dann wird Brisingamen Dein sein."

Wer sind aber die Zwerge, die in einer Höhle wohnen? Sie sind die dunklen Anteile der Göttin, die auch sie nicht angeschaut, sondern immer „weggesperrt" hat. Weggesperrt ins dunkle Reich unter der Erde, wo sie nicht gesehen werden. Dabei wohnt dort unten die Kraft, die tiefe Verbindung mit der Quelle.

Der Göttin graust es zwar davor, in die Höhle hinabzusteigen, aber sie will unbedingt den wunderschönen Schmuck Brisingamen. Also verbindet sie sich schließlich mit ihren Schatten. Viermal steigt sie abends in die Höhle. Am Morgen des fünften Tages kommt sie lachend mit Brisingamen an ihrem Hals wieder hervor. Unwiderstehlich ist sie – nicht wegen des Schmuckstücks, sondern weil sie ganz sie selbst geworden ist: Weil sie sich all ihren Anteilen – hellen wie dunklen – hingegeben und diese in sich vereint hat. Auch darin ist die Göttin ein Vorbild: Wenn wir uns mutig mit unserer dunklen Seite verbinden, erlangen wir ungeahnte Kräfte, die uns in Schönheit erstrahlen lassen.

▼ Heilsames „Badewasser" in Freyas Lieblingspflanze

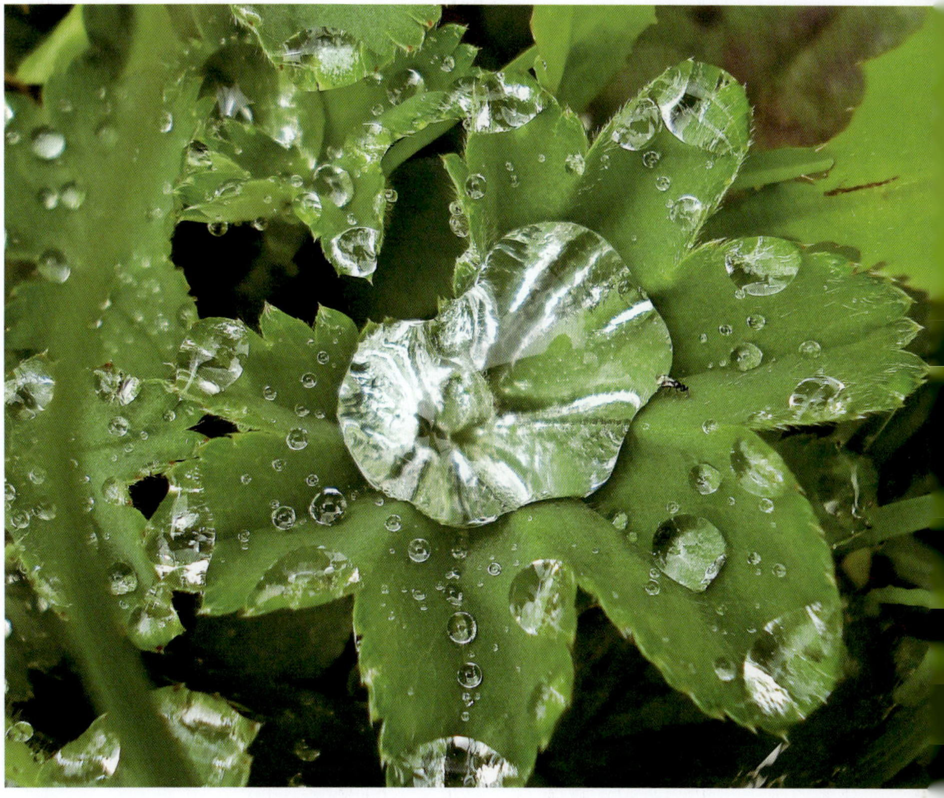

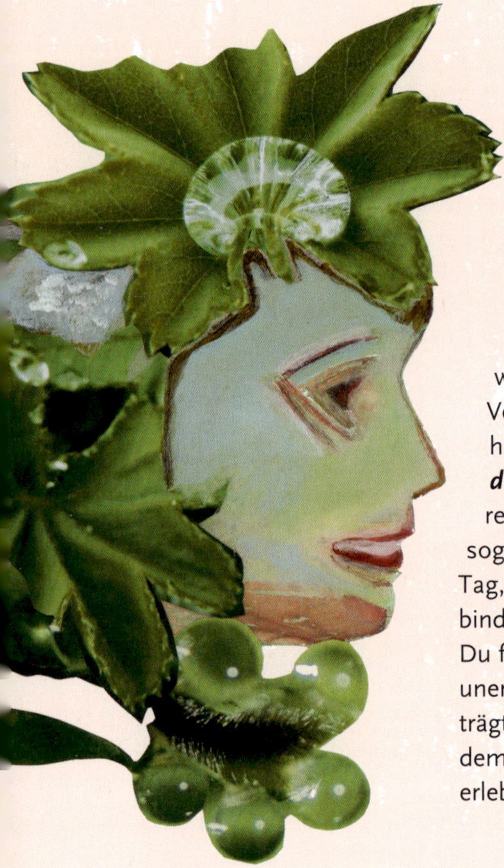

Botschaft der Freya

Erinnerst Du Dich an mich? Ich lebe in Dir, in Deiner Mitte. Ich erinnere Dich an Dein Geheimnis, das tief in Dir verborgen ist. Sei ***achtsam*** für das Unbekannte und Beängstigende in Dir. Nimm es wichtig und nimm es liebevoll an. Vergiss, was andere je dazu gesagt haben und noch sagen könnten. ***Lass die Rollen los,*** die nicht zu Dir gehören und fühle die Kraft, die Dich sogleich belebt. Ich helfe Dir Tag für Tag, ***Dir selbst treu*** zu bleiben und verbinde Dich mit Deiner Quelle. Bald wirst Du fühlen, wie selbstverständlich diese unerschöpfliche ***Lebensenergie*** Dich trägt. Im Einklang mit der Natur und dem Leben wirst Du ungeahnte Freuden erleben.

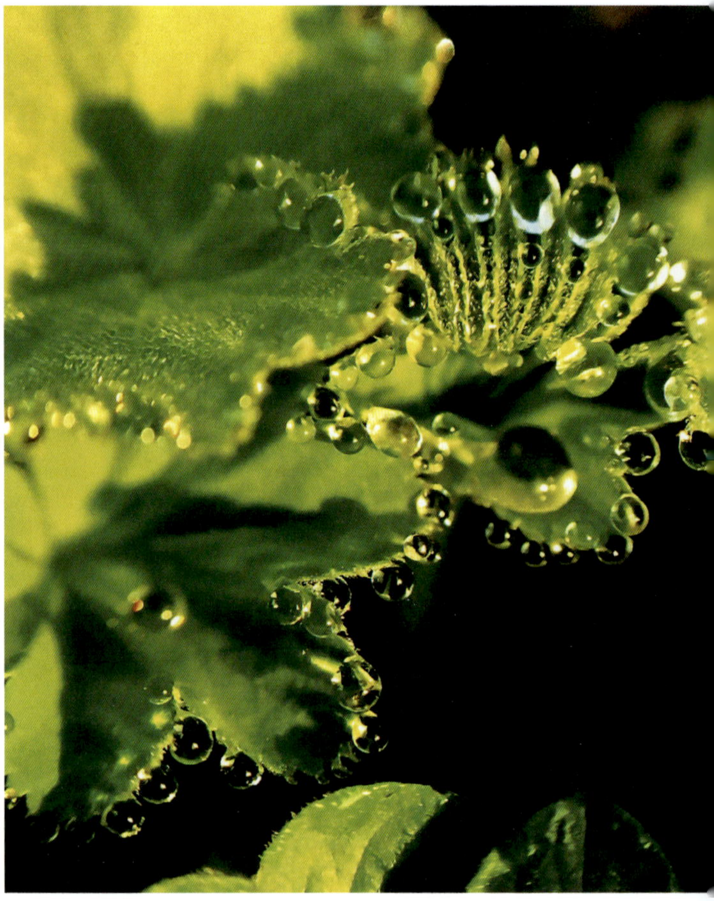

➤ *Veredeltes Wasser – für Schönheit und Intuition*

Pflanzen – und was sie uns sagen

Im Zusammenspiel von Erde und Himmel, von Wind, Regen und Sonnenlicht werden die schönsten Farben, Formen und Düfte geboren. Der Erfindungsreichtum der Natur kennt keine Grenzen. Wiesen feiern bunte Feste, Gärten schwelgen im Blütenrausch und leuchten voller Energie und Lebensfreude. Sie sprechen von Liebe, von Harmonie, von Geschmeidigkeit und von der Schönheit und Einmaligkeit des Augenblicks. Frisch gepflückt und liebevoll gebunden wandert so mancher Blumenstrauß als Erinnerung an einen sonnigen Spaziergang in die heimische Blumenvase und zaubert weitere Blütenträume in uns hervor.

Frauenmantel (Alchemilla vulgaris)

Der botanische Name *Alchemilla* spricht von der Liebe der Alchemisten des Mittelalters zu dieser Pflanze. Sie hofften, ihr das Geheimnis zu entlocken, wie sie Unedles in Edles verwandeln konnten. So wie der Frauenmantel das normale Wasser aus der Erde aufnimmt, auf dem Weg durch den Pflanzenkörper veredelt und am Morgen an seinen Blattzähnen als kleine kugelige, glitzernde Diamanten-Wassertropfen dem Himmel darbietet, so wollten auch sie aus ganz normalen Steinen den *Stein der Weisen* und aus dem gewöhnlichen Blei das edle Gold herstellen. Der Tropfen „Himmelswasser“, der sich am Morgen im Grund des Blattes

Botschaft des Frauenmantels

Meine Göttin liebt das ***Schöne, Besondere, Unkonventionelle.*** Sie hat etwas sehr ***Kreatives*** im Blut und hat meinen Blättern das Design eines unverwechselbaren Mantels gegeben. Freya hat dabei leise gelacht und mir verraten: „Die Frauen sollen sich deine Blätter wie einen Mantel um die Schultern legen und sich darin so ***geborgen fühlen,*** als wären sie bei mir zu Gast. Sie sollen wissen, dass ich immer für sie da bin, sobald sie an mich denken." Freyas Mantel haben die Menschen mich früher genannt. Jeden Morgen schmücke ich diesen Mantel mit glitzernden Juwelen, Kostbarkeiten aus dem Reich der Göttin. Sammle auch Du diese perlenden Wassertropfen voller Licht und spüre ihre kristallene Klarheit und Lebensfreude. Sie bringen das ***urweibliche Wissen*** meiner Göttin zu Dir. Und dann lebe Du Deine Vorstellungen von ***Liebe*** genauso lächelnd und selbstverständlich wie sie.

REZEPT

Freyas Frauen(mantel)tropfen
Sammeln Sie den blühenden Frauenmantel, am besten im Mai oder Juni und machen Sie sich daraus einen Vorrat für das ganze Jahr. Sie können den Frauenmantel mit den Fingern zerrupfen – und spüren, wie zäh er ist. Oder Sie nehmen ein Messer und schneiden ihn klein.

Füllen Sie Blüten und Blätter in ein Schraubdeckelglas und begießen Sie alles solange mit etwa 40%igem Alkohol, bis das Grünzeug gut bedeckt ist. Lassen Sie den Ansatz etwa 4 Wochen lang an einem hellen Platz stehen, schütteln Sie ihn täglich liebevoll um, filtrieren Sie nach dieser Zeit ab und bewahren Sie die Tinktur in dunklen kleinen Fläschchen auf. Beschriften nicht vergessen. Bei Problemen mit dem Menstruationszyklus geben Sie 5-20 Tropfen in ein Glas Wasser. Sie trinken es über den Tag verteilt in kleinen Schlucken.

sammelt, war für sie transformiertes Wasser. In dem Weg des Wassers durch den Frauenmantel hindurch sahen die Alchemisten ein Sinnbild für den Weg des Menschen, der im Lauf seines Lebens immer mehr Bewusstsein erlangt.

Es gibt niemanden, der sich der Faszination dieser kleinen Wassertropfen entziehen kann, die selbst nach trockenen Sommernächten sich in der Mitte des blättrigen Bechers sammeln. Allerlei Magisches rankt sich um diese Tropfen: Sie sollen fruchtbar machen, Sommersprossen beseitigen, alle Falten glätten. Und wer einen Tropfen auf die Stelle zwischen den Augenbrauen aufträgt, wird schnell lernen, seiner Intuition zu vertrauen. Jahrhundertelang gesammelte Erfahrung macht den Frauenmantel zu einem unentbehrlichen Frauenkraut. Der *Frauenhilf* ermöglicht Frauen jeden Alters zu einer regelmäßigen Mensis, erleichtert damit verbundene Krämpfe und Schmerzen, stillt zu heftige Blutungen, begleitet Schwangerschaft und Geburt und macht schließlich die Wandeljahre zu einer kraftvoll gelebten Zeit.

Das Zusammenspiel von Gerb- und Bitterstoffen sowie Flavonoiden im Frauenmantel heilt Wunden, hemmt Entzündungen und entfernt Schwermetalle aus dem Körper. Und, wen wundert es, der Frauenmantel hilft auch Männern! Nicht nur gegen Durchfall und Wunden, sondern auch gegen Impotenz. So jedenfalls steht es in den alten Kräuterbüchern.

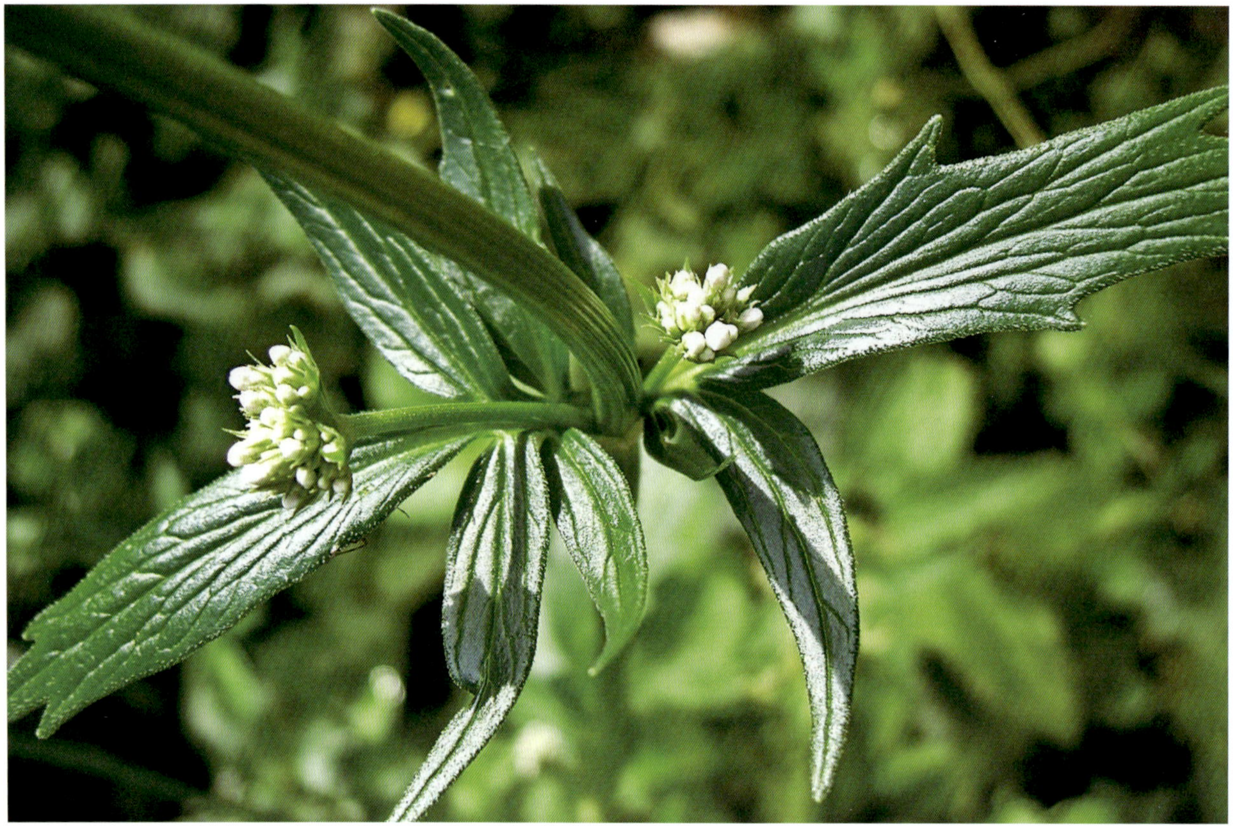

➤ *Grazil, doch kräftig und biegsam – das ist der Baldrian.*

Baldrian (*Valeriana officinalis*)

Valere aus dem Lateinischen bedeutet *stark, gesund sein*. Baldrian galt in alten Zeiten als ein Allheilmittel für alles, was mit Nervosität, Unruhe, Schlaflosigkeit und Krämpfen zusammenhing. Baldur, der nordische Gott des Lichtes (Sie erinnern sich? Skadi hätte ihn gerne geheiratet; siehe Seite 13), stand Pate bei der Namensgebung. So wie Baldur das Licht in die Welt trägt, bringt auch Baldrian mit seiner hellen, weißen Blüte Licht mitten in den dunklen Wald. Er bringt genauso Licht in die Dunkelheit unserer Psyche, in Ängste und Sorgen. *Mondwurz* wird er auch genannt, denn die Baldrianblüte leuchtet in Vollmondnächten hell. In solch schönen Nächten lieben es die Elfen, ihren Reigen um ihr *Elfenkraut* herum zu tanzen. Wer Baldrian abends zu sich nimmt, erfährt etwas von dieser schönen Stimmung, kann den Tag in Gelassenheit loslassen und sanft in das Licht der Nacht hinübergleiten.

Unglaublich und überraschend ist, dass Baldrian in alten Zeiten als Aphrodisiakum galt. „Wenn du Baldrian in den Mund nimmst und jemanden küsst, gewinnt die Person dich gleich lieb" – so lautete ein alter Aberglaube. Und man wusste: „Baldrian macht Freundschaft, holdselig, eins und friedsam, wo zwei des Wassers aus einem Geschirr trinken."

Heute wächst Baldrian häufig am Straßenrand, sogar an der Autobahn, und scheint dort auf seine Art zur Verkehrsberuhigung beizutragen ... Er ist mittendrin im Geschehen, am Puls der Zeit und bleibt einfach gelassen, auch bei größter Hektik um ihn herum.

Botschaft des Baldrians

Du brauchst mich dann, wenn Gedanken, Gefühle oder Aktivitäten Anderer auf Dich einstürmen und es nötig ist, einen eigenen ***inneren Ruheraum*** zu schaffen. Ich helfe Dir, ganz bei Dir zu sein und mit aller ***Gelassenheit*** eine einfache Lösung zu finden. Manch einer nennt mich einen ***Stresskiller.*** Vielleicht gehörst Du eines Tages dazu? Du meinst, ich sei nur zu gebrauchen, wenn Du nicht schlafen kannst? Weit gefehlt. Ich beginne schon am Morgen zu wirken. Ich helfe Dir, Dich zu ***konzentrieren*** auf das, was gerade wichtig ist. Immer ***locker bleiben*** ist mein Motto. Ich vertreibe Deine alten Ängste – und halte neue fern. Eine ganz neue Perspektive bekommst Du, wenn Du mit meiner Hilfe „aber" durch „und" ersetzt. Du wirst merken, dass ich ein ***Harmoniestifter*** bin, denn meine ***Motivation ist Freude.*** Und die möchte ich mit Dir teilen.

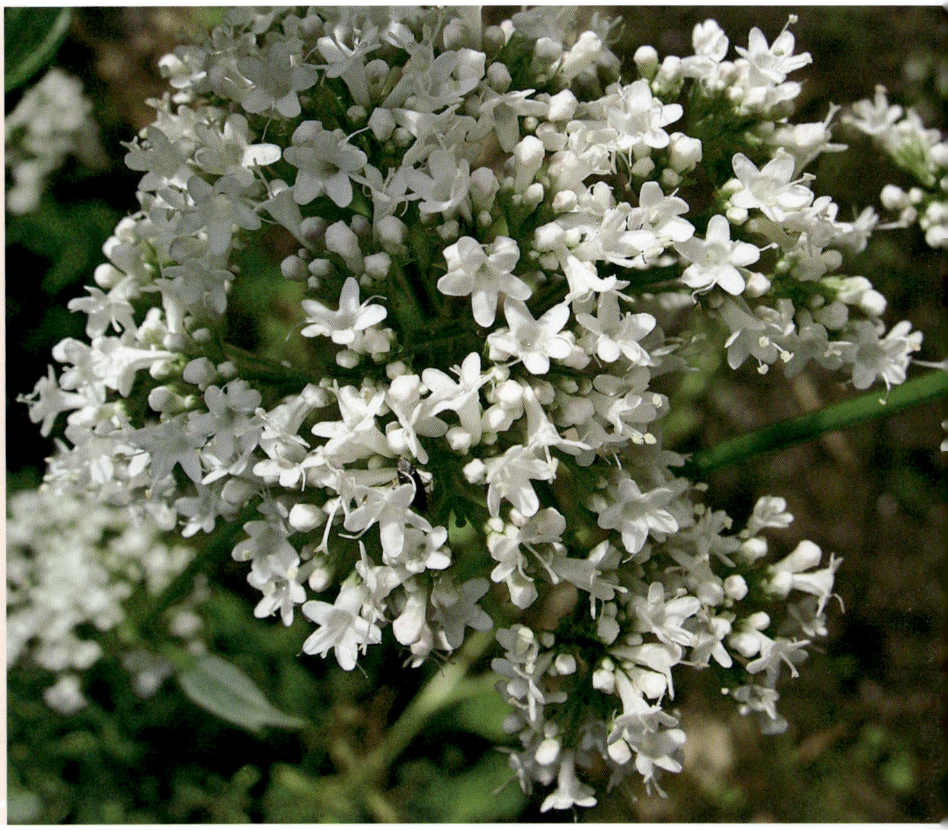

▲ *Die Blüten laden mit ihrem betörenden Duft nicht nur Elfen zum Tanzen ein …*

WOHLFÜHL-TIPP

Mondscheintinktur:
Ab September, wenn der Baldrian verblüht ist und seine Blätter welken, können Sie Baldrianwurzeln graben. Eine Handvoll davon ist schon ausreichend. Waschen Sie die frische Wurzel und genießen Sie diesen Duft. Er lässt uns an tanzende Elfen denken. Zerschneiden Sie die Wurzelfasern mit einem Messer, geben sie in ein Schraubdeckelglas und übergießen Sie alles mit etwa 40%igem klaren Schnaps. Jetzt kommt das Besondere: Stellen Sie diesen Ansatz jede Nacht nach draußen – am Besten so, dass der Mond darauf scheint. So extrahieren Sie die *Mondwurz* in sanftem Mondlicht und verstärken die lunaren Kräfte. Jeden Morgen holen Sie das Glas wieder ins Haus und bewahren es an einem absolut dunklen Platz auf. Das machen Sie einen ganzen Mondzyklus lang so. Sie werden stolz auf sich sein, wenn Sie die Tinktur abfiltrieren und in dunklen Fläschchen bis zum Gebrauch aufbewahren. Diese Tinktur sorgt auf sanfte Art dafür, dass Sie nichts mehr so schnell aus der Ruhe bringt. Geben Sie bei Stress oder Schlaflosigkeit 3-5 Tropfen direkt auf die Zunge und speicheln sie gut ein. Baldrian und Mondenschein schenken uns Geborgenheit und wohlige Träume.

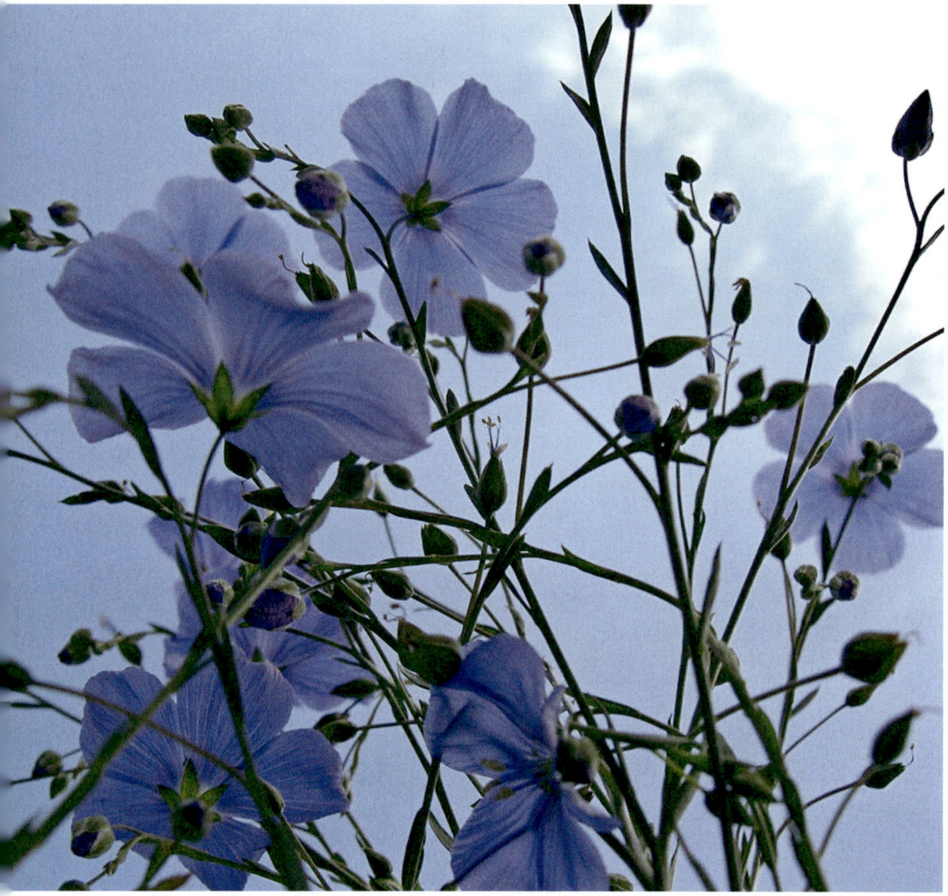

▲ *Wer hat das schönere Blau – der Himmel oder der Lein?*

Lein (*Linum usitatissimum*)

Linum bedeutet *Faser, usitatissimum* die *Allergebräuchlichste*. Diese allergebräuchlichste Faser ist seit Urzeiten der Stoff, aus dem die Kleider sind. Aus Leinen mit drei schräg verlaufenden Fäden nähten die Frauen früher strapazierfähige Drillich-Hosen; aus feinem, leichten Batist entstanden edle Roben für Könige und Priester; aus dicht verwebter, sturmfester Leinwand wurden Segel gemacht, die seit Odysseus' Zeiten die Menschen über die Weltmeere tragen.

Für die germanischen Spinnerinnen war der Lein eine Pflanze ihrer Göttin Freya, unter deren Schutz sie mit ihrer Handspindel in täglicher Arbeit den *Flachs* – ein anderer Name für Lein – zu Garn sponnen. Freya schirrte ihre Katzen vor ihrem Gespann mit Strängen blühenden Flachses an.

Dieser allergebräuchlichste Lein wird in Kulturen überall auf der Welt angebaut. Je höher die dünnen, zähen Stängel wachsen, desto längere Fasern können daraus gewonnen werden, umso kostbarer ist er. Die im Juni bis August blau blühenden Felder waren bis ins 20. Jahrhundert hinein ein Kennzeichen der Landschaften im Osten Deutschlands. So manches Mal ließen die Schlesier ihre Arbeit ruhen und fuhren „ins Blaue", um die Blüten des Leins zu bewundern. Jeden Morgen blühen sie nur für wenige Stunden auf, unübertroffen in Farbe und Zartheit, und wiegen sich im Wind wie die Wellen eines himmelblauen Meeres.

Die Samen des Leins reifen in einer kleinen runden, braunen Kapsel heran und werden durch Dreschen geerntet. Sie sind Kraftnahrung, Öllieferant und Gesunderhalter zugleich.

Gleitmittel und Energiequelle

Fast die Hälfte so eines kleinen Leinsamens besteht aus hoch ungesättigten Fettsäuren, in erster Linie aus wertvollen Omega-3-Fettsäuren. Sie erhalten die Gesundheit, schützen vor Krebs, beugen Entzündungen vor, lindern Schmerzen und senken erhöhtes Cholesterin. Außerdem sind etwa 20 Prozent Eiweiße und fünf Prozent verschiedene Mineralstoffe eine wertvolle Ergänzung der täglichen Nahrung. In den Wandeljahren ist Leinsamen eine sanfte Hilfe. Mit 2 EL täglich versorgt er den Körper zusätzlich mit pflanzlichen Vorstufen von Östrogenen (Phytoöstrogene, Lignane) und verschafft einen kraftvollen Übergang zur weisen Alten. Streuen Sie Leinsamen auf ein Butterbrot, über das Müsli oder rühren Sie ihn in Naturjoghurt ein. Und kauen Sie gut. Nebenbei pflegt der in der Schale des Leinsamens enthaltene Schleim alle Schleimhäute des Körpers auf sanfte und liebevolle Art.

Botschaft des Leins

Hast Du dir schon mal überlegt, welche Farbe Freyas Augen haben? Das ist nicht schwer zu erraten: Blau sind sie natürlich, so blau wie meine Blüten. Blau ist die Farbe der Sehnsucht, der Ferne, des Meeres und ... der Liebe. Aus Liebe hat sie meine Blüten mit dem Blau ihrer Augen gefärbt, aus Liebe schenke ich Dir nun mein Blau. Es macht Dich so leicht wie eine Feder und wiegt Dich im Wind. Wiege Dich mit meinen wogenden Blüten im sanften Sommerwind. Spüre die Frische des Meeres, lasse dich tragen und lande irgendwann wieder ... sanft auf Deinem Schreibtisch. Nimm mich mit, meine ***Leichtigkeit,*** meine ***Geschmeidigkeit,*** mein Blau, lass mich in Deine Augen, in Deine Finger, Deinen Kopf. Spüre die Leichtigkeit überall und sei ***offen für Neues.*** Gleite mit mir durch Deinen Alltag. Nimm mein Blau zur Hilfe und alles, was Du anpackst, wird Dir gelingen. Sei ***Deine eigene Heldin, genieße*** das leichte Blaue und lebe, ***was in Dir steckt.*** Die Welt braucht genau das!

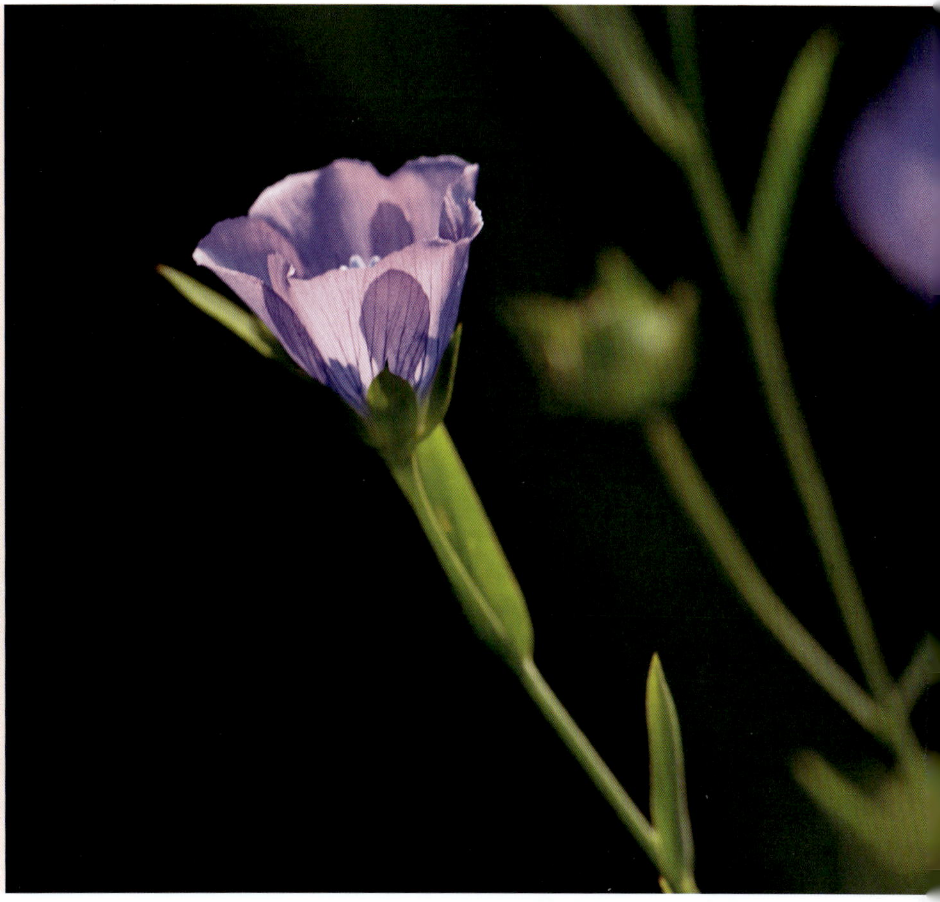

▲ *Harmonie des Gegensatzes: zarte Blüte auf zähem Stängel*

WOHLFÜHL-TIPP

Power-Frühstück:
Verrühren Sie 1 EL Leinöl mit 100 g Quark und geben Sie 2 EL geschroteten Leinsamen hinein. Vielleicht süßen Sie mit 1 TL Honig, schneiden frisches Obst wie Beeren, Bananen, Äpfel darüber, würzen in der kalten Jahreszeit ein wenig mit Zimt oder Anis – und lassen es sich schmecken. Dieses Frühstück hält Sie lange satt, versorgt den Körper mit lebenswichtigen Fettsäuren und aktiviert den Stuhlgang auf angenehme Weise.

REZEPT

Leinsamensäckchen:
Bei Nebenhöhlengeschichten oder Neuralgien kochen Sie 5 EL Leinsamen in 2 Tassen Wasser weich und füllen diesen Brei noch heiß in ein Leinensäckchen. Sie legen es auf die schmerzende Stelle wie Nase, Stirn und Wangen. Diese Anwendung können Sie mehrmals täglich mit frisch gekochtem Leinsamen wiederholen. Die wohltuende feuchte Wärme entspannt, löst den zähen Schleim und unterstützt Ihre Abwehrkräfte.

Linde (*Tilia*-Arten)

Der Name *Linde* geht auf das indogermanische *lento* zurück und bedeutet *Baum mit biegsamem, weichem Bast*. Schon die Pfahlbauern vor 3000 Jahren verarbeiteten Lindenbast, und stellten daraus Kleider, Betten und Matratzen her. Das *Basteln* hat hier seinen Ursprung.

Zahlreiche Volks- und Liebeslieder besingen die Linde, die für uns wie kein anderer Baum mit Heimatgefühl und Geborgenheit verbunden ist und uns besonders am Herzen liegt. Vielleicht liegt es an ihrer Form, denn nicht nur ihre Blätter, sondern auch ihre ganze Gestalt ähneln der eines Herzens. Und tatsächlich: Die herzliche Botschaft der Linde stärkt und heilt das Herz. Probieren Sie es aus und setzen sich nach Feierabend unter eine Linde. Vielleicht blüht sie gerade. Atmen Sie etwa zehn Minuten lang bewusst und genussvoll ein und aus. Wie fühlen Sie sich?

Der Name ist Programm. Die Linde lindert – und hilft, die Anspannung des Tages hinter sich zu lassen. Der Blutdruck fällt dabei auf Normalmaß zurück und macht Platz für Lebensfreude. Vielleicht verspüren Sie Lust zu tanzen? Das haben viele Generationen vor Ihnen in milden Sommernächten voller Vergnügen auch gemacht. An manchen Orten gab es sogar Tanzlinden. In ihre starken Äste wurde ein Tanzboden eingezogen, der im Lauf der Jahrzehnte mitwuchs und irgendwann sogar eine ganze Musikkapelle und viele tanzende Paare tragen konnte.

Die Göttin Freya winkt Ihnen herzlich aus der Linde zu. Freya war auch die Herrin der nordischen weisen Frauen (Veleda war eine von ihnen). Diese Seherinnen wickelten sich drei frische Lin-

▼ Wie oft schon war Freya in dieser mächtigen Krone zu Gast?

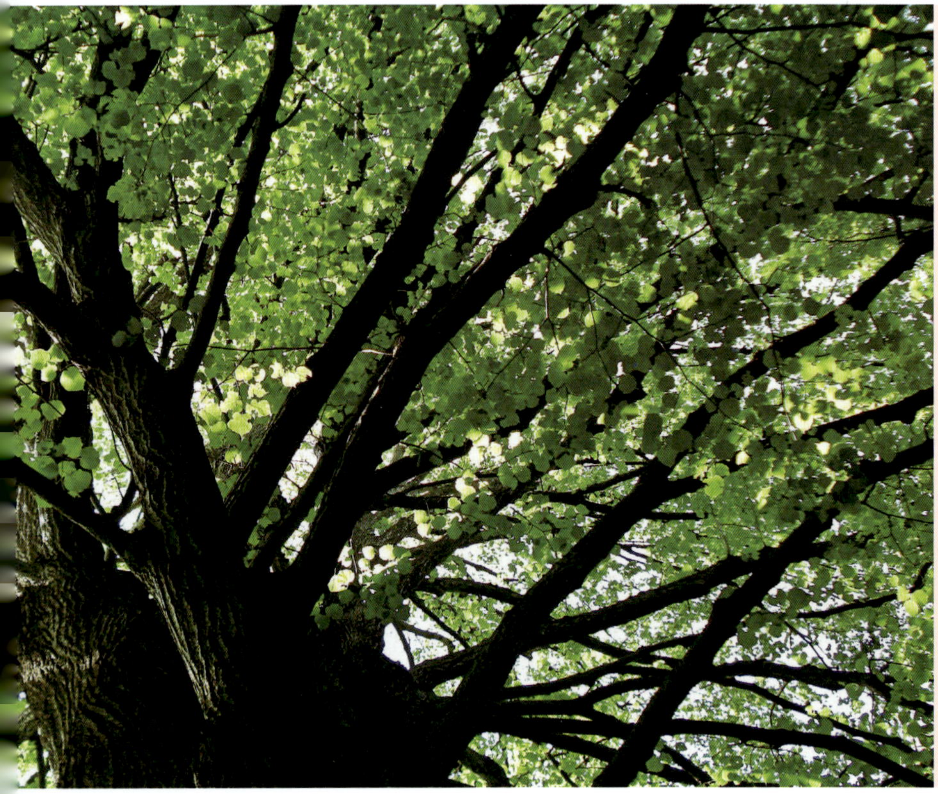

Botschaft der Linde

Es sind immer besondere Plätze, auf denen ich wachse. Ich sammle die Kraft der Erde mit meinen Wurzeln und verströme sie über meine Äste und Blätter. Deswegen ist es so schön, in meinem Schatten zu sein. Ohne dass Du es merkst, öffne ich Dein ***Herz*** und fülle es mit der Kraft der Erde und der Freude des Himmels. Viele, viele Menschen haben sich in meinem Schatten verliebt ... und geliebt ... tanderadei ... Schließlich blinzelt oft Freya, die Liebesgöttin, zwischen meinen Blättern hervor. Vielleicht zeigt sie sich Dir, vielleicht spürst Du, fühlst Du, riechst ihre Gegenwart? Setz Dich zu mir und atme langsam meinen Duft ein, der Himmel und Erde verbindet, und ich werde Dir zeigen, wie schön es ist, den ***Augenblick zu leben.*** Ich sehe Dich lächeln, ich sehe dich ***glücklich.***

denblätter um die Finger, um einen Blick in die Zukunft werfen zu können. Ob das heute auch noch so funktioniert ...?

Pflanzen Sie doch eine Linde – vielleicht zu Ehren Ihres neugeborenen Kindes? Das war früher so Sitte. Wählen Sie dabei den Standort sehr umsichtig, denn schließlich kann eine Linde bis zu 1000 Jahre alt werden. Was sie liebt, sind freie, sonnige Standorte und nährstoffreiche Böden.

Wenn Sie selbst Lindenblüten ernten, sollten Sie sie schnell und luftig trocknen. Sie sind sehr licht- und luftempfindlich und müssen nach dem Trocknen in gut schließenden, dunklen Gläsern aufbewahrt werden. Der Gehalt an ätherischem Öl und die Wirksamkeit nehmen bei der Lagerung relativ schnell ab, deswegen ist es besonders bei Lindenblüten sehr wichtig, sie jedes Jahr frisch zu pflücken.

WOHLFÜHL-TIPP

Schwitzen macht gesund

Lindenblüten enthalten sehr viel ätherisches Öl, Flavonoide und Pflanzenschleime. Ein heißer Lindenblütentee – bei einer drohenden Erkältung oder Grippe vor dem Einschlafen getrunken – treibt den Schweiß und mit ihm Viren und Bakterien aus allen Poren. Am nächsten Morgen wachen Sie durchgeschwitzt und gesund wieder auf. Lindenblüten lindern die Entzündung, senken das Fieber und unterstützen die körpereigenen Abwehrkräfte. Auch bei Husten erleichtern sie die Beschwerden und bessern Kopfschmerzen. Lindenblüten beruhigen auch Gestresste. Nervöse Menschen und überdrehte Kinder fühlen sich mit dem Tee sehr viel ruhiger und entspannter. Ein Bad mit den Blüten ist eine wärmende Wohltat bei Nervosität, Aufregung und Rheuma oder Arthrose.

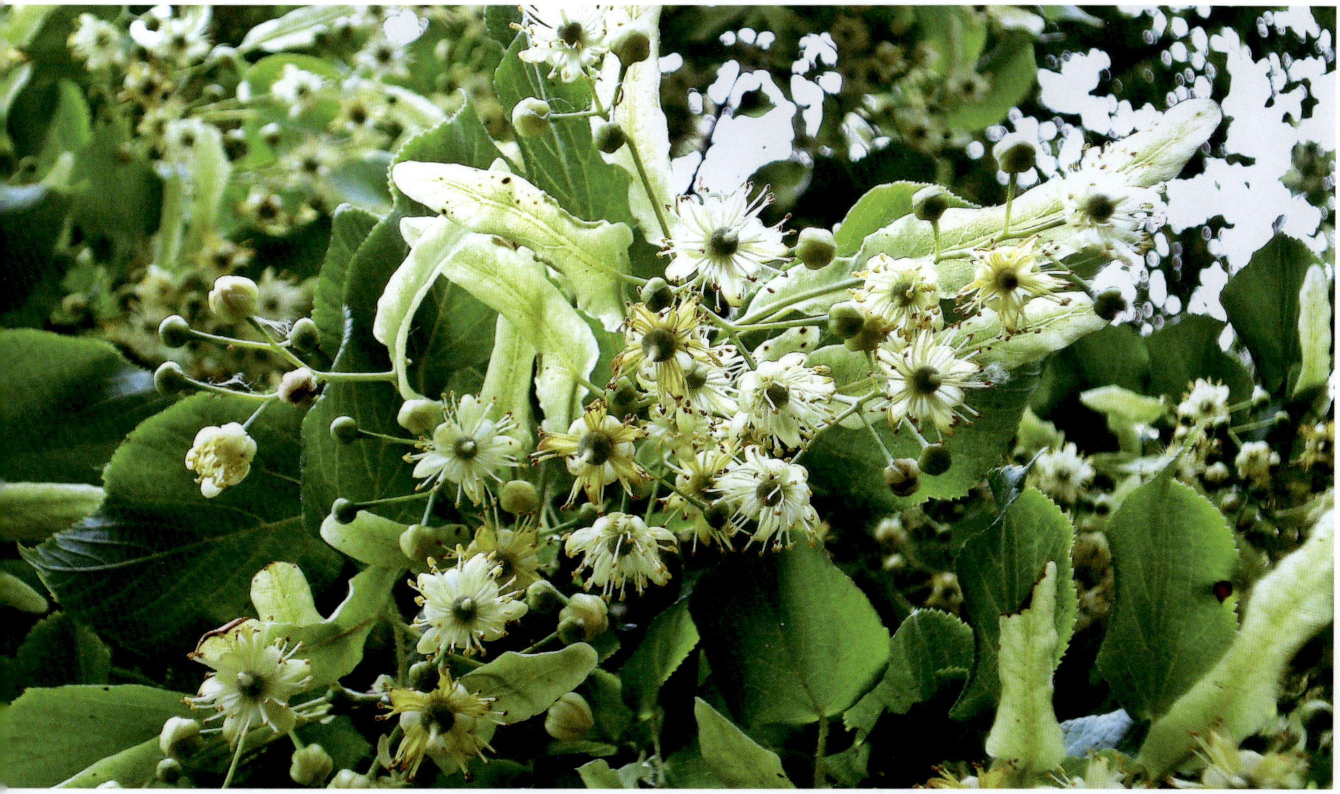

◄ *Der Duft der Lindenblüten betört, entspannt – und macht glücklich.*

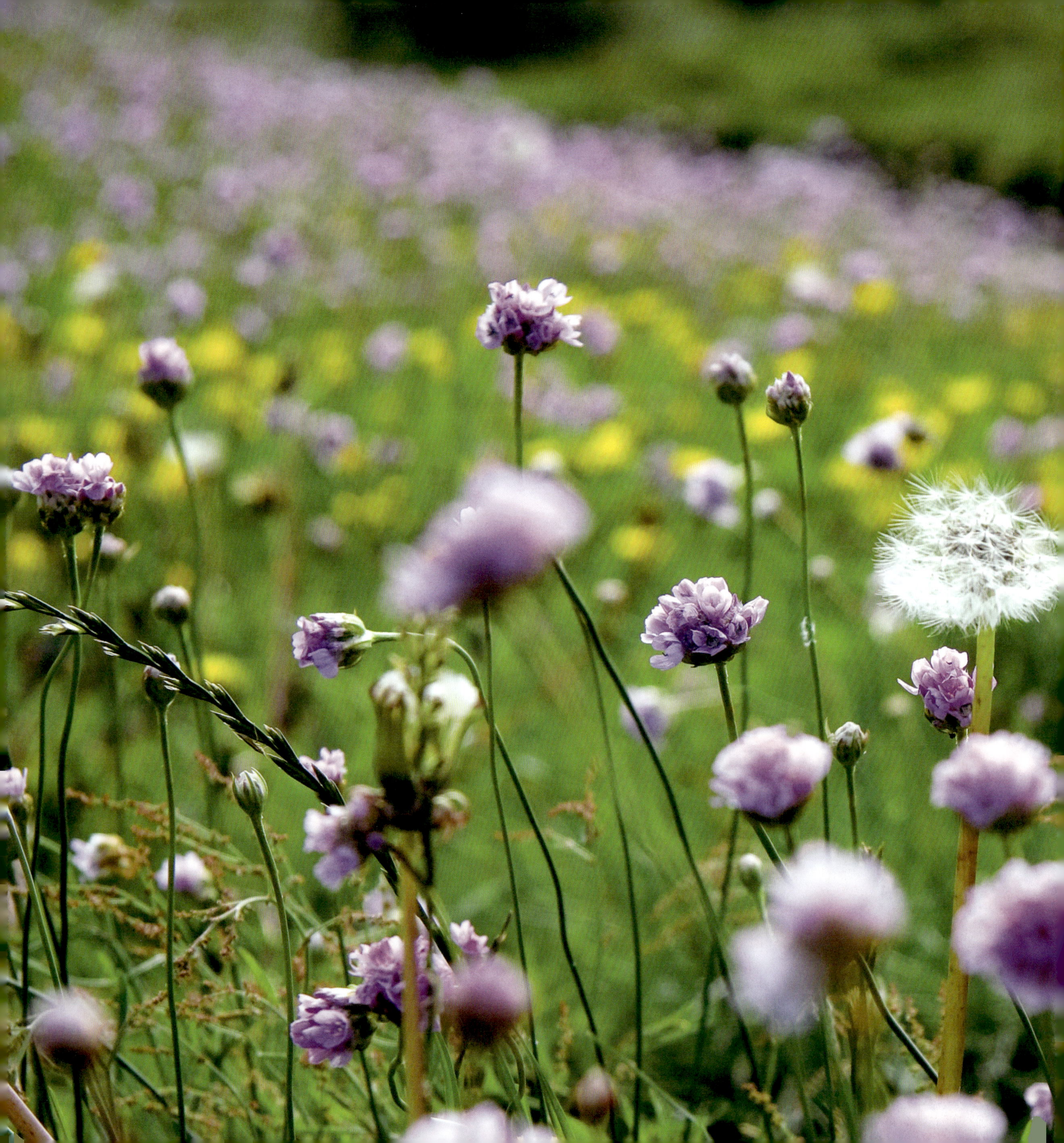

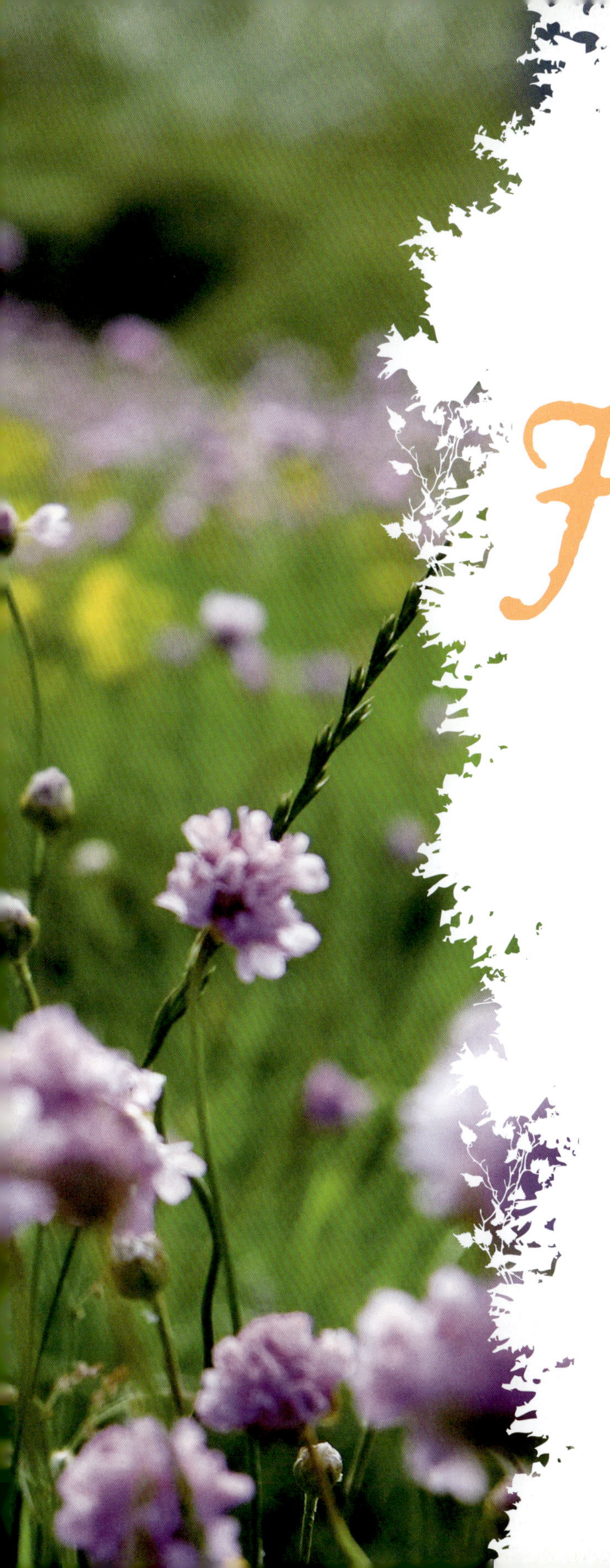

Juli

Barfuß in der Fülle des Lebens sein

Blumen tragen den wahren Sinn der Liebe in sich.
Wer versucht, eine Blume zu besitzen, wird ihre Schönheit verwelken sehen.
Aber wer nur eine Blume auf dem Feld anschaut, wird sie immer behalten.

Paolo Coelho,
brasilianischer Schriftsteller (geboren 1947)

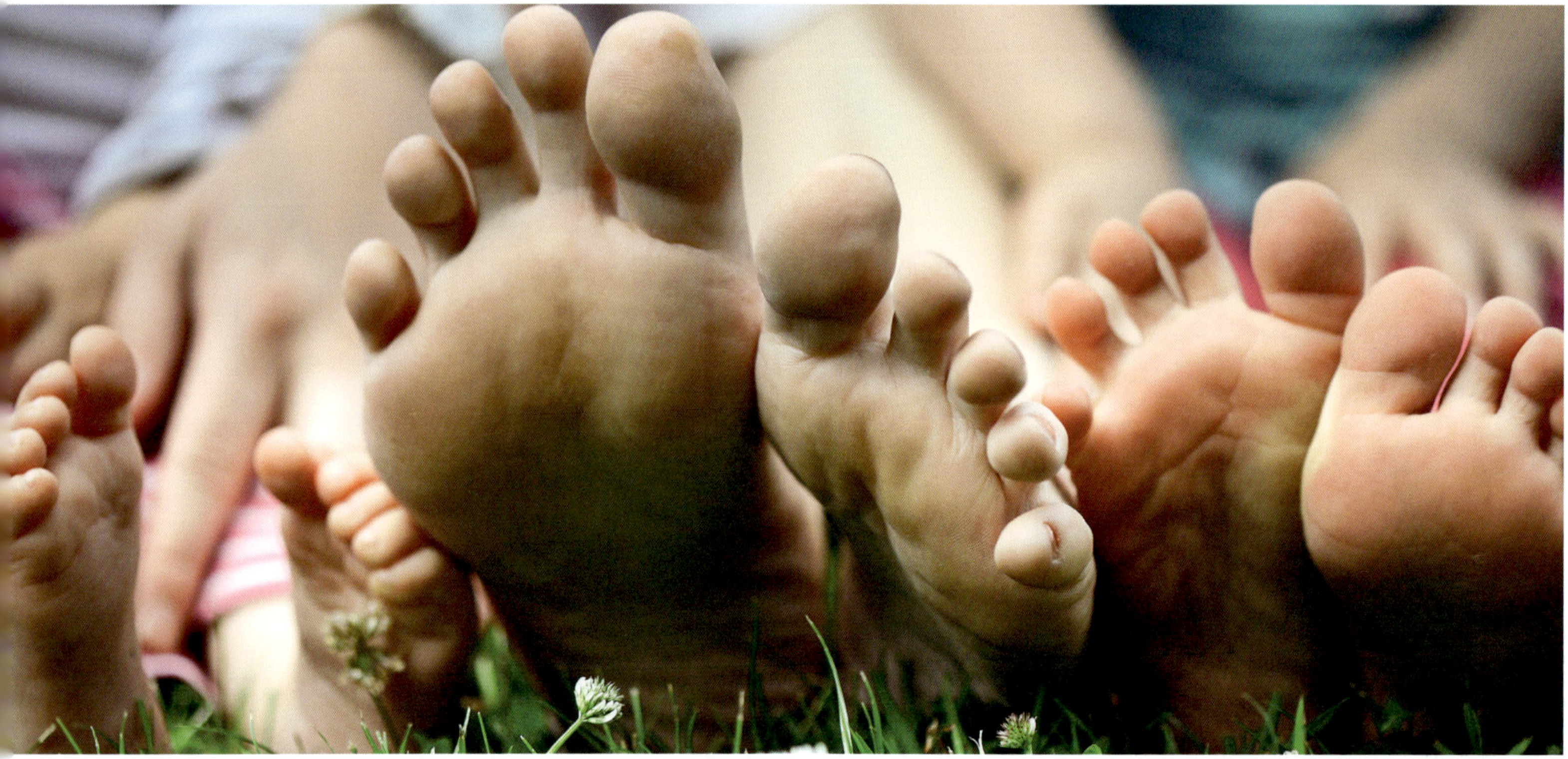

▲ *Barfuß im Gras – was gibt es Schöneres?*

Eine Sinfonie der Farben

Julius Cäsar war der Namensgeber dieses Monats, der von den Imkern auch *Honigmonat* genannt wurde. Alles wird reif, Beeren in jeder Form und Farbe haben Hochsaison. Von der Sonne durchwärmte Himbeeren direkt vom Strauch zu essen, ist die kulinarische Köstlichkeit eines Sommertages. Kirschen schenken uns saftige Süße direkt vom Baum. Und immer wieder lockt das Kirschkernweitspucken ...

Sommergefühle in kurzen Hosen, leichten Röcken, T-Shirts, Sandalen ... Kalte Getränke und Eiskaffee – das genießen wir jetzt. Wer den ganzen Tag im Büro schwitzen muss, springt abends gerne ins kühle Nass und schwimmt eine Runde, kühlt sich im städtischen Springbrunnen ab, steigt vielleicht sogar in einen sprudelnden Bach, hält tapfer das kalte Wasser aus dem Gartenschlauch aus oder hängt die Füße in einen Eimer mit Eiswasser. Die Sommerabende sind lang und mild. Es ist so schön, sie draußen zu verbringen, auf dem Rasen beim Picknick, mit Freunden am Grill, barfuß tanzend zur Musik der Heuschrecken.

Im Juli ist alles im „grünen Bereich". Die Palette der Grüntöne ist unerschöpflich: gelbgrün, lindgrün, grasgrün, sattes Grün, schwarzgrün ... Die allermeisten Rezeptoren in unseren Augen sind empfänglich für die grüne Farbe, wir können sie sehr differenziert wahrnehmen. Grün ist die Farbe der Natur, wir tanken sie als Zuversicht und Gelassenheit. Grün beruhigt, entspannt, ist voller Frieden und gleicht aus. Es belebt unsere Fantasie, ist Quell der Kreativität und Symbol der Unsterblichkeit. Auch den Winter überlebt diese Farbe. Hildegard von Bingen wusste das: „Es ist eine Kraft der Ewigkeit und diese Kraft ist grün ..."

Reiselustige und Vagabunden unter den Pflanzen haben sich mit ihren fliegenden Samen Fugen und Ritzen erobert und erschaffen in Gärten und Landschaften Bilder, die sich kein Gärtner hätte schöner ausdenken könnte. Königskerze, Odermennig, Steinklee oder Beifuß suchen sich ihren Platz selbst aus und lockern Gemüsegärten, Garagenhöfe und Wegränder auf. Auf Lichtungen und an Waldrändern zeigen sich die purpurnen Blüten des Schmalblättrigen Weidenröschens. Im Blau der Glockenblumen schimmern die Wiesen.

Artemis – Göttin der Jagd und des Mondes

Artemis ist eine der ältesten Göttinnen der griechischen Antike. Sie ist die erstgeborene Tochter von Zeus und Leto. Kaum, dass sie selbst auf die Welt gekommen ist, hilft sie ihrer Mutter schon bei der Geburt ihres Zwillingsbruders Apoll, dem künftigen Sonnengott. So wird sie zur ersten Hebamme. Aus diesem Grund riefen die Frauen sie an, um eine leichte Geburt zu erbitten. Artemis ist eine Fruchtbarkeitsgöttin und lehrt die Menschen die Heilkunde mit Hilfe der Pflanzen, die unter ihrer Obhut wachsen.

Vater Zeus war sehr stolz auf seine Tochter und schenkte ihr Unabhängigkeit, Freiheit und Selbstbestimmung. Als fröhliche Jägerin streift sie mit Pfeil und Bogen durch die Wildnis, handelt zielgerichtet, geschickt, schnell und ausdauernd. Ihre Jagdhunde und Nymphen begleiten sie. Sie ist auch Göttin der Jagd und hegt und schützt alle Tiere. Mutter- und Jungtiere stehen unter ihrer besonderen Obhut. Alten und kranken Tieren schenkt sie beizeiten einen natürlichen Tod.

Die Jäger mussten sich an die Gesetze der Artemis halten. Männer, die ihr zu nahe kamen, erwartete Schlimmes. Der Jäger Aktaion beobachtete Artemis und ihre Begleiterinnen, als sie nackt in einem See badeten. Zur Strafe für diesen Frevel verwandelt Artemis ihn in einen Hirsch – der sogleich von seinen eigenen Jagdhunden zu Tode gehetzt wird.

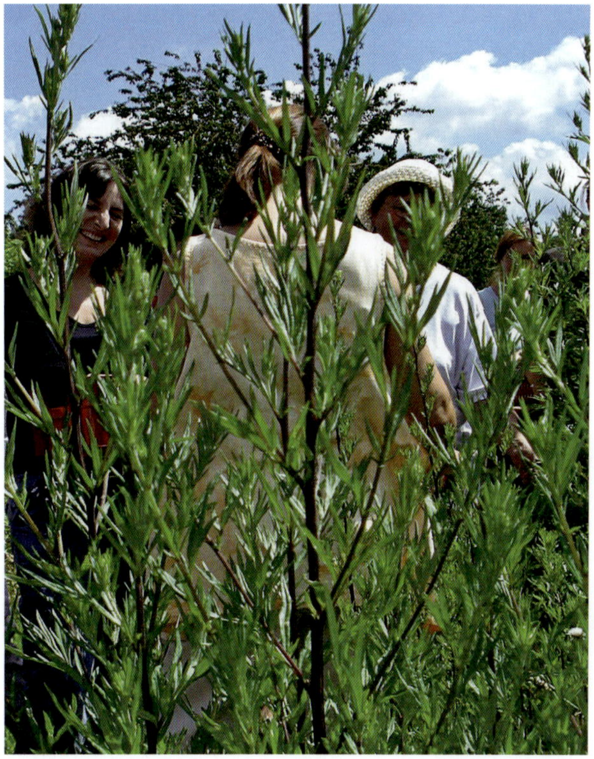

◄ Der Blick durch die kräftigen Stängel des Beifuß zeigt so einige Göttinnen.

Sie ist eine Göttin, die Macht über den Tod hat und diese Macht nutzt. Sie setzt Grenzen und kümmert sich nicht darum, was Andere über sie denken. Ihre berühmteste Statue stand in Ephesos in Kleinasien, der Oberkörper von Brüsten bedeckt. Die „vielbrüstige" Artemis nährt alle Lebewesen – so wie die Erde es tut. Sie galt als *Mutter aller Geschöpfe,* die immer ihre eigene Herrin geblieben ist.

Soviel weibliche Unabhängigkeit wurde den griechischen Göttern aber irgendwann zu viel. Sie suchten einen anderen Wirkungskreis für Artemis, versetzten sie kurzerhand in den Himmel und machten sie zur Mondgöttin. Die Wertschätzung der Menschen für sie aber konnten sie damals nicht auslöschen. Als Göttin des Mondes trägt sie den Halbmond wie eine Krone auf dem Kopf und bringt Licht und Liebe in die nächtliche Welt.

Pflanzen – und was sie uns sagen

➤ Das grüne Rad mit acht roten Speichen dreht sich das ganze Jahr hindurch.

Frisch wie der junge Morgen laden die Juli-Blüten zum Fest des Sommers ein. Voller Freude leben sie von einem Augenblick zum nächsten. Sonnenschein begrüßen sie genauso wie das Gewitter, das sie mit seinem Regen nährt, das sie wachsen und reifen lässt.

Wer es schafft, im Juli den Sonnenaufgang zu begrüßen, wird mit einem großartigen Lebensgefühl beschenkt. Das Lied des frühen Morgens, die Frische, die Farben, der Geruch der Erde und Pflanzen, das Bewusstsein, etwas ganz Besonderes zu erleben – diese Eindrücke erfüllen mit fast grenzenloser Energie den ganzen Tag. Das ist Leben pur.

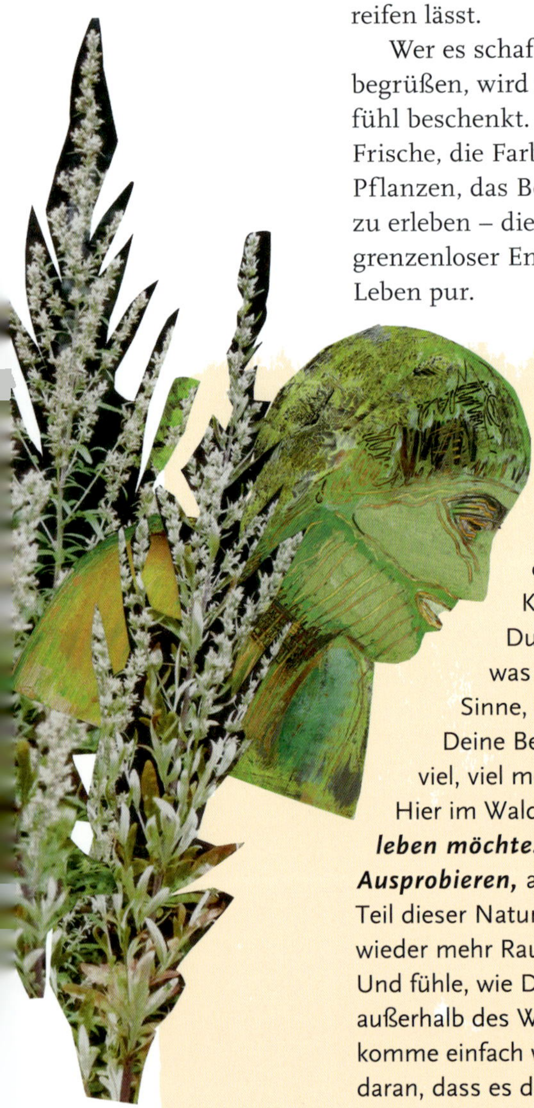

Botschaft der Artemis

Ich bin gekommen, um mit Dir durch die Wälder zu streifen. Komm, ich zeig Dir neue Wege. Du wirst sehen, der Wald birgt alles, was Du brauchst. Er fordert Deine Sinne, beantwortet Deine Fragen, stillt Deine Bedürfnisse und zeigt Dir, dass Du viel, viel mehr bist als Denken und Intellekt. Hier im Wald entdeckst Du, was ***endlich in Dir leben möchte.*** Hier findest Du die ***Freude am Ausprobieren,*** am wilden Leben. Fühle, dass Du Teil dieser Natur bist und gib diesem Teil in Dir wieder mehr Raum. Fühle die ***Freiheit*** im Wald. Und fühle, wie Du diese Freiheit leben kannst. Auch außerhalb des Waldes. Wenn sie verloren geht, komme einfach wieder zurück zu mir. Und denke daran, dass es diese Verbindung mit dem Wald und der ***Natur*** ist, die Dich immer wieder nährt.

Beifuß (Artemisia vulgaris)

Beifuß ist ein Geschenk der Göttin Artemis und wird gerühmt als *Mutter aller Pflanzen. Mugwurz, Machtwurz,* das bedeutet aus keltischer Überlieferung *Wurzel, die kräftigt und wärmt.* Sitzbäder in Beifuß bringen auch heute noch Wärme in das Becken und fördern die Empfängnisbereitschaft. Die Pflanze gehörte als *Schoßwurz* zu den Kräutern, die früher bei Geburten unentbehrlich waren. Mit seiner duftenden Wärme beruhigt die *Mutterwurz* das Gemüt, entkrampft die Geburtswege und erleichtert die Geburt.

Beifuß bringt das Licht der Artemis auch in die Nacht der Sonnenwende am 21. Juni. Zu diesem Fest schmückten sich die Germanen mit Gürteln

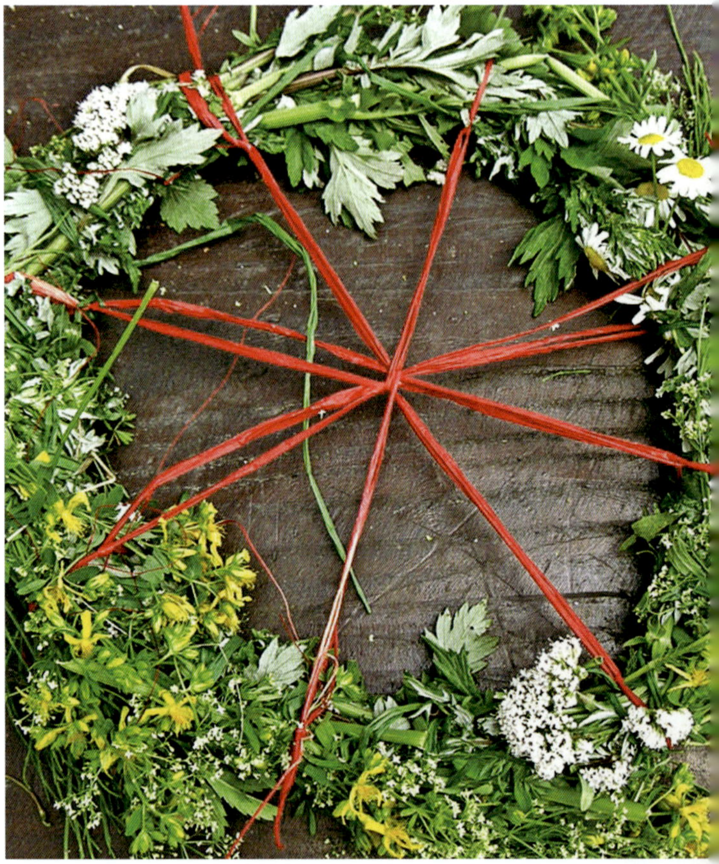

aus dem frischem Kraut und sprangen über das Sonnwendfeuer. Anschließend verbrannten sie das *Gürtlerkraut* in den Flammen und mit ihm alles Schlechte, das an ihnen haftete. So erneuerten sie ihre Kräfte und waren für den kommenden Sonnenzyklus vor Krankheiten geschützt.

Ob als Tee getrunken, als Tropfen geschluckt, als Dampf verräuchert oder als Moxa-Behandlung, die durch Wärme die Wirkung der Akupunktur verstärkt – immer reinigt der Beifuß den ganzen Körper von Grund auf. Die Schadstoffe verlassen ihn über Urin, Schweiß oder Menstruationsblut. Seine Bitterstoffe bringen den gesamten Stoffwechsel in Schwung und regen die körpereigenen Abwehrkräfte an. Beifuss ist unser einheimisches „Echinacin".

Fußbad am Abend - erquickend und labend

Kochen Sie eine Handvoll Beifuß in 3 l Wasser auf und lassen Sie alles solange zugedeckt ziehen und abkühlen, bis Sie die Füße hineintauchen können. Ein heißes Fußbad ist eine Wohltat bei kalten Füßen, ***Einschlafstörungen***, ***Kopfschmerzen*** oder Menstruationsbeschwerden. Müde, schmerzende und geschwollene Füße sind dankbar für ein lauwarmes Bad. Und wenn Sie sie anschließend mit einem selbst gemachten Beifuß-Öl liebevoll massieren, wird Artemis Sie durch schöne Träume begleiten.

Botschaft des Beifuß

Ja, ich steigere die ***Abwehrkräfte***, aber nicht nur in Deinem Körper, auch in Deiner Seele. Meine Göttin Artemis hat mir die Kraft geschenkt, dass ich Dir helfe, Dich zu wehren. Gegen all das, was Dir zu viel wird und was nicht zu Dir gehört. Ich wecke Dein ***Feuer der Begeisterung*** und helfe Dir, es zu leben. Mit jeder Faser deines Seins wirst Du das Leben auskosten. Spüren bis zur Atemlosigkeit, wie sich Leidenschaft anfühlt. Du wirst Dich öffnen für die Liebe, die Liebe zu Dir, die Liebe zu Menschen, Pflanzen und Tieren, die Liebe zur Erde und die ***Liebe zum Leben.*** Spüre die Verbindung mit dem Mond, seinem Rhythmus, seiner Freundschaft mit der Erde, mit mir und mit Dir. Fühle die Magie, die da in allem liegt. Ja, das Leben ist magisch. Und es ist dazu da, dass Du lebst, was in Dir steckt. Pfeife auf die Normen, ***erobere Dir Dein Terrain*** auf Deine Art und sei Du selbst. Genau das braucht die Welt heute, um neue Wege zu gehen.

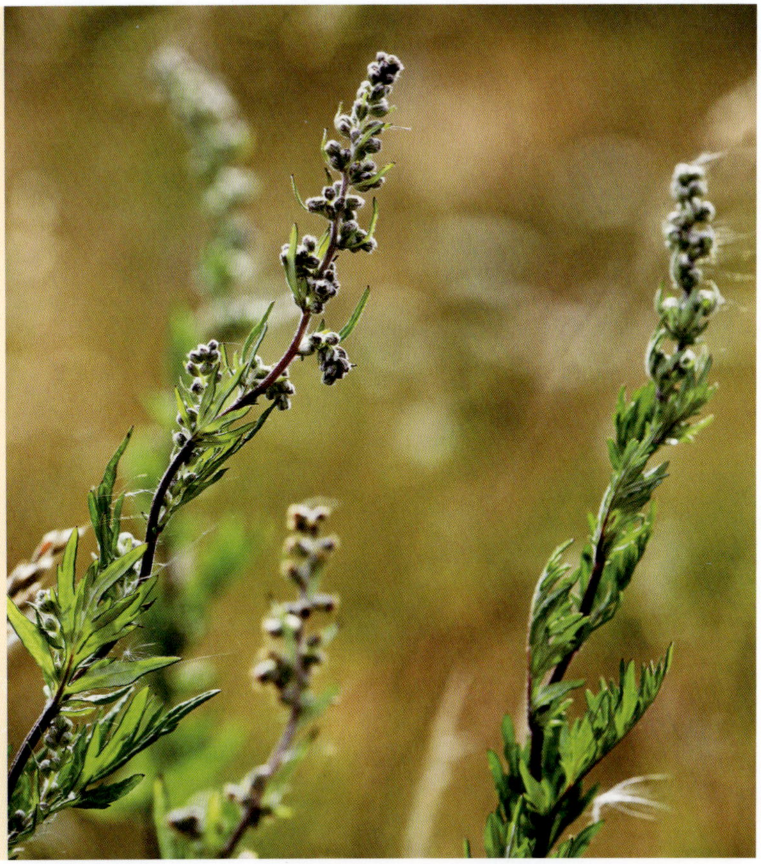

Der Beifuß ist durch sein Feuer der Begeisterung ein Eroberer.

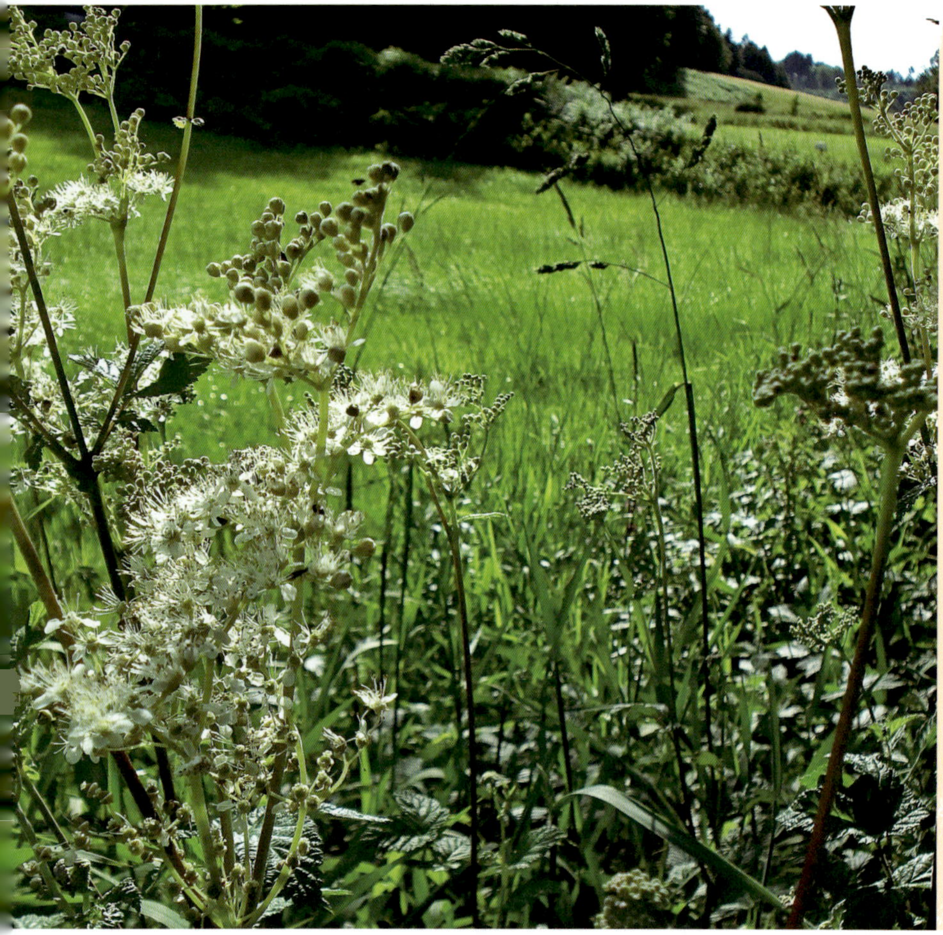

Botschaft des Mädesüß

Besuche mich doch einmal auf meiner Wiese. Am besten am frühen Morgen, wenn das Leben um mich herum erwacht. Irgendwo hörst Du bestimmt ein Bächlein glucksen, denn ich liebe es, meine Wurzeln in frischem Wasser wachsen zu lassen. Suche Dir einen trockenen Platz an meiner Seite und betrachte mich ganz genau. Gefalle ich Dir? Mag sein, dass meine Blüten Dich vielleicht an die von Schwester Holunder erinnern. Schau genau hin, meine Blüten sind wie Lichtwolken. Ich fange glitzernde Sonnenstrahlen ein und spiele mit ihnen. Und wenn sie dann noch mehr blinken, schenke ich sie Dir. Du lächelst? Das gefällt Dir? Dann habe ich gezaubert. Ich habe Sonnenlicht in Lächeln verwandelt. In Dein ***Lächeln***. Tauche lächelnd ein in meinen Duft und lasse Dich entführen in meine lachende Sommerwelt. Mache es wie ich und werde zu Deiner eigenen Königin. Tanze, hüpfe, lache, singe und ***spiele mit mir*** und mit den Sonnenstrahlen. Dann wird dieser Moment nie enden.

▲ *Sie ist wahrhaft die Wiesenkönigin – und duftet und leuchtet in ihrer Blütenwolke.*

Mädesüß (*Filipendula ulmaria*)

Filipendula bedeutet in etwa *pendelnder Faden*. Wie an einem Faden hängen die dünnen Wurzelknollen unter der Erde an der Hauptwurzel und bringen über der Erde ulmenartige *(ulmaria)* Fiederblätter hervor. Frühere Botaniker nannten das Mädesüß *Spirea*. Hier hören wir *Spirale* mitklingen. Zu kunstvollen Spiralen rollen sich später im Jahr die Samen zusammen und jetzt im Juli öffnet sich der Blütenstand dieser zähen Pflanze spiralförmig. Beginnend mit den Knospen im tief liegenden Mittelpunkt, wachsen alle kommenden Blüten spiralig weiter nach außen und oben in Richtung Himmel. So eine Blütenkomposition sieht schon manchmal zerzaust aus und wird dann *Wiesen-Geißbart* genannt.

Der Name *Spirea* ist deshalb von Bedeutung, weil aus dieser Pflanze zum allerersten Mal jene Verbindungen isoliert wurden, aus denen das weltweit meistverkaufte Medikament hervorging: das *Aspirin*.

Viele Interpretationsmöglichkeiten bietet der Name Mädesüß. Weil die Pflanze so einmalig und gleichzeitig nach Honig, Vanille und Mandeln duftet, verlieh sie dem *Met*, dem Krafttrunk der Germanen, seinen wunderbaren Geschmack. Vielleicht erinnert Mädesüß auch an den Duft junger Mädchen, die die Sinne erfreuen und das Herz fröhlich machen? Die

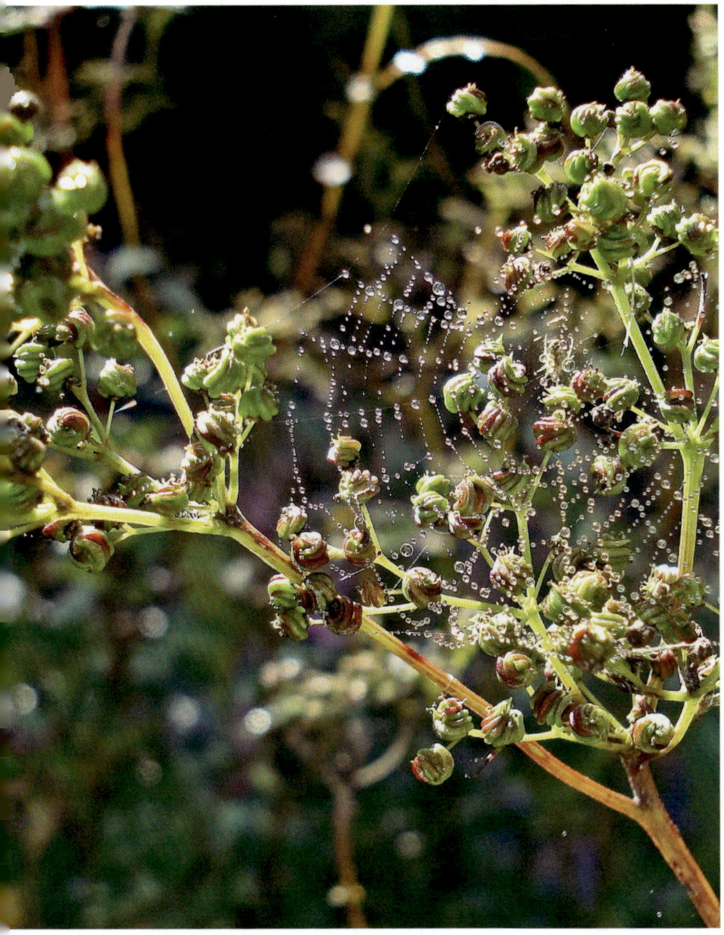

Frauen in Britannien streuten die Blüten mit ihrem betörenden Sommeraroma auf die Fußböden der Wohnungen, auf Tanzböden und Liebeslager.

Imker rieben mit dem *Immenkraut* die Bienenstöcke aus, damit die Bienen nach dem Ausschwärmen ihren heimatlichen Bienenstock an diesem Duft wiedererkannten und den Nektar an der richtigen Stelle ablieferten. Am allerschönsten ist der Name *Wiesenkönigin:* Ab Juli herrscht diese Pflanze wie eine weiß gekleidete Königin über feuchte Wiesen und schlängelnde Bachläufe. Es sind immer viele Mädesüßpflanzen, die zusammen wachsen und ihre Umgebung mit ihrem Duft beglücken, dem Duft voll seliger Entspannung und Lebensfreude.

REZEPTE

Gesunder Genuss: Aromatisieren Sie doch einmal die Schlagsahne mit den frischen Blüten oder verfeinern Sie Heidelbeeren, Obstsalat und Kuchen. Und wenn Sie an einem lauen Sommerabend Ihren Wein mit Mädesüßblüten aromatisieren, lassen Sie sich von seinem spritzigen, vollen Geschmack ins Reich der Wiesenkönigin entführen.
Mädesüß-Grütze: 10 Blüten (ohne Käferchen) und 5 Stängel Pfefferminze in 1 l Apfelsaft aufkochen, danach abfiltrieren. 2 EL Speisestärke anrühren, in den wieder aufkochenden Apfelsaft geben, kurz aufwallen lassen. Dann alles in einer Glasschüssel kalt werden lassen. Ein Juli-Abend-Traum ...

WOHLFÜHL-TIPP

Ein pflanzliches Schmerzmittel:
Mädesüß enthält ätherisches Öl, Flavonglykoside, Salicylsäurederivate und Gerbstoffe. Mit dieser Komposition lindert es Kopfschmerzen und Neuralgien. Bei Erkältungen und Virusinfektionen mit oder ohne Fieber hilft es dem Körper, die Krankheitserreger auszuschwitzen und das Fieber zu senken. Bei schmerzenden Gelenken erwärmt es den Körper, hemmt die Entzündung und nimmt die Schmerzen. Für einen Tee übergießen Sie 1 TL zerkleinerte Mädesüßblätter und -blüten mit 250 ml kochenden Wassers, lassen alles 5 Min. ziehen und trinken ihn schluckweise über den Tag verteilt. Wenn Ihre Gelenke durch Rheuma oder Arthrose schmerzen, tauchen Sie Mullkompressen in diesen Mädesüß-Tee und machen damit heiße Umschläge.

◄ *So luftig und filigran: und gleichzeitig ein starkes Schmerz- und Heilmittel*

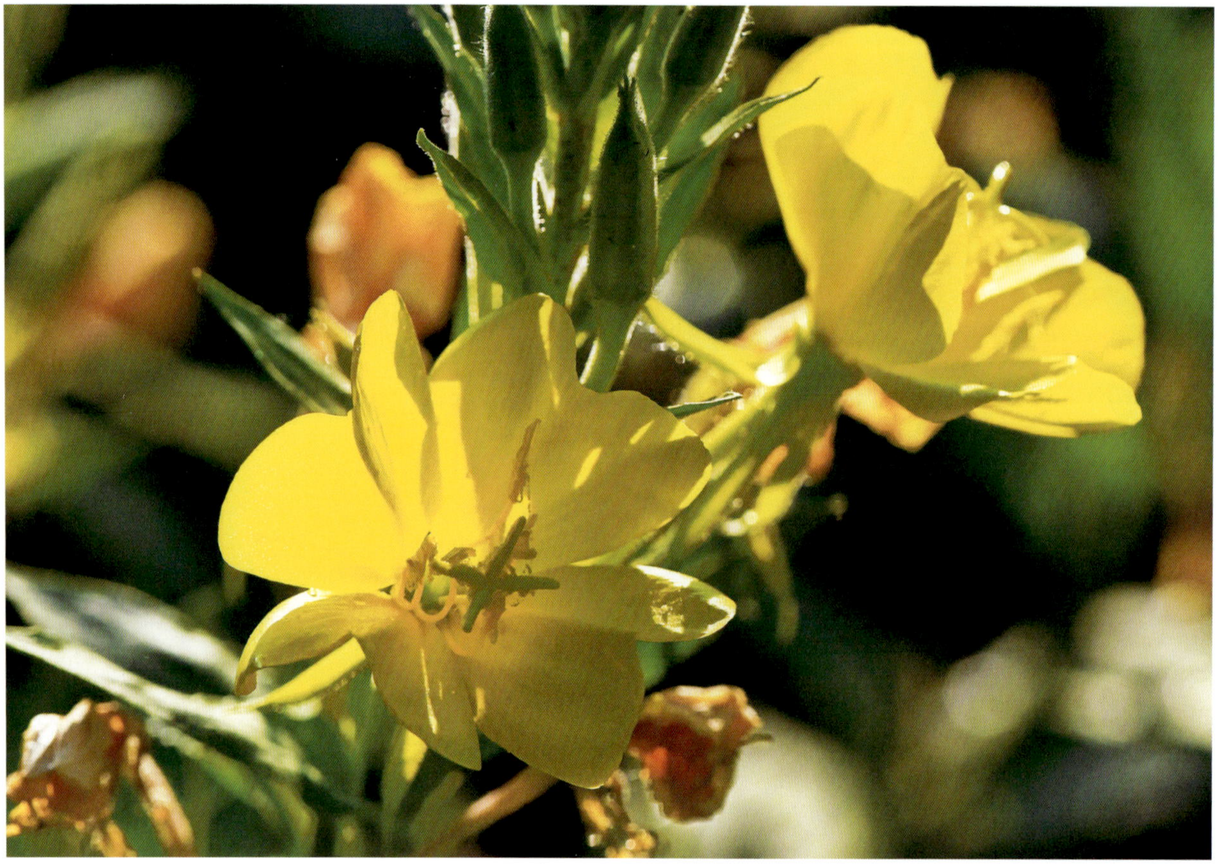

➤ *Erst am Morgen nach einer durchblühten Nacht mag die Blüte der Nachtkerze das Sonnenlicht sehen – und dann verwelkt sie ganz schnell.*

Zweijährige Nachtkerze
(Oenothera biennis)

Oinos bedeutet *Wein* und *ther* ist ein *wildes Tier*. So nannten die alten Griechen diese Pflanze, weil sie fanden, dass ihre Wurzel nach Wein rieche und dieser Duft jedes wilde Tier sanftmütig mache. *Biennis* bringt zum Ausdruck, dass die Nachtkerze zweijährig ist. Im ersten Jahr wächst aus einer fleischfarbenen Pfahlwurzel eine Blattrosette, die sich über Winter eng an den Erdboden schmiegt.

Schinkenwurz ist ein anderer Name, denn die frische Wurzel hat die Farbe von rohem Schinken und schmeckt auch danach. Ein altes Sprichwort sagt, dass ein Pfund von der Wurzel gegessen mehr Kraft gebe als ein Zentner Ochsenfleisch. Sie war eine Lieblingsspeise Johann Wolfgang von Goethes, er nannte sie *Rapontika*. Die Wurzeln passen gut in den Gemüseeintopf, die jungen Blätter in die Suppe, die Blüten in eine Kräuterbutter (sie enthalten Phytosterole) und die Samen direkt aufs Butterbrot. Alle Pflanzenteile stärken die Abwehrkräfte des Körpers gegen Viren.

Im zweiten Jahr wächst die Nachtkerze bis zu einer Höhe von anderthalb Meter empor und öffnet ihre gelben Blüten am Ende des Stängels erst in der Dämmerung. Das geschieht so schnell, dass man schon ganz genau hingucken muss, um diesen dynamischen Moment nicht zu verpassen. Wie in einem Zeitraffer entfaltet sie ihre schwefelgelben Blütenblätter und versendet einen tropisch süßen Duft, der Menschen und flatternde Nacht-

Botschaft der Nachtkerze

Vielleicht hast Du schon bemerkt, dass ich oft an der Autobahn wachse? Wenn Du tagsüber an mir vorbeisaust, falle ich gar nicht so auf. Kommst Du aber in der Dämmerung, dann leuchte ich Dir vom Straßenrand entgegen. Die ganze Nacht hindurch beobachte ich, wie die grellen Scheinwerfer der Autos an mir vorüberhuschen und schenke ihnen ein bisschen von meinem ***sanften Licht.*** In dem Leuchten meiner Blüten steckt ein Geheimnis, das ich Dir mit auf den Weg geben will: Es verrät Dir etwas von der ***Schönheit der Nacht*** und ihrer Kraft. Aufgeladen mit dem Licht des Mondes und der Sterne begleite ich Dich während der Fahrt und passe auf, dass Du wach und ***aufmerksam*** bleibst. Staus oder Raser werden Dich nicht aufregen und Du bleibst ***einfach locker*** im Strom des Verkehrs – und auch im Strom des Lebens. Bis Du in aller Ruhe zu Hause ankommst und in Liebe empfangen wirst.

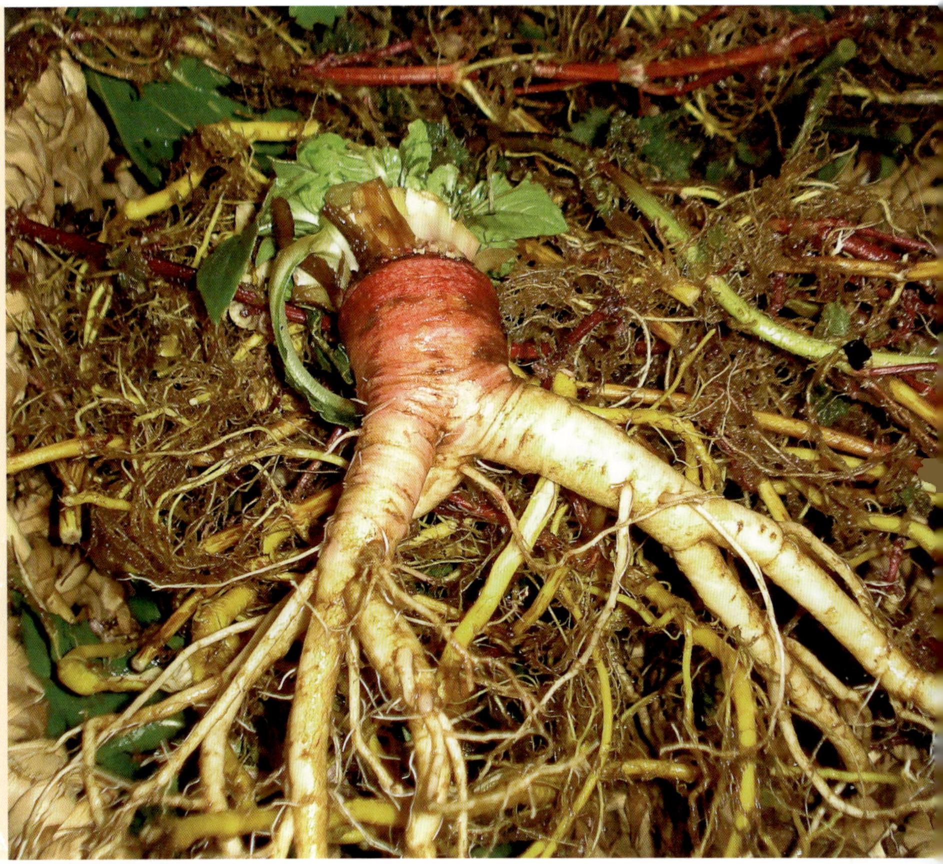

▲ *Die Wurzeln sehen nicht nur aus wie Schinken, sie schmecken auch danach.*

schwärmer betört. Bis zum nächsten Morgen leuchten die Blüten hell, fast fluoreszierend. Namen wie *Abendblume* und *Nachtstern* verraten, dass sie nur eine Nacht blühen. Die Sonnenstrahlen des neuen Tages lassen sie verwelken. Und schon beginnt die Pflanze mit der Produktion der zahlreichen Samen. Jede Blüte bringt etwa 200 dieser klitzekleinen schwarzen Energiebündel hervor, die ganze Pflanze sorgt im Lauf von wenigen Wochen so für eine Nachkommenschaft von etwa 500 000 Samen. Aus ihnen wird das wertvolle Öl gewonnen.

Manche Indianerstämme Nordamerikas zerstampften die Samen und verwendeten sie bei Asthma und Hautausschlägen. Aus den Wurzeln brauten sie einen Tee gegen Fettsucht.

Hilfe bei Hauterkrankungen und Stress

Im Nachtkerzen-Öl sind Gamma-Linolensäure und mehrfach ungesättigte Fettsäuren enthalten. Sie sind lebenswichtig für Wachstum und Entwicklung von Gehirn und zentralem Nervensystem und sind beteiligt an der Prostaglandin-Synthese. Nachtkerzen-Öl hilft bei Allergien und anderen Autoimmunkrankheiten, Ekzemen, Neurodermitis oder Asthma. Bei Hyperaktivität (ADHS) ersetzt es häufig stärkere Medikamente (wie Methylphenidat) und wirkt besonders gut bei Jungen. Auch beim praemenstruellem Syndrom (PMS) und in den Wechseljahren leistet es wertvolle Dienste.

Eberesche (Sorbus aucuparia)

Eine *Eberesche* sieht aus wie eine Esche – sie ist aber keine Esche, und deswegen heißt sie *Aberesche* oder Eberesche. *Vogelbeere* wird sie auch genannt, denn die Vögel lieben die Beeren so sehr, dass man sie damit sogar in Fallen locken und fangen kann. Aus *avis capere* = *Vögel fangen* wurde *aucuparia*. Da die Vögel auch liebend gerne ihre Nester in diesem Baum bauen, wurde er *Lustgebüsch* für Vögel genannt. Die Vögel sorgen für die Verbreitung der Ebereschen, deren Samen auch auf Mauern, in Astgabelungen oder Dachrinnen keimen. Diese *Kinder der Luft*, wie sie poetisch genannt werden, sind überall zu finden: im Wald, in Gärten, als Alleebaum oder zur Einfassung von Grundstücken.

Die Beeren liefern die Basis für einen stärkenden Schlürftrunk. Gießen Sie das Ebereschen-Mus (siehe unten) mit Prosecco auf und schlürfen es genussvoll; *sorbere* bedeutet *schlürfen*.

Vogelbeeren sind nicht giftig, wie viele glauben. Sie schmecken nur sehr herb, so dass man freiwillig nicht sehr viele davon isst. Dies liegt an der darin enthaltenen Parasorbinsäure, die die Mundschleimhaut stark zusammenzieht. Die frischen Beeren enthalten bis zu 100 Milligramm Vitamin C pro 100 Gramm und führen zu dem Namen *Nordische Zitrone*. Sie unterstützen das Immunsystem und erfrischen erschöpfte Wanderer mit ihrem herb-sauren Geschmack: ein gesunder Genuss aus der Natur. Unsere Vorfahren sagten, Vogelbeeren geben die Kraft von neun Mahlzeiten.

▼ Die üppigen Blüten locken durch ihren Marzipanduft viele Besucher an.

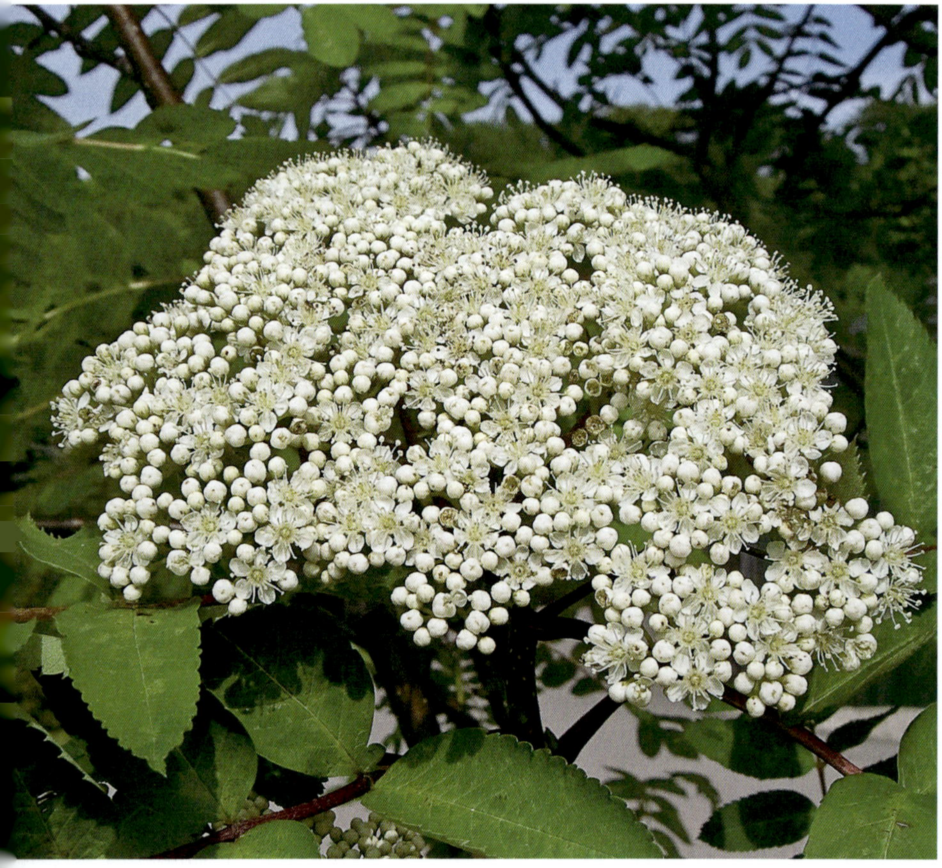

REZEPTE

Gesunder Genuss: Beim Kochen, Trocknen oder Einfrieren wird die Parasorbinsäure zu Sorbinsäure abgebaut, die besser schmeckt, gut verträglich ist und auf natürliche Art konserviert. Am allereinfachsten ist es, die Beerendolden an einem schattigen, luftigen Plätzchen aufzuhängen und zu trocknen. Auch dabei verlieren sie ihren herben Geschmack. Getrocknete Vogelbeeren schmecken süß, versorgen so ganz nebenbei im Winter den Körper mit Vitamin C und schützen vor Erkältungskrankheiten.
Ebereschen-Mus: Kochen Sie 500 g frische Beeren und 500 g geschnittene Äpfel zusammen mit einer Zimtstange und einer Prise Kardamom in 300 ml Wasser weich. Pürieren Sie alles mit einem Zauberstab und schmecken Sie mit 250 g Honig und Apfelsaft oder Weißwein ab. Füllen Sie das Mus in kleine Gläser. Es stärkt bei Appetitlosigkeit und Magenverstimmung, pflegt die gesunde Darmflora und hilft bei Pilzerkrankungen und bringt das Licht des Sommers in den Magen.

Ebereschen schützen vor Blitzeinschlag bei heißen Sommergewittern. Noch im vorigen Jahrhundert steckten die Böhmen Zweige voller roter Beeren an die Fenster und auf die Dächer ihrer Häuser, um sie vor Blitzeinschlag zu bewahren. Und in der Walpurgisnacht hielten solche Zweige die Hexen davon ab, Milch und Kühe im Stall zu verhexen.

SAMMEL-TIPP

Mährische Eberesche:
Die Beeren dieser verwandten Art enthalten sehr viel weniger Gerb- und Bitterstoffe.

WOHLFÜHL-TIPP

Für eine schöne Stimme und bei Heiserkeit:
Egal, ob Sie frische Beeren kauen oder auf einen getrockneten Vorrat zurückgreifen: Die Beeren halten die Stimmbänder geschmeidig und sind ein Geheimtipp für Redner und Sänger. 5 Beeren pro Tag reichen aus für die natürliche Stimmbandpflege. Bei Husten und Heiserkeit wirkt ein Absud aus Vogelbeeren Wunder (die Vögel mit ihrem Gesang beweisen es jeden Tag). Kochen Sie eine Handvoll Beeren in ½ l Wasser eine Stunde lang und gurgeln Sie 3 x täglich damit.

▼ *Leicht, farbenfroh und beschwingt präsentiert die Eberesche ihre Beeren.*

Botschaft der Eberesche

Weißt Du, wie schön es ist, sich jetzt im Juli im Wind zu wiegen? Den warmen Wind in Blättern und Blüten und zwischen den roten Beeren zu spüren? Von klein auf spiele und tanze ich mit dem Wind, so dass ich allen ***Stürmen des Lebens gewachsen*** bin. Ich bin standfest, denn meine Wurzeln reichen tief in das Erdreich. Vielen singenden Vögeln biete ich ***Schutz, Halt und Freude.*** Auch Dir, wenn Du willst. Knüpfe Dir eine Kette aus meinen Früchten, ziehe sie auf einen Faden und schmücke Dich damit. So kann ich Dir helfen, den Wind zu nutzen. Den ***Wind der Veränderung.*** Er weht die Chancen herbei, die Du nur ergreifen musst. Folge Deinen Impulsen und lasse Deine Kreativität wachsen. Eine ***gute Idee*** zur richtigen Zeit ist schwungvoll und leicht wie der Wind. Und wie die ***Lebensfreude***, die aus meinen roten Beeren sprüht – auch aus Deiner Kette.

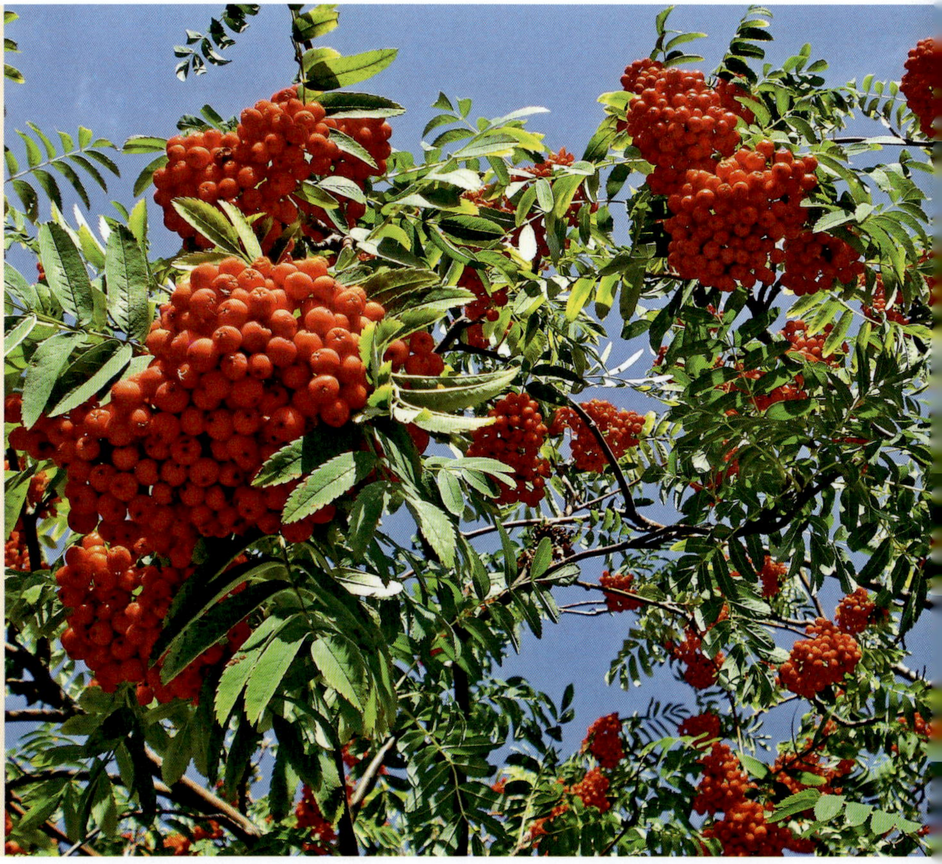

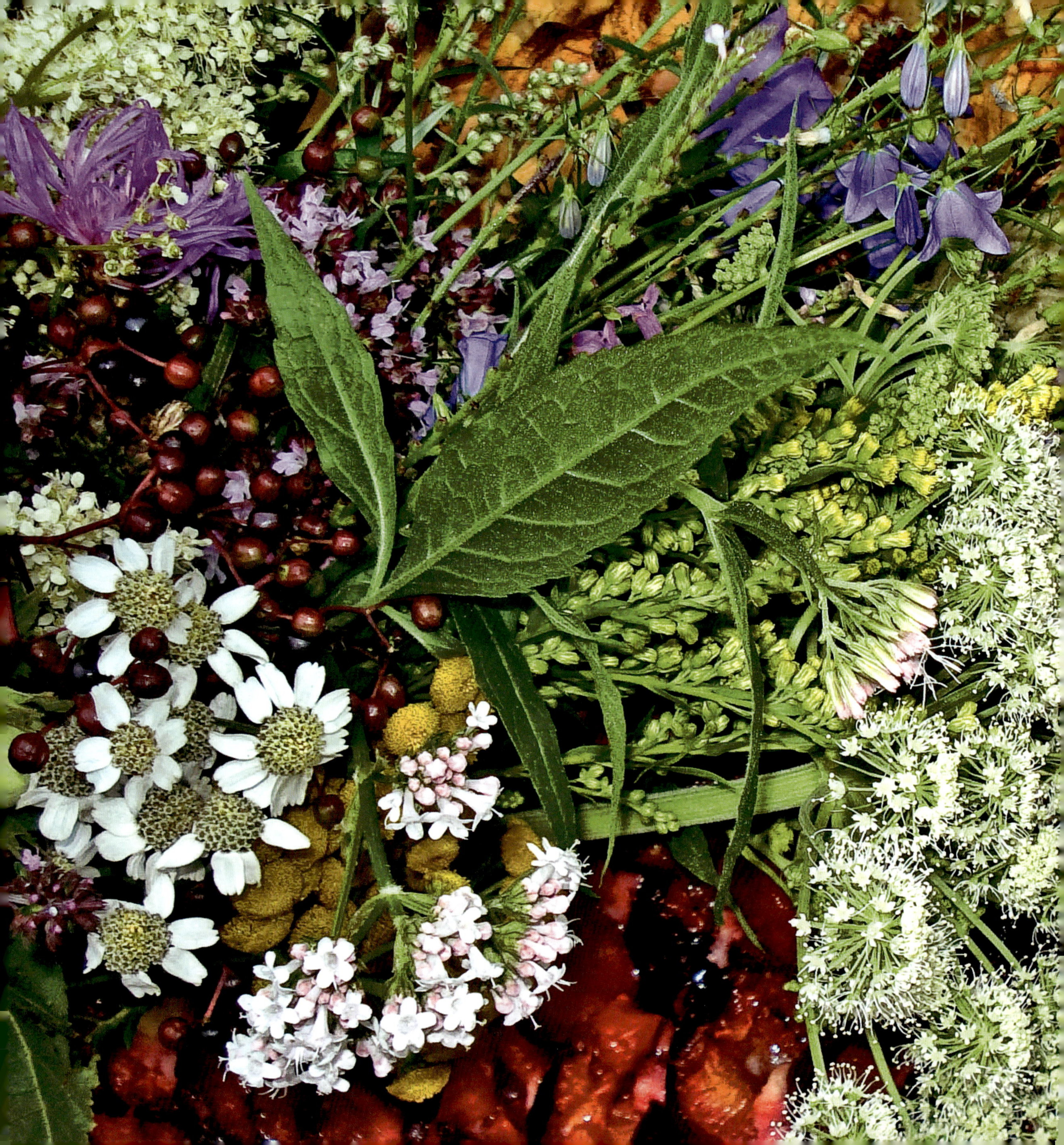

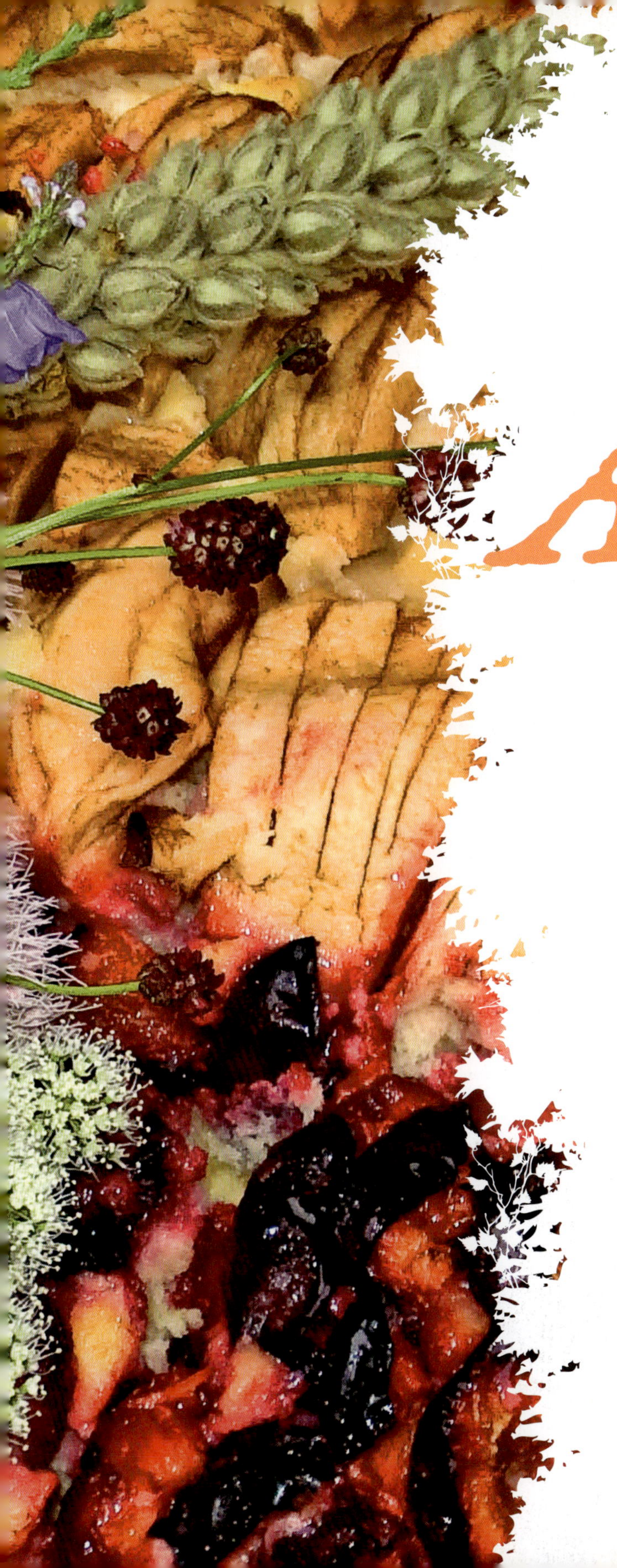

August
Sommer pur genießen

Die Natur ist der beste Therapeut,
den wir uns vorstellen können.

PETER MAFFAY,
DEUTSCHER ROCKMUSIKER (GEBOREN 1949)

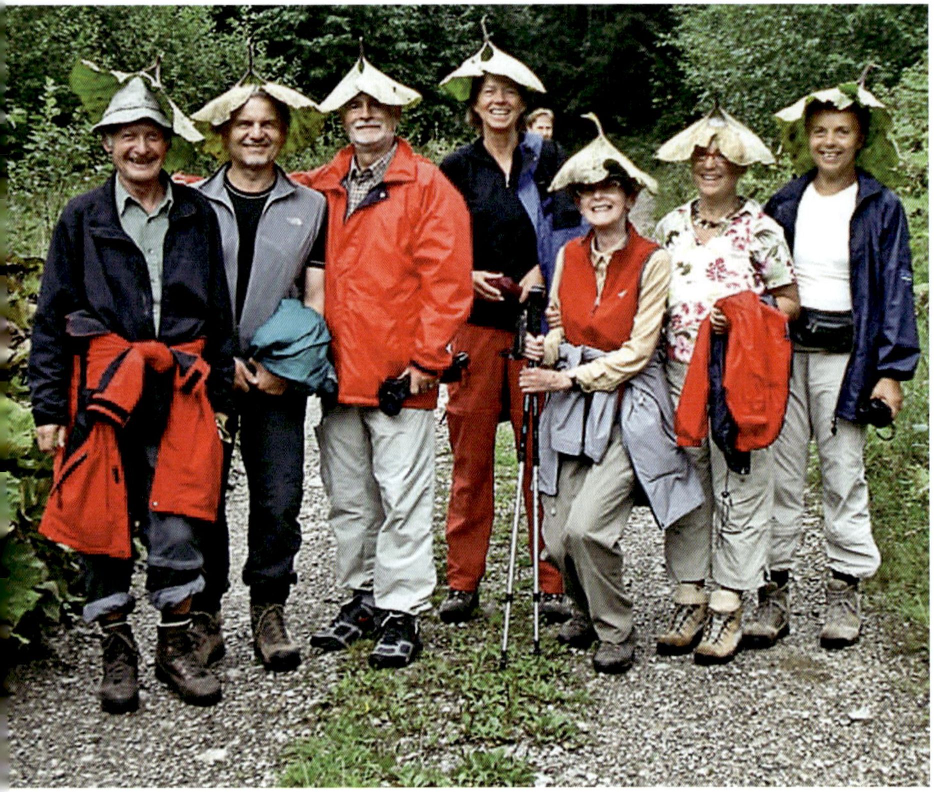

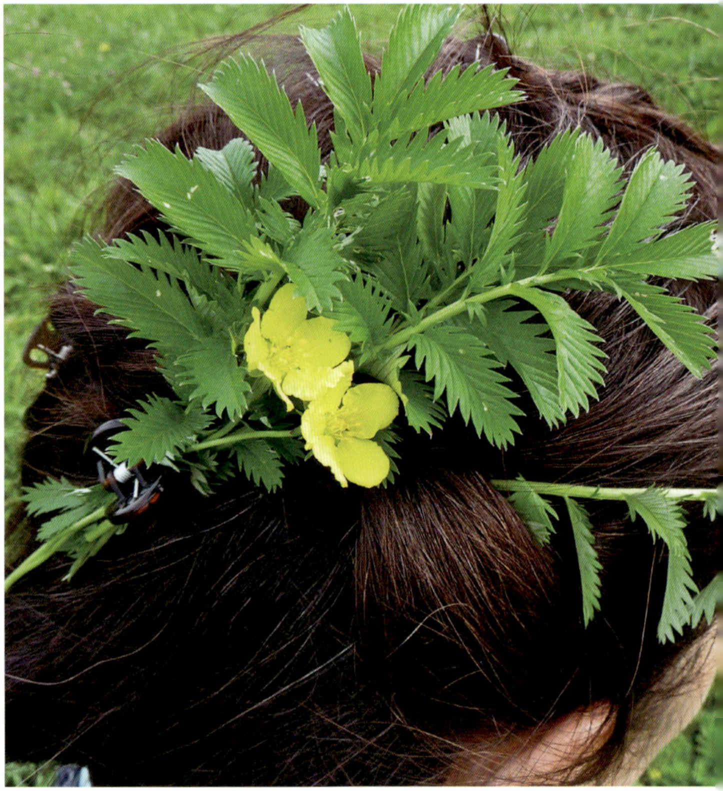

▲ *Und wann regnet es endlich?*

➤ *Gänsefingerkraut im Haar entkrampft alle Gedanken – beste Voraussetzung für eine erfolgreiche Ernte*

Schwelgen im Überfluss

Für die Römer war ein *Augustus* ein Mensch, der vom Geist der Großen Göttin erfüllt war. *Augur* nannten sie ursprünglich eine *Seherin* oder einen *Seher*, die herausfinden sollten, ob ein Vorhaben den Göttinnen und Göttern angenehm sei. Der römische Kaiser *Augustus* verehrte noch zu Beginn seiner Amtszeit die Große Muttergöttin als Nationalgöttin und ließ verbreiten, dass er von ihr seinen Titel verliehen bekommen habe. Später wurde der Monat August nach ihm benannt, denn er wollte ja Julius Cäsar und dessen Juli in nichts nachstehen.

August ist der *Erntemonat*. Jetzt ziehen die Mähdrescher über die Felder und fahren das reife Getreide ein. Vor Tausenden von Jahren feierten die Menschen diese Erntezeit mit ihren Erd- und Erntegöttinnen, die das Füllhorn über ihnen ausschütteten: Demeter, Ceres, Macha mit den goldenen Haaren, Diana, Tiamat, Ishthar und wie sie noch hießen. Die Iren tanzten um die Statue von Lammas, der Getreidemutter. So wie damals schwelgen wir auch heute in frischen Früchten, wir genießen Zucchini und Gurken, Broccoli und Blumenkohl, Kartoffeln und Tomaten – alles gibt es direkt aus dem Garten oder frisch und knackig vom Markt. Leichte mineralstoffreiche Kost für heiße Sommertage, die meist auch Ferientage sind. Die Heilpflanzen haben im Lauf des Sommers viel Sonne getankt und gespeichert und enthalten jetzt die höchste Konzentration an Wirkstoffen und ätherischen Ölen. In alten Zeiten sammelten die heilkundigen Kräuterfrauen ihre pflanzliche Hausapotheke für ein ganzes Jahr zwischen dem Vollmond im August und dem Vollmond im September, Frauendreißiger hieß diese Zeitspanne. Der 15. August, Mariä Himmelfahrt, ist noch heute ein Tag, an dem die kunstvoll gebundenen Kräutersträuße geweiht und mit der Kraft der Göttin aufgeladen werden. Mariä Himmelfahrt war in vorchristlicher Zeit der Kräutertag Freyas, die uns im Juni begegnet ist.

Die Tage sind heiß. Hitzegrade im August sind Kältegrade im Januar, sagt eine alte Bauernregel. Ein heißes Hochdruckwetter herrscht an den Hundstagen, benannt nach dem Sternbild des Großen Hundes, das von Ende Juli bis Ende August am Nachthimmel zu sehen ist. Ein Stern daraus, der Sirius, ist ab Ende August der hellste Stern in der Morgendämmerung. Vielleicht können Sie ihn ja am Südosthimmel entdecken, wenn Sie eine laue Sommernacht im Freien verbringen oder früh aufstehen. In den Augustnächten stehen die Chancen gut, Sternschnuppen zu erhaschen. Im Gras liegend mit freiem Blick zum Himmel können Sie vielleicht welche fangen – und sich etwas wünschen. Das ist schwer in unserer Zeit, in der wir doch fast wunschlos glücklich sind, zumindest was äußere Güter betrifft. Glückshormone produzieren wir jedenfalls zuhauf im August.

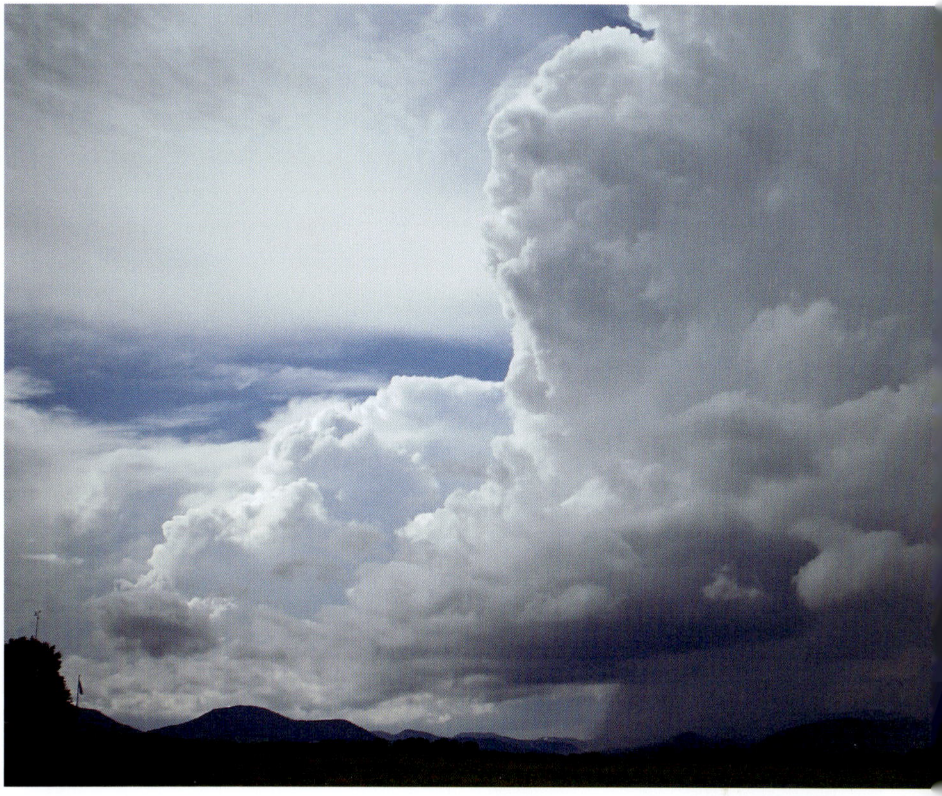

▲ *Mächtige Gewitterwolken künden Abkühlung nach einem schwülen Tag an – erkennen wir hier Amaterasus Bruder …?*

Amaterasu – Göttin der Sonne

Amaterasu Omikami, die am *Himmel Leuchtende,* ist die Sonnengöttin der japanischen Shinto-Religion. Sie wachte über die Erde und das Wachsen der Reisfelder. Amaterasu wird zumeist als schöne, lächelnde Frau dargestellt. Sie beschützt Frauen vor körperlicher Gewalt und bestrahlt mit ihrem inneren Leuchten die Welt. Sie ist auch die Göttin des Ackerbaues und des Webens. Sie zeigt den Menschen, wie man Reis anbaut und Seide spinnt. Ihre Symbole sind daher die Seidenraupe, ein achtseitiger Spiegel, der in jedem ihrer Tempel steht, sowie die aufgehende Sonne, die man nach wie vor als Zeichen der Göttin auf der japanischen Flagge findet.

Japaner erzählen sich, dass Amaterasus Bruder, der Gott des Meeres und der Stürme, eifersüchtig war, weil sie mehr Macht besaß als er. Er schikanierte sie, zertrampelte die frisch gepflanzten Reisfelder des Himmels, hinterließ seine Fäkalien im Inneren ihres Tempels und beleidigte ihre Priesterinnen auf grässliche Art. Erbost floh Amaterasu in eine Höhle und weigerte sich, wieder herauszukommen. Es wurde dunkel, kalt und unwirtlich auf der Erde, nichts konnte mehr wachsen, es herrschten endlose Nacht und Chaos. Achthundert Gottheiten versuchten, sie aus der Höhle herauszulocken, doch ohne Erfolg. Schließlich nahm ihr göttlicher Vater sechs riesige Bögen, band sie zusammen und schuf so die erste Harfe. Auf ihr spielte er wunderschöne Melodien.

Von dieser Musik angelockt erschien die Göttin des Frohsinns und des Tanzes, *Ameno Uzume*. Hingerissen von der Harfenmusik begann sie, auf einem umgedrehten Waschzuber zu tanzen. Ihre Füße schlugen einen wilden Trommelrhythmus, sie scherzte, hob ihren Kimono, warf ihre Kleider von sich und manche erzählen sogar, sie habe vor aller Augen mit ihren Geschlechtsteilen gespielt. Die Götter lachten und klatschten laut johlend in die Hände und wurden immer ausgelassener.

Amaterasu wollte sehen, was da vor sich ging, schaute neugierig aus ihrer Höhle heraus und im gleichen Moment erstrahlte die Welt im Licht, denn vor dem Höhleneingang hatten die listigen Götter einen Bronzespiegel aufgestellt. Fasziniert von diesem Leuchten, das sie nie zuvor gesehen hatte, beschloss die Sonnengöttin, auf die Erde zurückzukehren: Die Sonne wurde wieder sichtund spürbar, Blumen und Pflanzen begannen zu wachsen, das Leben erneuerte sich. Die Götter aber beschlossen, fortan Gesang, Tanz und Gelächter zu pflegen, damit die Sonnengöttin nie mehr in ihrer Höhle verschwand.

Pflanzen – und was sie uns sagen

In der Wärme der Sonne duftet es würzig nach Kräutern. Ihre Heilkraft strömt dem Spaziergänger förmlich entgegen und öffnet den Atem und das Gemüt. Der Garten tanzt in kräftigen Farben, feuriges Rot und leuchtendes Gelb herrschen vor in seinen Blüten. In der Augusthitze reifen die Samen. In das Grün der Landschaft mischt sich mehr und mehr das Braun der abgeernteten Felder.

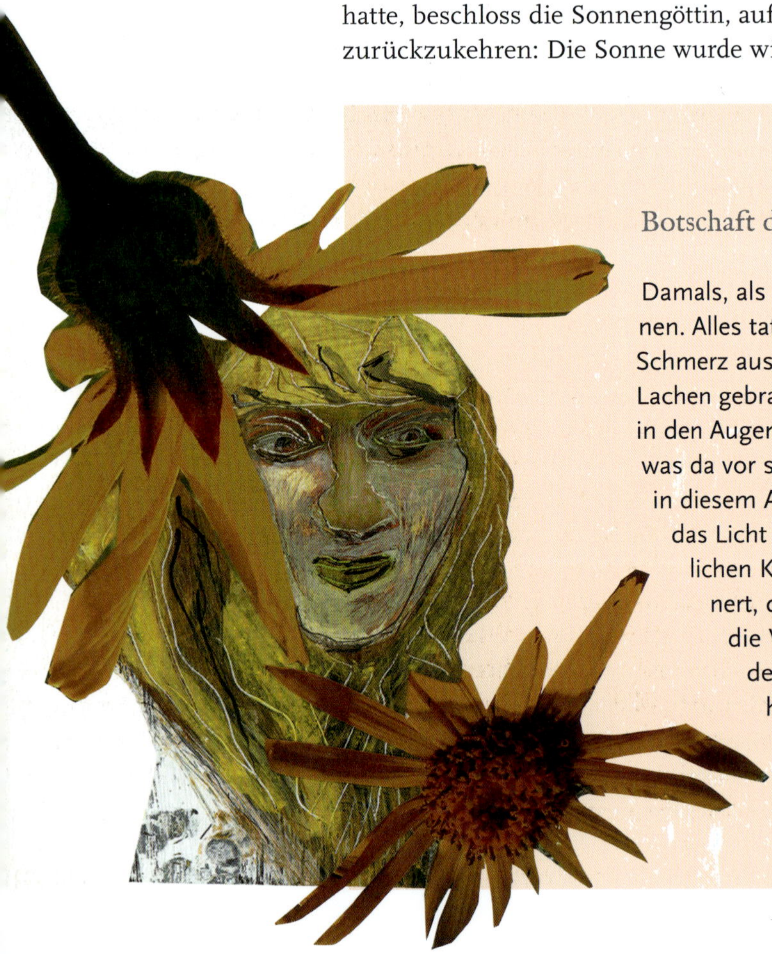

Botschaft der Amaterasu

Damals, als mein Bruder mich so beleidigt hatte, wollte ich nicht mehr scheinen. Alles tat mir weh, die Höhle war der einzige Ort, an dem ich meinen Schmerz aushalten konnte. Zum Glück kam Ameno Uzume und hat alle zum Lachen gebracht. Dieses Lachen hat mich neugierig gemacht. Noch mit Tränen in den Augen wollte ich nur ein kleines bisschen um die Ecke linsen und sehen, was da vor sich geht. Die Geschichte erzählt, es seien die Spiegel gewesen, die in diesem Augenblick mein Licht über die Erde schickten. In Wirklichkeit war es das Licht meiner Erkenntnis: Ameno Uzume hat mir die Quelle ihrer persönlichen Kraft gezeigt. Und mich an meine erinnert. Sie hat mich daran erinnert, dass es das ***fröhliche Spiel mit der Liebe*** ist, durch das Leben in die Welt kommt. Mit der Liebe verbunden ist das ***Lachen***, das tief aus dem Bauch kommt und uns so richtig schüttelt. Es macht ***Mut*** und hilft, jeden Schmerz zu überwinden. ***Humor*** ist eine heilende Kraft und Sexualität eine Quelle der ***Lebensfreude***. Komm, lass uns gemeinsam scherzen und lachen, lass uns erzählen, was uns berührt, lass uns heilende Freude spüren. Als Göttin und als Frau.

Arnika (*Arnica montana*)

Die Blüte der Arnika ist ein kleines Abbild der großen Sonne und sie blüht, wenn die Tage am längsten sind. Die dottergelben Zungenblüten mit drei Strahlen sind charakteristisch. Die Pflanze wächst am liebsten in den Bergen in voller Sonne auf sauren, mageren Böden.

Arnika ist mehrjährig und überdauert die strengen Bergwinter, indem sie ihre Kraft in einen Wurzelstock zurückzieht. Ihre vielen Namen verraten, wie sehr sie als Heilpflanze geschätzt wird. *Bergwohlverleih* soll bedeuten *Wohl vor Leid*. Manche sehen in den Blüten die gelben Augen des Wolfes leuchten. *Kraftwurz* nennen sie die Kräuterkundigen in den Alpen. Als *Wundkraut* zaubert sie bei schlecht heilenden Verletzungen einen guten Wundverschluss herbei und beschleunigt die Heilung. Auch Wunden nach Zahnextraktion oder Operationen bluten mit ihrer Hilfe spärlicher, schmerzen weniger und heilen besser.

Das *Fallkraut* hilft bei Verletzungen, die wir uns beim Fallen zuziehen – egal ob beim Sport, beim Wandern oder beim Arbeiten. Immer ist es ein Fall für Arnika. Heute sprechen wir von „stumpfen Verletzungen", Sportverletzungen wie Verstauchungen, Prellungen, Blutergüssen oder Zerrungen. Den Schrecken, der damit verbunden ist, behebt das *Schreckkraut* gleich mit. Alte Herren schnupften ihr Pulver als *Tabaksblume* oder rauchten sie zusammen mit Huflattich und Königskerzenblüten als *Bergtabak*. Frauen, die sich mit Wetterzauber auskannten, warfen die *Donnerwurz* ins Herdfeuer, wenn ein Gewitter bedrohlich nahe kam: „Steck Arnika an, steck Arnika an, damit sich das Wetter scheiden kann!"

Botschaft der Arnika

Vielleicht hältst Du mich für eingebildet, wenn ich sage: Ich heile alles, was Dich umgehauen hat! In allen meinen Zellen steckt die ***Kraft der Sonne*** und die gebe ich an Dich weiter. Ich leiste ***erste Hilfe***, wenn Du einen riesigen ***Schrecken*** bekommen hast. Ich mache den Weg frei, damit Du Dich wieder als Ganzes fühlen kannst. Deine Lebensenergie wird wieder gleichmäßig fließen zwischen allen Körperteilen und Organen und Du wirst Dein ***inneres Gleichgewicht*** wieder finden. Eine Überraschung habe ich noch für Dich: Ich bringe einen ganz bodenständigen ***Humor*** in Dir zum Vorschein, mit dem Du unerwarteten Erfahrungen begegnen kannst. Dann lachen wir gemeinsam über das Geschehene und setzen die ***Heilkraft*** tief in Dir wieder frei. So habe ich es von der Sonnengöttin gelernt.

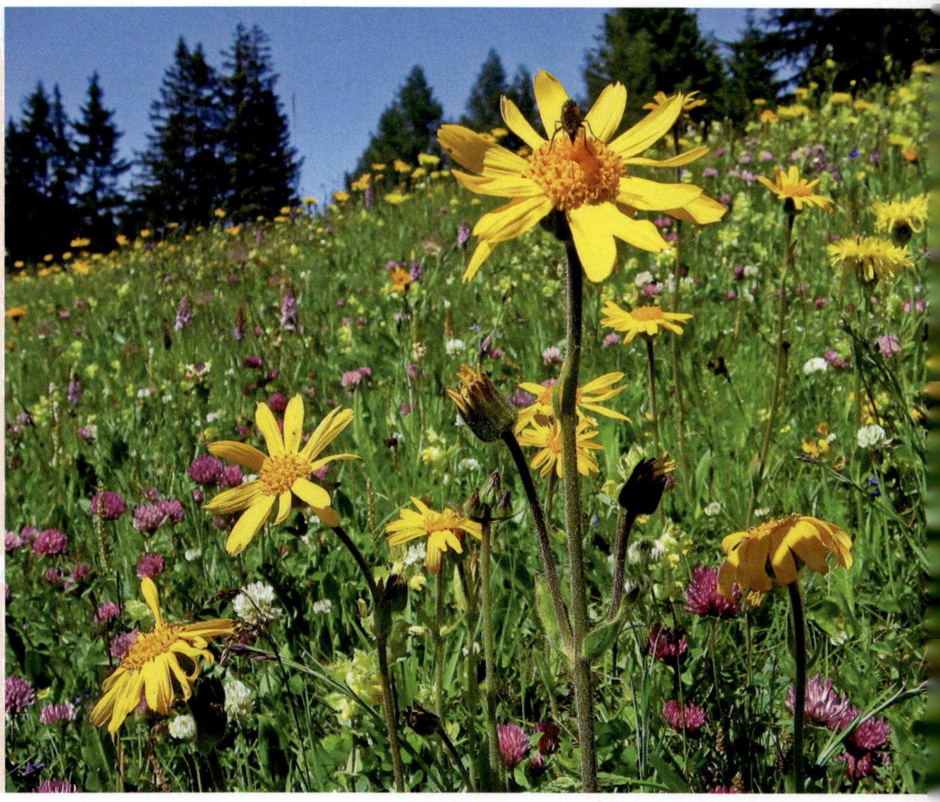

▼ *Eine Bergwiesen-Apotheke: Was gibt es Schöneres?*

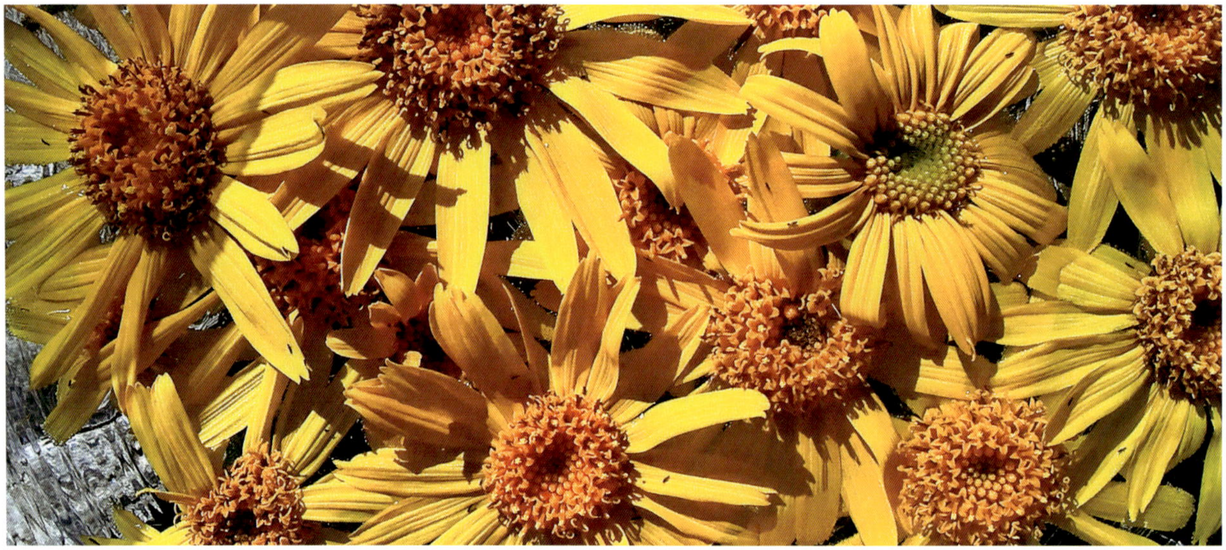

➤ *Lauter Arnika-Sonnenräder – pure Sonnenkraft*

WOHLFÜHL-TIPP

Den körpereigenen Reparaturservice aktivieren: Arnikatinktur lindert Schmerzen, desinfiziert, hemmt Entzündungen und lässt Wunden schnell und sauber heilen. Außerdem fördert sie die Durchblutung, regeneriert das Gewebe und lässt es abschwellen – auch nach Knochenbrüchen. Die für Blutergüsse typische Verfärbung von blau nach gelb und grün unterbleibt. Rasch bemerkbar macht sich zudem die intensive schmerzstillende Wirkung.

Die Tinktur sollte vor der Verwendung immer im Verhältnis 1:5 mit Wasser verdünnt werden. Wenn die Schleimhäute im Mund und Rachen entzündet oder gereizt sind, regt das Gurgeln mit verdünnter Arnikatinktur die Durchblutung an und steigert die Abwehrkraft der Schleimhäute. Da Arnika innerlich eine leichte Giftwirkung auf Herz und Kreislauf entfalten kann, darf es nur homöopathisch eingenommen werden.

In jede Hausapotheke

... und in jeden Wanderrucksack, jede Sporttasche, jeden Reisekoffer, jeden Strandkorb: Dorthin gehören Arnika-Globuli. Sie sind erste Hilfe und Basismittel bei jeder Art von Verletzungen und bei Schockzuständen. Egal ob bei Kindern oder Erwachsenen.

Wer zu wenig trainiert und deswegen Angst hat vor Muskelkater, kann Arnika C30-Globuli vor großen Anstrengungen einnehmen und wird schmerzfrei bleiben. Denn Arnika entspannt das Gewebe, macht es geschmeidig. C1000 erleichtert die Nachwirkungen von Marathonläufen oder vergleichbaren Anstrengungen. Die Heilkraft der Pflanze unterstützt den gesamten Bewegungsapparat, damit er auch bei hoher Belastung gesund bleibt. Vor und nach Operationen oder Zahn-Extraktionen können Sie Arnika D12-Globuli einnehmen. Sie mindern die Schmerzen und Nachblutungen und sorgen für eine schnelle Wundheilung.

Botschaft des Eisenkrauts

Meine Blüten sind so zart wie die Tränen meiner Göttin, meine Stängel hart wie Eisen. Jede Blüte zeigt dir, dass Du die großen Dinge eher durch Sein erreichen kannst als durch Tun. ***Ich bin*** – und blühe. Ich helfe Dir, Deine Kräfte klug einzuteilen. Erst wenn Dein Herz ruhig schlägt, ***setze Deine Talente gezielt ein.*** Voller ***Konzentration*** und mit ***klarem Kopf.*** Dann gelingt Dir alles. Und Du begegnest Dir, den anderen und dem Leben voller ***Begeisterung.***

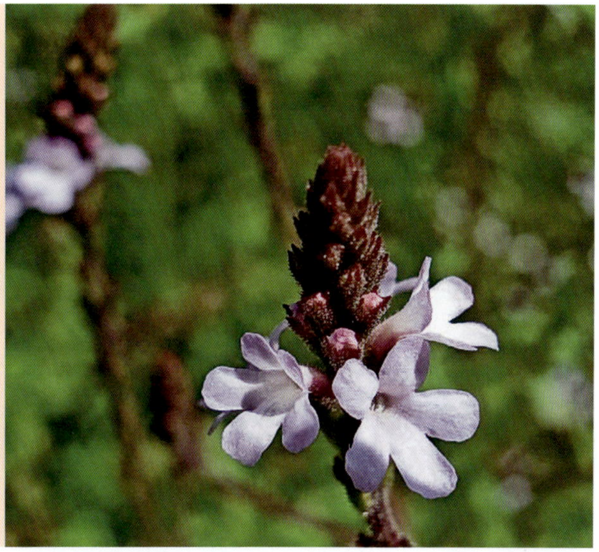

◄ *Die ganze Schönheit der Eisenkraut-Blüte erkennen wir am besten mit einer Lupe: überwältigend*

Eisenkraut (Verbena officinalis)

Verbena bedeutet *Altarsteinfeger*. Mit Eisenkraut reinigten die Römer die steinernen Altäre Jupiters und nannten es *herba sacra*, also *heiliges Kraut*. Eisenkraut stand in dem Ruf, eine friedliche Beilegung von Konflikten zu gewährleisten. Griechische und auch römische Botschafter trugen das *Diplomatenkraut* bei sich und taten damit ihre friedliche Absicht kund. Die Druiden tranken es als *Druidenkraut*, um ihre Zauberkraft zu stärken und seherische Fähigkeiten zu erlangen. Bei Zeremonien trugen sie eine Krone aus Eisenkraut, die Lug und Trug fernhielt.

Schmiede härteten das Eisen (althochdeutsch: Isen) in einem Eisenkrautsud. Außerdem sollte das Eisenkraut durch seine magischen Kräfte wie eine Tarnkappe vor Verletzungen durch Eisenwaffen schützen und Verwundungen schnell wieder heilen lassen. Als *Tränen der Isis* war diese Pflanze eine Verkörperung dieser großen ägyptischen Göttin, deren Verehrung durch die Römer bis nach Mitteleuropa gelangt war. Vor 2000 Jahren besprengten die Gastwirte ihre Tische mit Eisenkrautwasser, damit die Gäste zu fröhlichen Zechern wurden …

REZEPTE

Wunden heilen: Eisenkraut ist auch heute noch ein gutes Wundheilmittel. Zerdrücken Sie einfach ein frisch gepflücktes Blatt und reiben Sie den austretenden Pflanzensaft um die Wunde herum. Oder Sie bereiten sich einen Absud aus Eisenkraut (2 TL auf 125 ml Wasser, 10 Min. ziehen lassen), tauchen eine Mullkompresse hinein, drücken sie gut aus und legen sie auf die Wunde. Bei kleinen Wunden, Ekzemen, Juckreiz oder Sonnenbrand bringt die Kompresse Erleichterung. Auch einen strapazierten Babypopo mit einer Windeldermatitis können Sie mit dem Absud reinigen.
Tee: 1 TL auf 250 ml Wasser, 10 Min. ziehen lassen. Der Tee ist ein Geheimtipp für Moderatoren, Redner oder Sänger. Durch Gurgeln befreit er Schleimhäute und Stimmbänder von zähem Schleim, hilft gegen lästiges Räuspern und bringt eine klare Stimme.

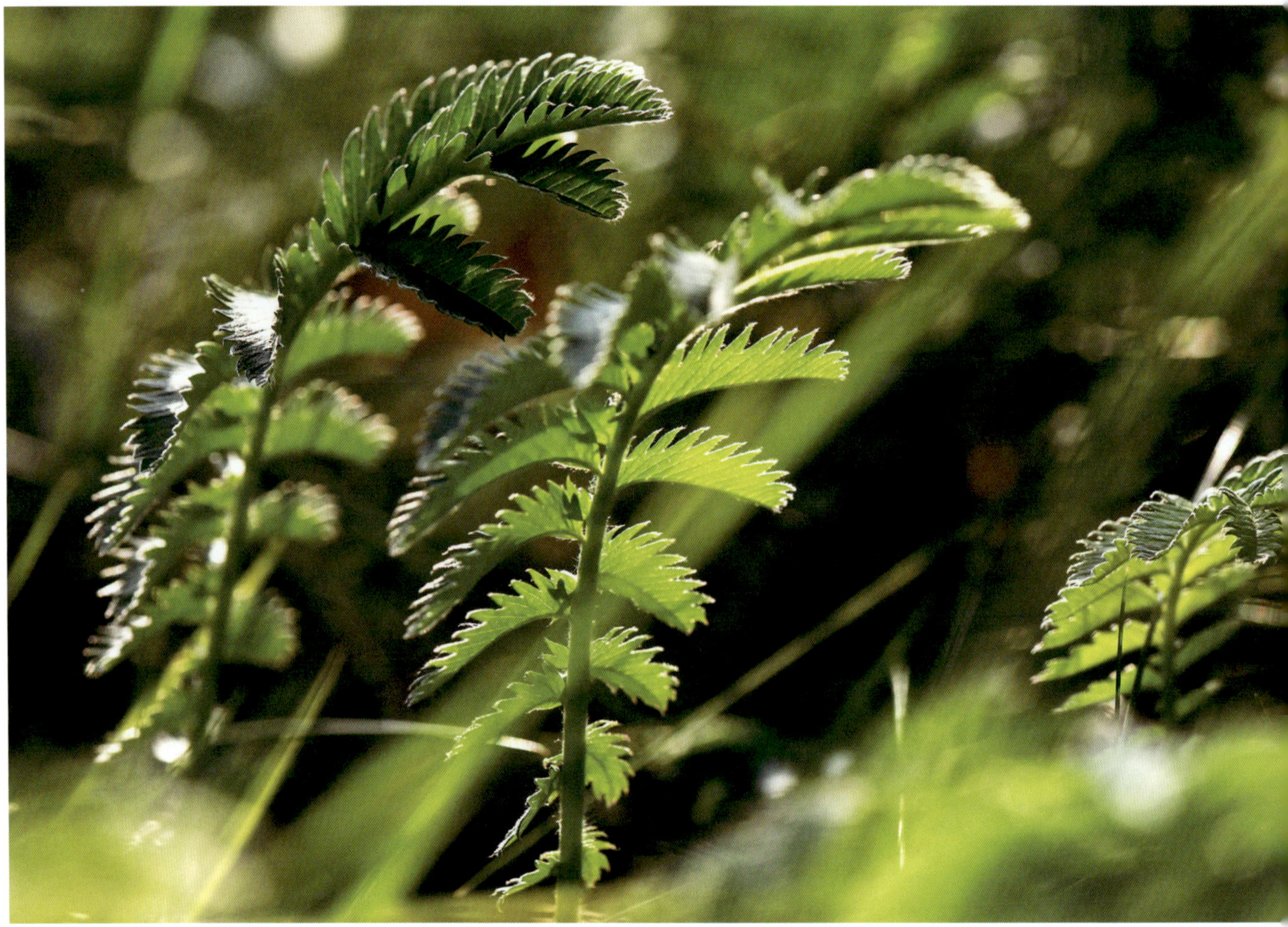

➤ *Die Blätter des Gänsefingerkrauts: Streichelstationen für Feen und Elfen*

Gänsefingerkraut (*Potentilla anserina*)

Potentilla heißt *kraftvolle Pflanze*. *Gänsefingerkraut* erinnert daran, dass diese Pflanze gern an Plätzen wuchs, auf denen die Gänse (lateinisch *anser*) grasten. Gänse fressen einfach alles weg, was grün ist. Nur das widerstandsfähige Gänsefingerkraut mit seinen langen Ausläufern und den sonnig gelben Blüten überlebte unter ihren Füßen. *Silberkraut* heißt es wegen der silbrigen Unterseite der Blätter. Geschichtenerzähler berichten, dass Feen im Mondenschein liebend gern ihren Rücken an diesem weichen silbrigen Flaum reiben.

Auf ähnlich sanfte Art löst das *Krampfkraut* alle Krämpfe, egal ob im Kopf bei Migräne, im Brustkorb bei Husten oder Asthma, im Bauch bei Magenverstimmung, im Becken bei Menstruationsschmerzen oder in den Waden bei nächtlichen Wadenkrämpfen. Mit einem normalen Tee zu gurgeln hilft gegen Mundfäule und festigt wackelnde Zähne.

Die *Anserine* ist auch heute noch häufig zu finden und bildet saftige grüne Flockenteppiche an Weg- und Waldrändern. Mit ihren langen Ausläufern erreicht sie immer ein geeignetes Plätzchen zum Verwurzeln.

Botschaft des Gänsefingerkrauts

Ist Dir aufgefallen, wie schön ich bin? Ich meine nicht nur meine wunderschön rhythmisch gewachsenen und gezackten Blätter, sondern auch meine fünf sonnengelben Blütenblätter. Sie lachen Dich an. Jedes von ihnen habe ich mit besonderen Kräften ausgestattet. Eines ist – wie mein Name – voller ***Kraft***, potentia. Das zweite ist wie ich: voller ***Liebe***, amore. Das Dritte bringt Dir ***Freude***. Das Vierte das ***Lachen***. Und das fünfte zeigt Dir die ***Weisheit der Natur***. Nimm mich mit und Du wirst all das Schöne erleben. Manch einer hat mit mir in der Hosentasche begeisternde Reden gehalten. Du glaubst das nicht? Du hast doch gehört, ich löse alle Krämpfe. Nicht nur in Deinem Körper – auch in Deinen Gedanken und Gefühlen. Da verschwindet das „Ich kann das nicht" und wird zu ***„Ich kann das!"*** Ich mache Dich locker, löse Dein Lampenfieber und entkrampfe Deine Zunge. Denke nur an das, was Du sagen willst und nicht an die anderen. Rede über Deine Botschaft. Einfach so, total befreit. Und freue Dich als erstes über Dich – und erst danach über Applaus.

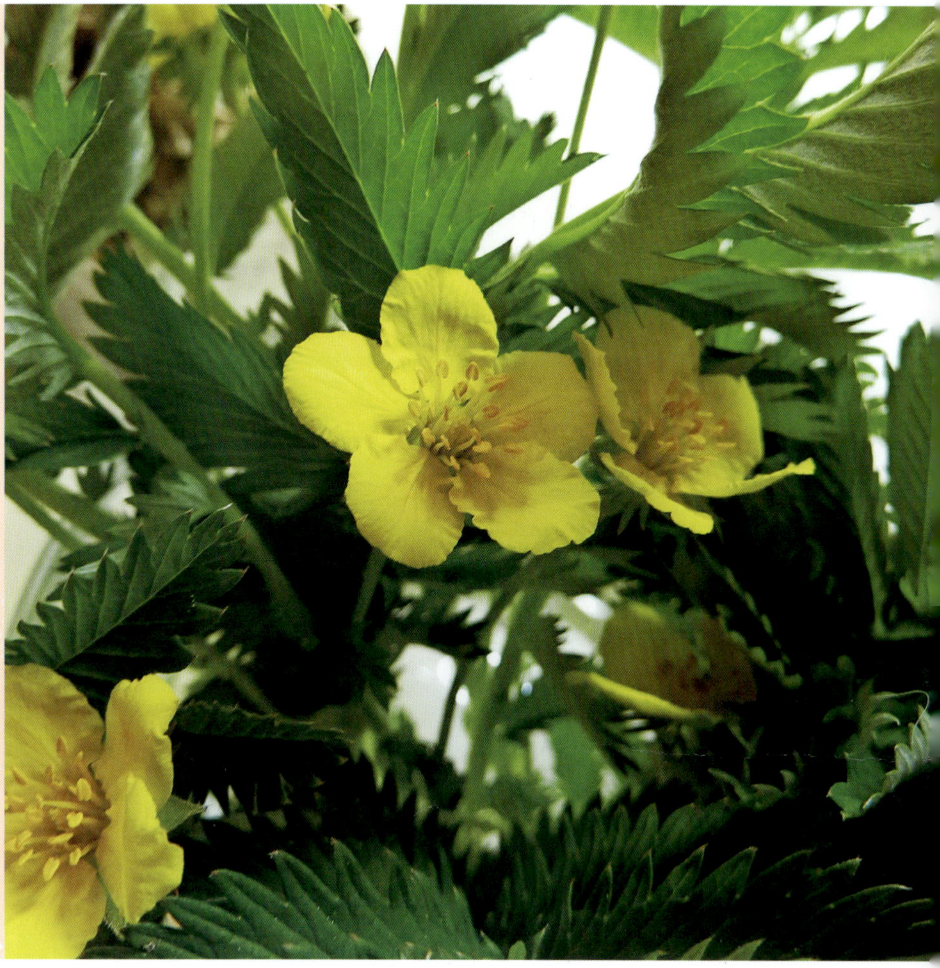

▲ *Die sonnengelben Blüten strahlen es aus: Kraft, Freude, Liebe, Lachen und Weisheit.*

REZEPT

Tee: Je frischer die Pflanze, je gelber die Blüten, umso besser wirkt und schmeckt der Tee. Suchen Sie deshalb im Sommer ein Plätzchen, auf dem das Gänsefingerkraut kräftig und gesund wächst und Sie es bei Bedarf frisch ernten können. Legen Sie sich auch einen Vorrat für den Winter an, hängen Sie ein Büschel im Schatten zum Trocknen auf.

Das Gänsefingerkraut entfaltet seine Wirkung besonders gut, wenn es mit ein wenig Milch (gerne auch Ziegenmilch) gekocht wird, weil sich der krampflösende Bestandteil in dem Fett der Milch besser löst als in Wasser. Geben Sie 1-2 EL Gänsefingerkraut in eine Mischung aus 125 ml Milch und 125 ml Wasser, kochen Sie alles zusammen auf, lassen Sie es etwa 5 Min. lang auf der Herdplatte ziehen. Danach sieben Sie ab und schlürfen den Tee vorsichtig. Das hilft bei allen Krämpfen. Wenn Sie den Tee schon wenige Tage vor Einsetzen der Menstruation trinken, wird sie viel leichter verlaufen.

Esche (Fraxinus excelsior)

Fraxinus leitet sich vom griechischen *phrasso* ab und bedeutet *umzäunen*. Junge Eschenstäbe waren gute und haltbare Zaunpfähle. Im *excelsior* wird das hohe, *aufragende* Wachstum und das *erhabene* Erscheinungsbild der Esche festgehalten. Ortsnamen wie Eschenbach und Aschau lassen sich auf diese Baumart zurückführen.

Die Esche wächst überall in Europa und liebt feuchte Standorte. Aus schwarzen Knospen wachsen im frühen Frühjahr violette Blüten. Die Blätter treiben erst aus, wenn der Winter vorbei ist und kein Frost mehr droht. Ist die Esche früher dran als die Eiche, so sagt eine alte Bauernregel einen heißen und trockenen Sommer voraus. Gewinnt die Eiche diesen „Wettbewerb", so wird der Sommer ziemlich nass. 7-15 Fiederblättchen bilden zusammen ein Eschenblatt. Die Früchte sind geflügelt und hängen in Büscheln an den Ästen des *Vogelzungenbaumes*.

Er ist eine Pflanze der Sonne und wächst schlank und aufrecht dem Himmel entgegen. Kein anderer Baum fängt das Licht auf so leichte Art ein wie die Esche. Kein anderes Laub spielt so vergnügt mit Wind und Sonnenstrahlen. Ihr Blätterrauschen erzählt von der Zukunft. Der Schatten unter einer Esche ist sehr hell und licht und lädt

➤ *Alles an der Esche ist luftig und leicht: auch ihre Früchte.*

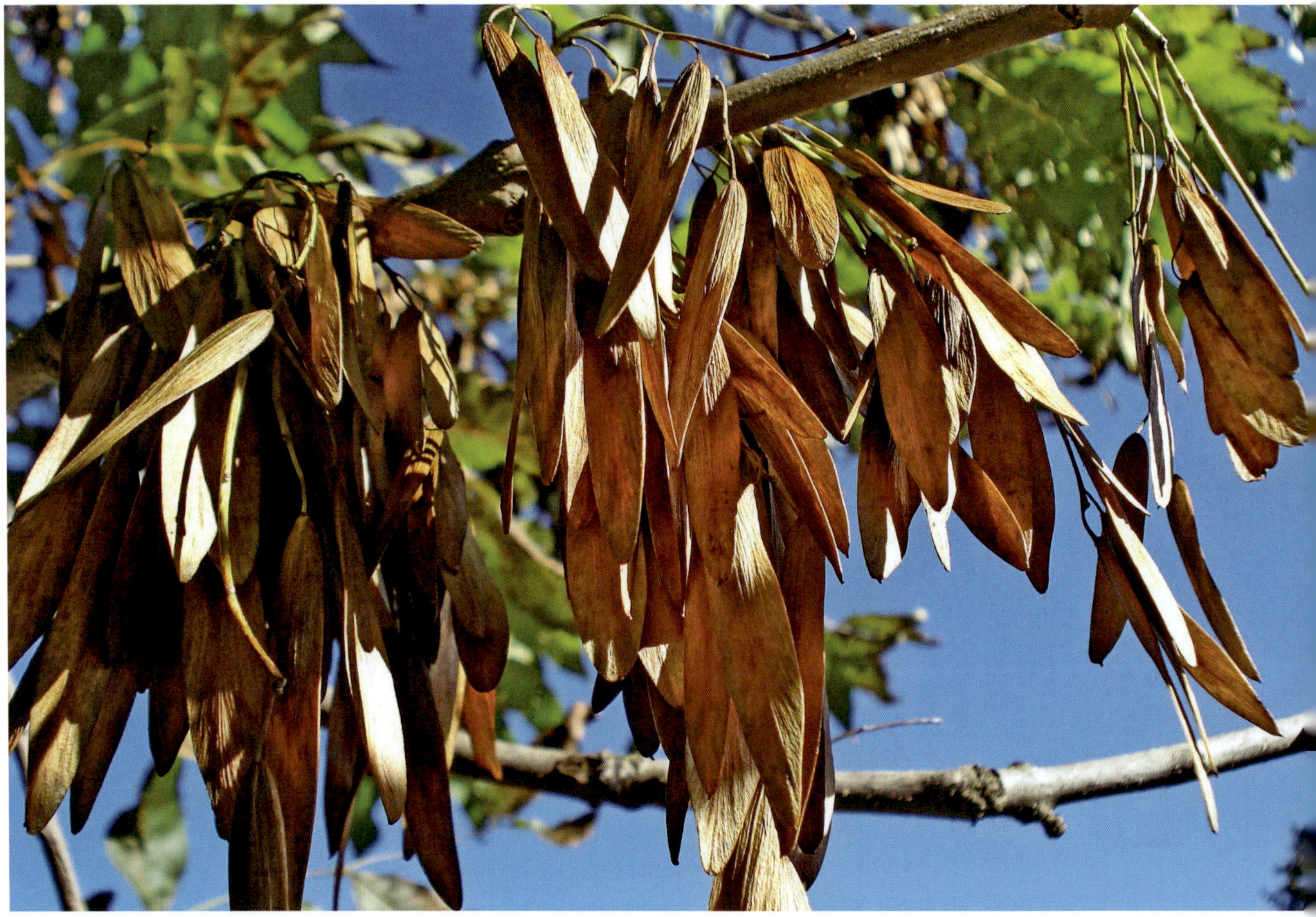

zum Verweilen ein. Das Holz atmet im Wind. Die germanische Sage berichtet, dass die ersten Menschen aus der Esche geschaffen wurden. Odin hauchte einem Eschenzweig, den er am Strand gefunden hatte, seinen Atem ein und er schuf den ersten Mann, *Askr*. Aus einer Ulme erwuchs auf die gleiche Art *Embla*, die erste Frau. Der griechische Gott Zeus erschuf ein ganzes Menschgeschlecht aus dem Holz der Manna-Esche, die im Mittelmeergebiet zu Hause ist.

Ask bedeutet *Speer*. Ein Eschenspeer war das Attribut eines siegreichen Kämpfers. Der Gott Odin besaß einen Lichtspeer, der aus Eschenholz geschnitzt war. Odin hing neun Tage und Nächte kopfunter am Eschenbaum, empfing dabei die magischen Runen und erlangte das Licht höchster Erkenntnis. Das elastische und leichte Holz des *Bogenbaumes* war sehr begehrt für Pfeil und Bogen. Es ist sehr zäh, federt ausgezeichnet und ist sehr strapazierfähig. Aus ihm wurden Werkzeugstiele gefertigt, die Achsen von Kutschen, Skier und sogar die ersten Flugzeuge.

Das Holz, das als Waffe so verletzen kann, kann ebenso gut heilen. Der Saft aus der frischen Rinde des *Wundbaumes* verschließt Wunden und gibt neue Lebenskraft. Abkochungen aus der Rinde regen die Nieren an, entsäuern und entwässern den Körper. Auch lindern sie rheumatische Schmerzen.

Botschaft der Esche

Möchtest Du einen Speer aus Licht Dein Eigen nennen, so setze Dich zu mir. Lehne Deinen Rücken an meinen Stamm und spüre. Ich richte Dich auf, Deine Wirbelsäule wird ohne Anstrengung ganz gerade. Ein gutes Gefühl? Kopf hoch, hebe den Blick in meine Krone und spüre, fühle, sehe, atme, rieche die Leichtigkeit. Tanze mit meinen Blättern, fange die Sonnenstrahlen, spiele mit dem Wind und sieh das Licht in tausend Variationen.

Klettere durch meine Äste, hinauf und hinunter, halt Dich gut fest und lasse Dich gleichzeitig fallen. Meine Äste halten Dich wie eine elastische Feder und setzen Dich sanft auf der Erde wieder ab. Schließe Deine Augen und sieh mein inneres Licht. Forme einen Speer aus Licht daraus. Er zeigt Dir, wie einmalig Du bist. Nutze ihn weise. Du wirst merken, dass er Deine ***Fantasie*** anregt, Dich auf neue Ideen bringt, Deine ***Intuition*** stärkt, Dich inspiriert, belebt und mit ***Tatkraft*** versorgt. Er macht es Dir leicht, zu leben.

Magische Esche

Da Eschenholz sehr leicht ist, wurden früher Boote daraus gebaut. War das Boot aus einem anderen Holz, so nahmen die Seefahrer und Fischer wenigstens ein Stückchen Eschenholz mit aufs Wasser: um nicht unterzugehen ... Ein ins Hemd eingenähter Eschensplitter schützte vor Verletzungen. Machtvolle Druidenstäbe aus dem Holz waren wunderschön mit Sonnensymbolen verziert. Mit diesen Stäben konnten die keltischen Magier das Wetter beherrschen und Ertrinkende retten, denn als Sonnenbaum hat die Esche Macht über das Wasser. In Schottland glaubte man, dass die Esche die Fruchtbarkeit fördere und hängte Zweige über dem Bett auf. Den Babys gab man zur Begrüßung auf dieser Erde einen Schluck Eschenrindensaft zu trinken – noch vor der Muttermilch. Als besonders heil- und zauberkräftig galten die Zweige, die nach Osten schauen: der aufgehenden Sonne entgegen. Ihnen sprach man Macht über viele Krankheiten zu.

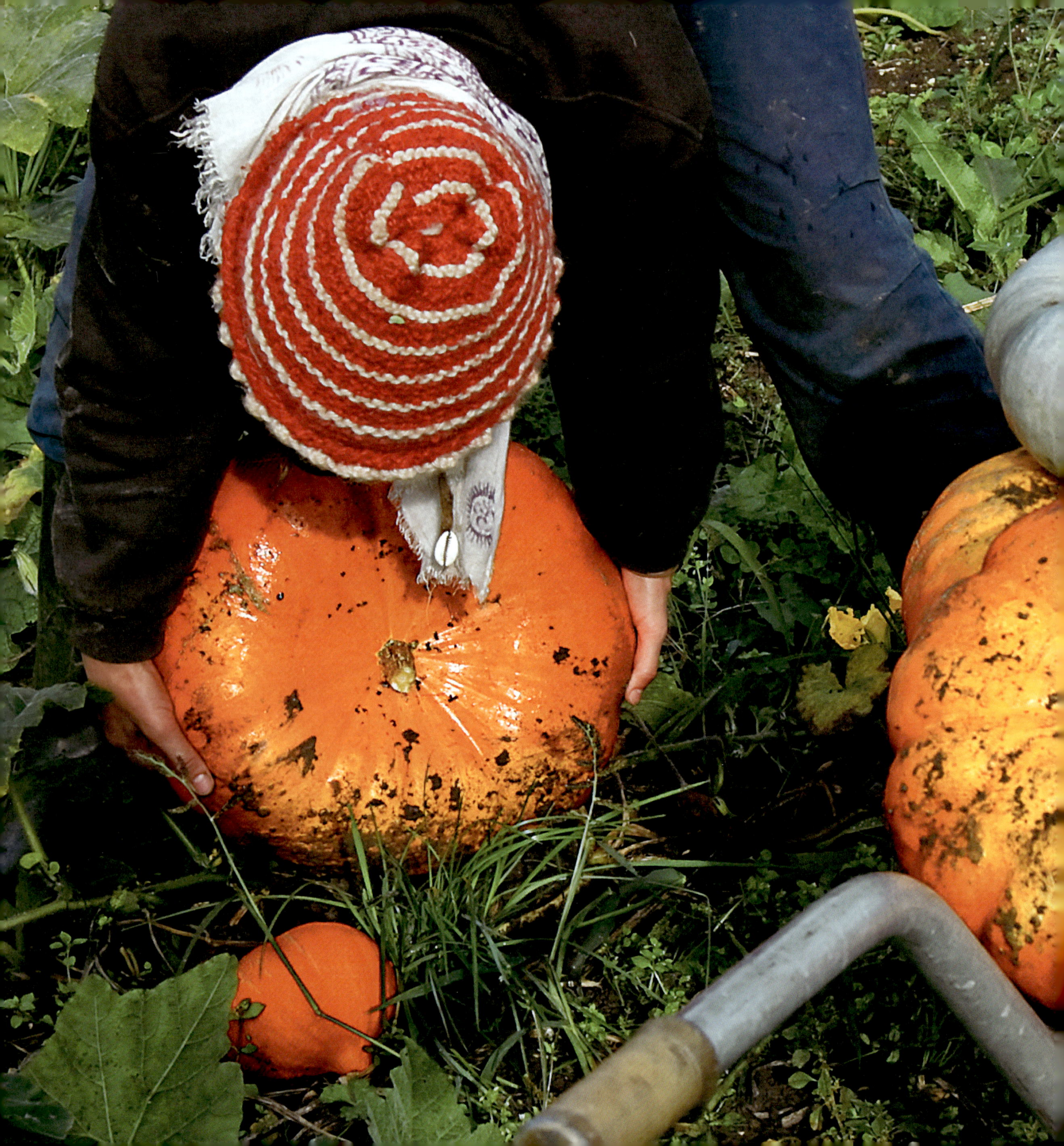

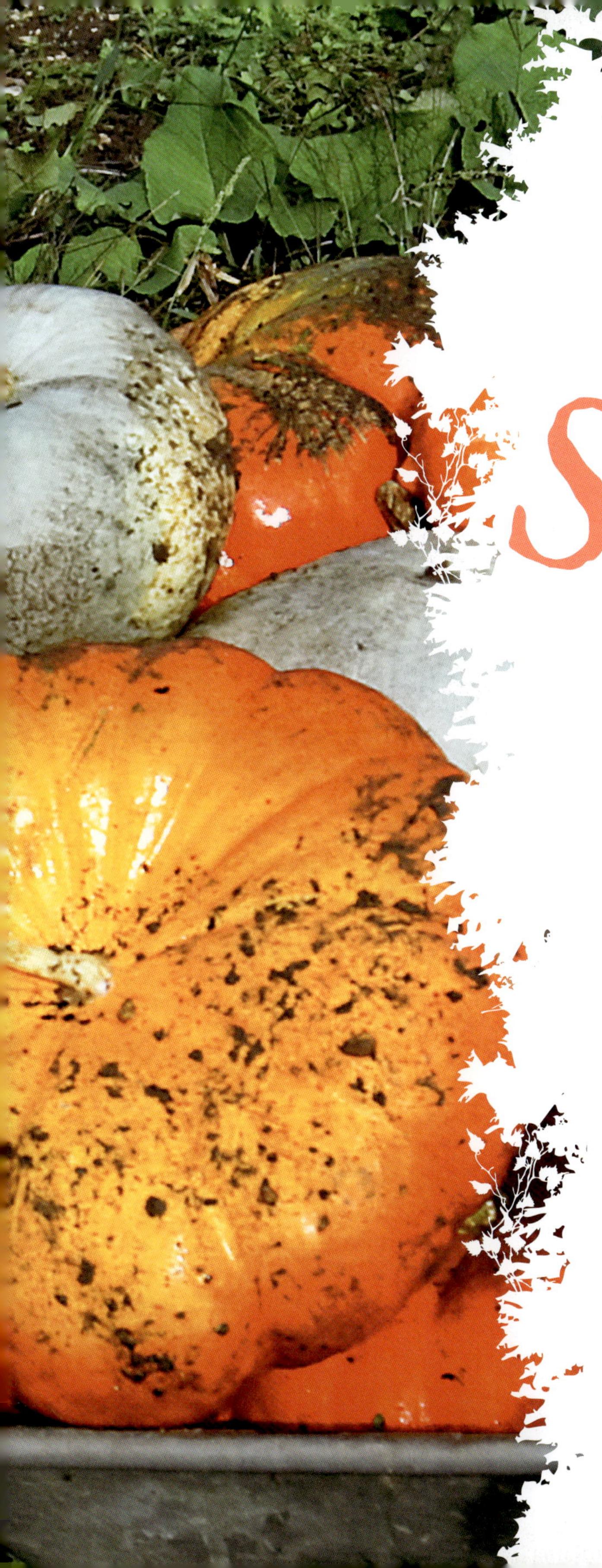

September

Wärmende Fülle erleben

Wie viele Kerne in einem Apfel sind,
lässt sich leicht zählen, aber nicht,
wie viele Äpfel in einem Kern.

Ken Kesey,
amerikanischer Schriftsteller (1935-2001)

Sanftes Licht hüllt uns ein

September ist der *Füllemonat* und bringt Beeren, Trauben, Früchte, Nüsse, Samen in Hülle und Fülle. Die Hitze des Sommers ist vorüber, die Temperaturen sind angenehm warm und mild, die Luftfeuchtigkeit ist wieder erträglicher. Sanftes, volles Licht bringt Fotografen und Maler ins Schwärmen. Das Leben verläuft wieder in ruhigeren Bahnen, warme Sonnentage laden zum Entspannen und Genießen ein. Am Morgen ist das Gras voller Tautropfen, die lange bleiben. Sie sind Aufforderung für die Spinnen, ihre Netze zu weben und sie als graue Haare der Herbstgöttin über das Grün zu streuen: Voller Schönheit ist so ein Altweibersommer.

Die Laubblätter machen sich klein, damit die Kraft der letzten warmen Sonnenstrahlen Aroma und Farbe in die Früchte treiben können. Das Blattgrün ist müde geworden und weicht sonnigem Gelb, Orange oder Rot. Die Natur zeigt alles, was sie an Formen und Farben zu bieten hat: rote Weißdornbeeren, blaue Weintrauben, orangefarbige Kürbisse, glänzende Hagebutten, grünbläuliche Pflaumen, pralle Birnen und knackige Äpfel. Die Äste der Bäume und Sträucher neigen sich unter dem Gewicht des Herbstes zu Boden. Es ist Erntezeit.

Samen haben Saison. In braunen Hüllen ist das Geheimnis um den Fortbestand der nächsten Generation herangereift. Geballtes Wissen ist auf kleinstem Raum kreativ verpackt. Um die Samen zu verbreiten, hat sich die Natur so einiges einfallen lassen: Löwenzahn und andere Korbblütler gleiten mittels Fallschirm in die weite Welt, die Waldrebe mit ihrem zottigen Haarkleid vertraut sich ebenfalls dem Wind an, Odermennig und Klette haken sich an Hosenbeinen und Tierfellen fest, Springkräuter katapultieren bei der kleinsten Berührung ihre Samen meterweit, die Samen der Sumpfdotter-

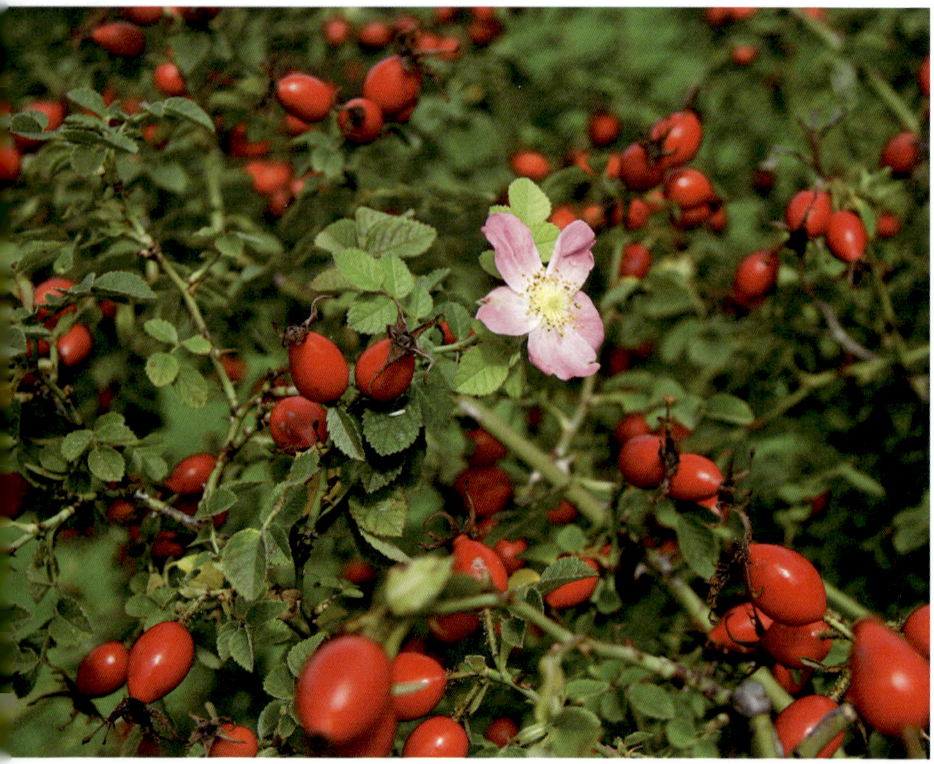

▼ Heckenrosen-Schätze – geballte Samenkraft voller Gesundheit

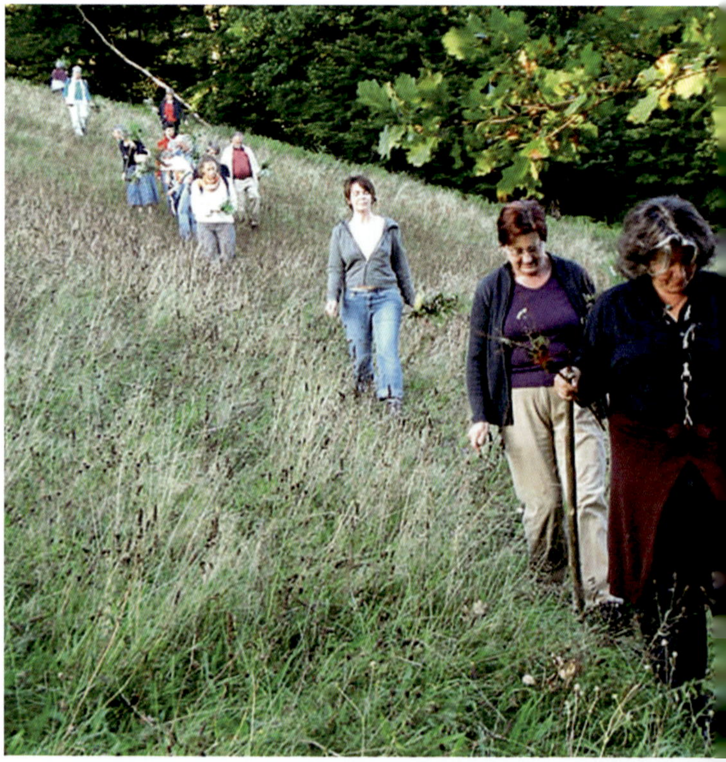

➤ Die Heilkraft der Gemeinschaft: im Gänsemarsch durch Wiesen und Wald

blume schwimmen auf dem Wasser bis zum nächsten Sumpf, der Wegerich klebt seine Samen an die Schuhsohlen der Spaziergänger.

Für die Knöterichgewächse ist jetzt die Zeit gekommen: Sie blühen in voller Pracht. Der nur wenige Zentimeter hohe Vogelknöterich mit seinen klitzekleinen weißen Blütchen blüht genauso lustvoll wie der meterhohe Japanknöterich mit seinen keck in die Luft stehenden weißen Rispenblüten. Der sich schlängelnde Windenknöterich versteckt den kahlen Beton der Autobahnwände unter seinen cremefarbenen Blütensträngen. Die Zaunwinde hat die Höhen von Zäunen, Hecken und Brombeersträuchern erklommen und lässt die weißesten Trichterblüten aller Zeiten aus den alten Sträuchern hervorleuchten.

Es ist eine ganz besondere Septemberluft, die in der Dämmerstunde zum Spazierengehen lockt. Voller Wärme trägt sie die verschiedensten Düfte des Tages herbei: von heruntergefallenem Obst, frischer Erde, den spät gemähten Wiesen oder vom großen indischen Springkraut, das sich durch seinen balsamischen Geruch schon bemerkbar macht, ehe es zu sehen ist.

Holle – die große Muttergöttin

Noch immer kennt sie jedes Kind: Frau Holle. Sie hat überlebt – wenigstens im Märchen. Sie ist eine germanische Erd- und Himmelsgöttin, weise Frau und allgegenwärtige Mutter. Als Himmelskönigin regiert sie über die Elemente, das Wetter, die Jahreszeiten. Die Germanen erzählten sich, dass die Sonne scheint, wenn sie ihr Haar kämmt; die Welt in Nebel gehüllt ist, wenn sie kocht; es regnet, wenn sie ihre Schleier wäscht und Schnee fällt, wenn sie ihre Betten ausschüttelt. Und die Schäfchenwolken, die manchmal am blauen Himmel zu sehen sind, stammen aus ihrer großen Schafherde. Die Menschen verehren in ihr die Güte der Mutter Erde und das strahlende Licht des Himmels.

Holla ist die Herrin der Spinnerinnen. Wurden in den Spinnstuben ihre Gesetze eingehalten, zeigte sie sich wahrlich *hold*, freundlich, gütig und mild und ihre Geschenke verwandelten sich oft in Gold. Achteten die Menschen nicht auf ihre Gebote, konnte sie auch sehr *unhold*, streng und böse sein.

Holla wohnt auch als Hel, als Erdgöttin, im Inneren des Berges, in Höhlen. Brunnen, Teiche und Quellen führen zu ihrem Reich in die Unterwelt. An diesen heiligen Stätten wurde die Göttin verehrt und gefeiert. Wasser aus diesen Quellen beseitigte die Unfruchtbarkeit und später wurden die Babys hier „abgeholt". Wer zu ihr in den Brunnen stieg, wurde gesund und glücklich.

Ihr Name bedeutet soviel wie die *Strahlende*. Wer Holla zu einem Fest, zum Beispiel zur Herbst-Tag-und-Nacht-Gleiche Ende September einladen will, stelle weiße Speisen für die Göttin hin, zum Beispiel eine Schale mit Milch.

▼ Ist da eines von Holles Schäfchen ausgebüchst?

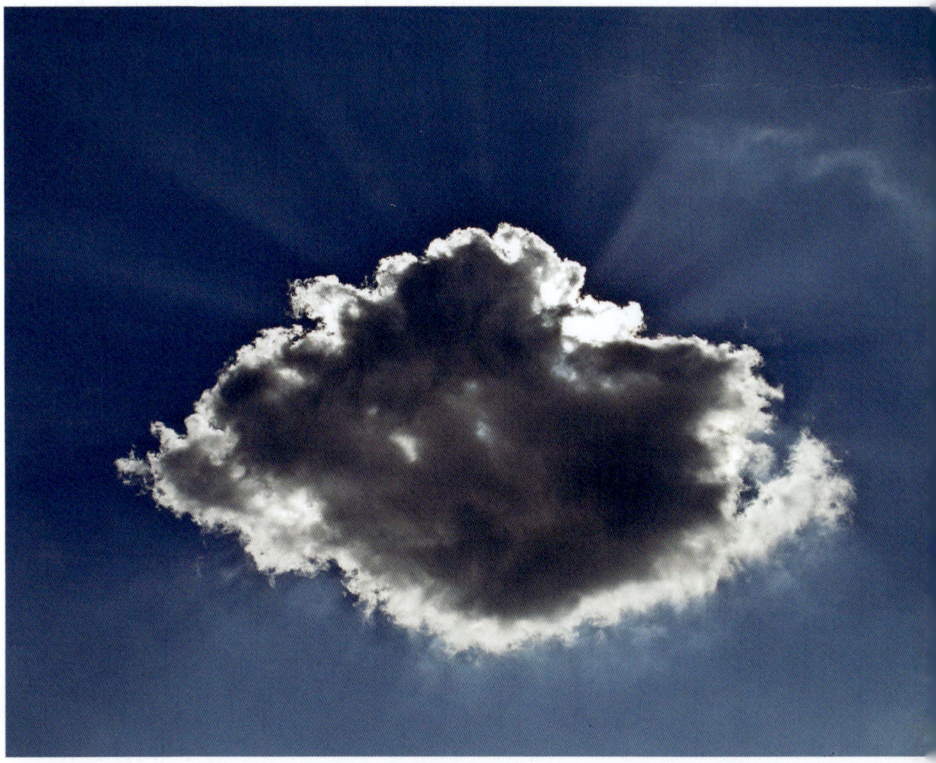

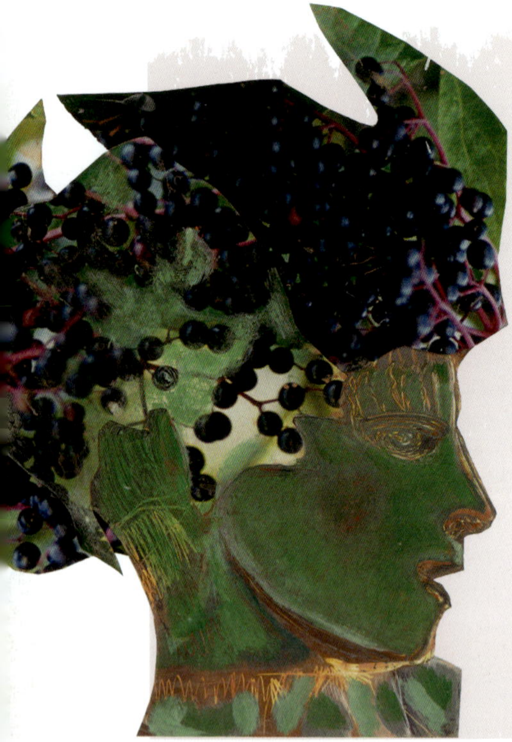

Botschaft der Holle

Ich bin uralt. Vielleicht sogar älter als die Zeit. Und deswegen bin ich immer im genau richtigen Alter, um Dir beizustehen, wenn Du Hilfe brauchst. Wenn Du einmal nicht weißt, wer Du bist, was Du tun kannst, welche ***Entscheidung*** die richtige ist, dann komm zu mir. Du findest mich in einem Brunnen, an einer Quelle, im Holunderbusch oder zwischen heruntergefallenen Laubblättern. Ich komme auch zu Dir in Dein Büro, setze mich auf Deinen Schreibtisch und ... nun, aufräumen musst Du schon selbst. Ich bin dazu da, um Dich an Deine ureigene Kraft zu erinnern, an Dein ***Urvertrauen***. Ich weiß, dass Du Quellen genauso liebst wie ich. Und dass Du – so wie ich – eine unermüdlich sprudelnde Quelle tief in Dir hast. Du hast sie nur vergessen. Zu dieser Quelle gehen wir jetzt zusammen und Du badest so lange darin, wie es Dir guttut und Du voller neuer Kraft bist. Schließe dafür ruhig Deine Augen, ich passe schon auf, dass währenddessen niemand kommt. Später begleite ich Dich noch ein wenig durch Deinen Alltag, und Du wirst sehen, dass Du wieder das gute Gespür für den ***richtigen Schritt im richtigen Augenblick*** bekommst.

Wenn sie dann noch ein Lied hört, vielleicht sogar einen Jodler mit *holla-drio*, kommt sie besonders gerne. Am nächsten Morgen erkennen Sie ihre Spuren: die Spinnennetze des Altweibersommers sind in Wirklichkeit das Haar der alternden Erdgöttin, die sie bei ihrem Rückzug in die Erde verloren hat.

Das uralte Märchen der Brüder Grimm von Frau Holle zeigt sie als Herrin der Jahreszeiten: Die Goldmarie erwacht auf einer Frühlingswiese, holt das Brot aus frischem Sommerkorn aus dem Ofen, erntet im Herbst die reifen Äpfel und schüttelt im Winter die Betten aus, damit es auf Erden schneit. Goldmarie ist auf einer Einweihungsreise: Sie wäscht im Brunnen ihre blutige Spindel, ein Bild für ihre erste Menstruation, mit der sie sich an die Göttin wendet. Sie wird eingeführt in die weiblichen Künste der Liebe und Erotik (Frühlingswiese), des Ackerbaus (Brot), der Pflanzenzucht (Apfelbaum) und des Wettermachens (Betten schütteln). Auf diesem Weg wird sie von der Göttin genährt mit „Gesottenem und Gebratenem". Gold ist das Metall der Sonnengöttin, mit dem sie Erkenntnis und Lebensweisheit verschenkt. Die Pechmarie dagegen ist diesen Weg nicht aus eigenen Stücken gegangen, sie wurde von der Mutter geschickt. Deshalb war sie noch nicht reif, die Segnungen der Göttin zu empfangen.

Pflanzen – und was sie uns sagen

Im September können wir die Vielfalt der Samen und ihrer genialen Verpackung bewundern. Jede Pflanze lässt sich Zauberhaftes einfallen, wie sie all ihr Wissen über Fortpflanzung und Anpassung in unzählige kleinere oder größere Pakete schnürt, damit sie gut gerüstet die kalte Jahreszeit überstehen. So manch ein Frühlingsblüher erfreut unser Herz an diesen kürzeren Tagen noch einmal mit einer Blüte und erinnert an den Mai.

Botschaft des Holunders

Nenn mich doch einfach ***Holler***, das gefällt mir. Immer schon waren wir Hollerbüsche „Leibwächter" für Euch Menschen und haben für Euer Wohlergehen gesorgt. Unsere Frühlingsblätter reinigen noch immer Dein Blut, unsere Sommerblüten stärken Deine ***Lebenskräfte*** und die Septemberbeeren sind ein Gesundheitsvorrat für den Winter. Wenn Du das Leben aus der Holla-Holler-Perspektive anschaust, machst Du aus jedem Problem ein Projekt und siehst die ***Möglichkeiten*** darin. Das klappt gut. Und den ***Mut zum Handeln*** bekommst Du gleich mit. Ich begleite Dich und bin immer da, wenn Du mich brauchst. Grüße mich doch mit einem Lächeln, wenn Du das nächste Mal an mir vorübergehst.

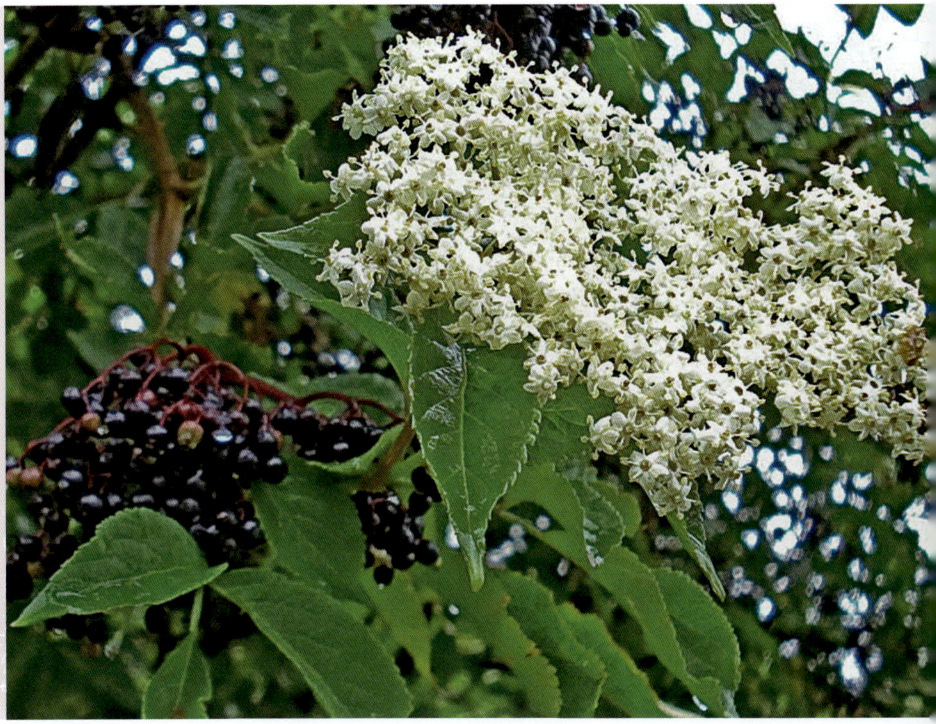

▲ *Manchmal blüht und fruchtet es geheimnisvollerweise gleichzeitig, im Holle-Hollerbusch.*

Holunder (Sambucus nigra)

Die Römer haben das weiße, leichte Mark aus den Holunderzweigen herausgestoßen und aus diesen Röhren Flöten geschnitzt, die ähnlich wie Panflöten aussahen. Auf ihnen spielte der Wind. Sie wurden *Sambucus* genannt.

Die Büsche wachsen gerne in der Nähe der Menschen und brauchen keine besondere Pflege. Sie suchen sich selbst ihren Platz, auf dem sie wachsen wollen und breiten sich dort schnell und raumgreifend aus. Besonders lieben sie die Nähe zum Komposthaufen und spenden ihm Schatten. Holunder kann mit dem sauren Regen und mit Umweltverschmutzung besser umgehen als andere, größere Bäume.

So ein Holunderbusch sieht immer irgendwie alt aus. Knorrige und auseinanderstrebende Äste laden dazu ein, die Fantasie spielen zu lassen und Märchen und Mythen zu lauschen. Kein Wunder, dass er immer schon als Wohnsitz der Göttin Holle angesehen wurde. Wie die Göttin, so ist auch ihr Busch gleichzeitig alt und jung: aus der alten, knorrigen, mit Warzen und Flechten übersäten Rinde treiben neue junge, vitale Zweige. Ein blühender Holunderbusch ist ein einziger riesiger Blumenstrauß. Die hellen Blüten spiegeln Licht und Kraft der jungen Himmelsgöttin, die dunklen, schwarzen *(nigra)* Beeren ihren Aspekt als alte und weise Herrin der Unterwelt. Rohe Beeren sind leicht giftig, getrocknet oder gekocht aber sehr heilsam.

Nicht nur bei uns, auch in Dänemark und anderen nördlichen Ländern verehrten die Menschen Frau Holle als guten Schutzgeist in den Zweigen des Holunderbusches. Sie schützte vor Feuer, Seuchen und jeglichem Unheil und schaute jeden Abend durch die Fenster, um zu prüfen, ob alles in Ordnung war. Ein Holunderbusch war Hausapotheke und Notrufzentrale in einem.

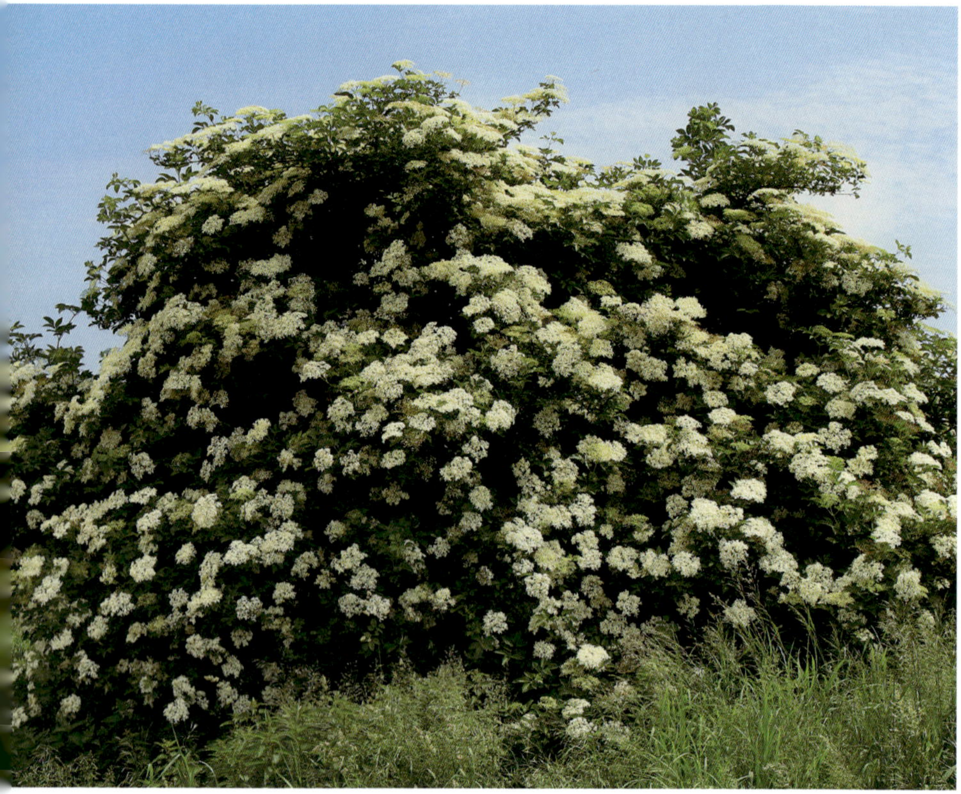

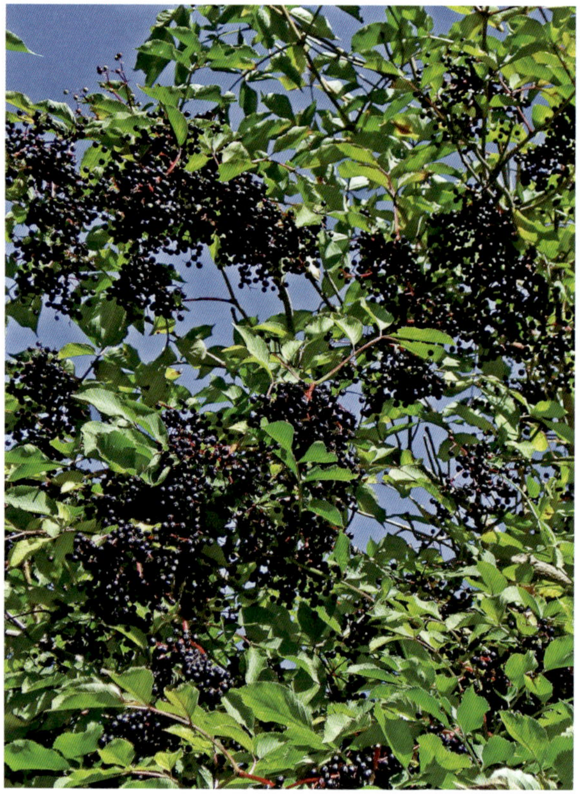

▲ Der Holunderbusch ist eine sich immer wieder selbst erneuernde Hausapotheke.

➤ Dieser Anblick erfreut die Herzen von Menschen und Vögeln.

REZEPTE

Holunderküchle: Die weißen Blüten schmecken im Juni köstlich in Pfannkuchenteig ausgebacken. Halten Sie einen Holunderblütenstand an seinem Stängel, tauchen ihn kräftig in einen normalen Pfannkuchenteig und braten ihn in heißem Fett aus. Bevor Sie dieses Küchle wenden, schneiden Sie mit einer Schere die überstehenden Stängelanteile ab. Jetzt können Sie das Holunderküchle leicht auch auf der anderen Seite fertig backen.
Tee: Ein Tee (1 TL getrocknete Holunderblüten mit 250 ml heißem Wasser übergießen, 5 Min. zugedeckt ziehen lassen) aus Holunderblüten beugt Erkältungen vor, befreit verstopfte Nasen, vertreibt Kopfschmerzen und senkt das Fieber. Vor einem Saunabesuch getrunken, erleichtert Holunderblütentee das Schwitzen. Kalt gewordener Tee ist ein gutes Gesichtswasser für die zarte Haut um die Augen herum. Sind die Augen müde von viel zu viel Bildschirmarbeit, tauchen Sie Wattebäuschen in den kalten Tee und legen Sie sie für zehn Minuten auf die geschlossenen Augenlider. Sommersprossen wurden auch Hollersprossen genannt: Sie verschwinden, wenn sie mit dem Tee bestrichen werden.
Saft: Der dunkelviolette Saft aus den Beeren garantiert die Versorgung des Körpers mit Vitaminen in der kalten Jahreszeit, stärkt die Abwehrkräfte und schützt vor Ansteckung. Als Radikalfänger stärkt er Herz und Kreislauf. Wird der Saft bei Herpesinfektionen direkt auf die Bläschen getupft, nimmt er die Schmerzen und fördert das Abheilen.

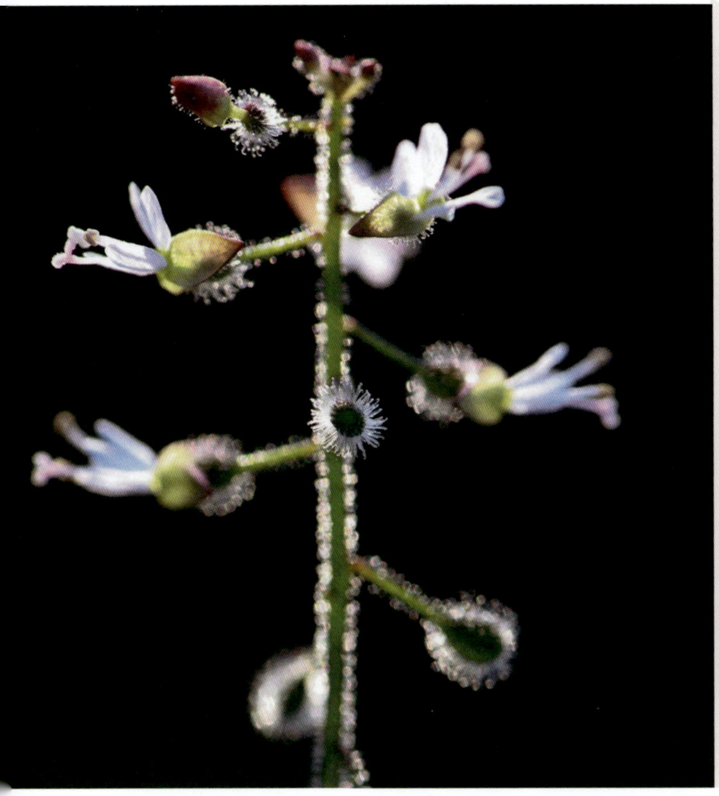

Botschaft des Hexenkrautes

Spürst Du etwas von dem Zauber, der von mir ausgeht? Ahnst Du etwas von jenen zauberhaften Welten, in denen ich zu Hause bin? Errätst Du, was mich so stark macht? Errätst Du, was mich so sorglos stimmt? Errätst Du etwas von meiner Wildheit? Was glaubst Du, ist das Geheimnis meiner zauberhaften Blüten? Komm, ich erzähle es Dir. Ich verführe Dich ein bisschen und zeige Dir Deinen eigenen ***Zauber***, Deinen ureigenen ***Charme***. Es ist so einfach. Ich verbinde Dich mit Teilen von Dir, die Dir verloren gegangen sind. Das ist Deine zarte Seite, Deine fröhliche Seite, einfach ***Lebensfreude***, oder all das zusammen. Verbinde, was Du als Gegensatz empfindest und spüre den Zauber des Gelingens. Sei Dir selbst treu und Du wirst unwiderstehlich sein. Spiele das Spiel des Lebens – so wie ich.

Großes Hexenkraut (*Circaea lutetiana*)

Es weht ein Geheimnis um dieses Hexenkraut. Es wächst so häufig in unseren schattigen Wäldern, meist direkt am Waldrand – und doch kennt es kaum einer. Dabei ist es eine Schönheit. Die klitzekleinen Blüten, weiß wie Lilien, zart wie Elfen, fragil wie Schneeflocken, laden ein zum Staunen. Täglich erblühen sie neu, täglich werden daraus Früchte, die aussehen wie kleine Kletten, besetzt mit hakigen Haaren und bereit, mit dem Fell eines Tieres auf Wanderschaft zu gehen. Die Blätter sind dunkelgrün und rau, die Wurzeln dünn, weiß, zerbrechlich wie Glas – und doch unterwandern sie den ganzen Waldrand. Diese Pflanze ist sehr viel zäher, als sie erscheint.

Circe war eine Tochter des Sonnengottes und wohnte auf einer Insel östlich des griechischen Festlandes. Sie verzauberte all ihre Besucher in Tiere. Bekannt ist die Geschichte von den Gefährten des Odysseus, die sie in Schweine verwandelte. Odysseus selbst widerstand, denn Hermes, der Götterbote, brachte ihm rechtzeitig ein Kraut mit milchig weißen Blüten, das ihn vor den Zauberkünsten der Circe bewahrte. Dieses Kraut soll eines der Hexenkräuter gewesen sein. Zwar nicht *ver*zaubert, aber wohl doch *be*zaubert blieb Odysseus immerhin noch ein ganzes Jahr bei Circe.

Diese Kunst, jemanden zu *bezirzen*, ihn mit Charme zu umgarnen und einzuwickeln, ist später bis nach Paris gedrungen, denn – das wissen alle Asterix-Fans – *Lutetia* ist der nach Circe benannte alte Name von Paris. Das Hexenkraut wurde niemals als Heilpflanze genutzt. Und doch ist es in ganz Europa bekannt und in vielen Sprachen mit zauberhaften Namen benannt.

◄ Die wunderbare Ästhetik des Hexenkrautes: Jede Blüte, jeder Samen ist ein filigranes Kunstwerk.

Hirtentäschel (Capsella bursa-pastoris)

Das Hirtentäschelkraut ist ein Unkraut, werden die meisten sagen. Es wächst zwölf Monate im Jahr, blüht das ganze Jahr hindurch und trägt immer die kleinen Früchtchen, von denen es seinen Namen bekommen hat: Sie sehen aus wie die Umhängetaschen, die früher die Hirten über ihren Stab banden. *Capsella* ist das Täschchen, *bursa* das Fell, aus dem diese Beutel der wandernden Gesellen gefertigt waren. Und *pastor* ist der Hirte. Diese Form ihrer Früchte macht das Hirtentäschelkraut unverwechselbar. Weil aber Mönche und Diebe ebenfalls mit so einem dreieckigen Beutel unterwegs waren, heißt es auch *Mönchstäschel* oder *Beuteldieb*.

Vielleicht haben Sie ja schon einmal diese kleinen Früchte gegessen, sie schmecken wie feine Nüsschen. Probieren Sie es einfach auf dem nächsten Spaziergang aus. Ein bisschen kresseartige Schärfe ist immer mit dabei. Auch getrocknet bringen sie Würze in den Salat. In der Türkei ist das Hirtentäschelkraut heute noch ein geschätztes Wildgemüse und wird *Vogelkraut* genannt. Denn Vögel lieben den Geschmack der Samen und picken sie mit großer Vorliebe aus gemischtem Vogelfutter heraus.

Die Pflanze wächst einfach überall und stellt keine Ansprüche an den Boden. Sie ist ein sogenanntes *Hungergewächs*. Nur Licht und Sonne braucht sie zum Wachsen. Sie wächst zwischen Pflastersteinen, an Wegrändern, auf Schuttplätzen und auf sonnigen Schornsteinen. Direkt auf dem Boden bildet sie eine Blattrosette, die Blätter sind kräftig gezähnt, so ähnlich wie beim Löwenzahn. Aus ihrer Mitte wächst der gerade, kräftige Stängel, an dem sofort kleine Blüten zu finden sind.

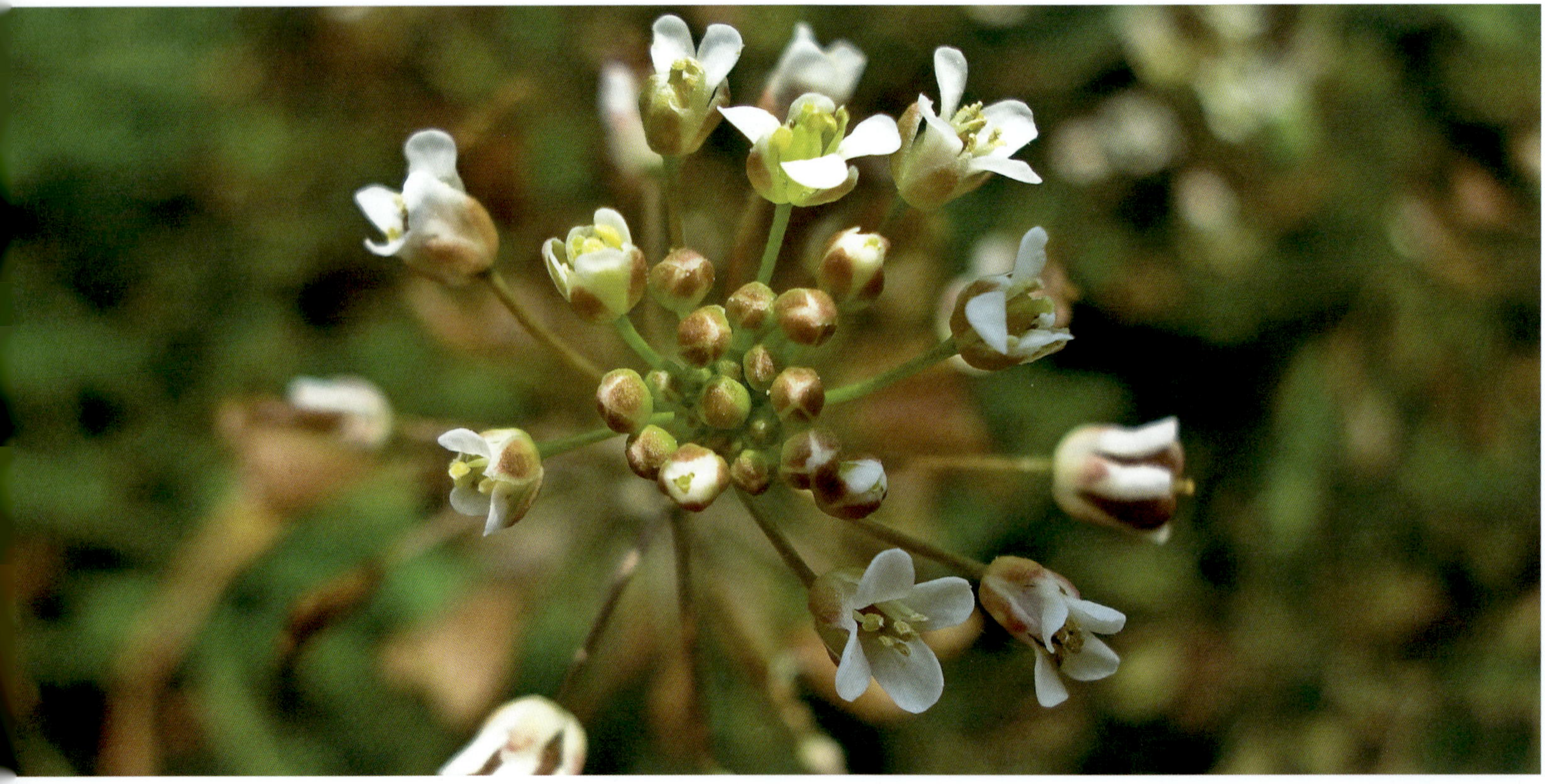

▼ Schönheit eines „Un"-Krautes. Die kleinen Milch-Blüten werden zu schmackhaften Nüsschen.

Blutungen stillen

Trinken Sie den Tee bei zu starken, zu häufigen und zu langen Menstruationsblutungen oder nehmen Sie Hirtentäscheltropfen ein (gibt es in der Apotheke). Bei starken Menstruationsblutungen können Sie schon eine Woche vor Eintritt der Periode 3-4 mal täglich 1 Tasse Tee trinken, pro Tasse übergießen Sie 1-2 TL mit 250 ml kochenden Wassers. Das hilft auch bei zu heftigen Blutungen in den Wechseljahren.

Bei Nasenbluten hilft das Kraut ebenfalls. Dazu tauchen Sie etwas Watte in einen starken Tee, drücken sie wieder aus und stopfen sie in das betroffene Nasenloch.

Bei kleineren Hautverletzungen stillt das Hirtentäschelkraut die Blutung. Bereiten Sie einen kräftigen Absud, tränken Sie damit eine Kompresse, drücken Sie sie leicht aus und legen Sie sie auf die Verletzung. Verblüffend schnell hört es auf zu bluten. Solche Kompressen können Sie auch auf blutende Hämorrhoiden legen. Nach einer Geburt gibt Hirtentäschel der Gebärmutter ihre alte Spannkraft zurück und fördert die Rückbildung.

Im Mittelalter gaben die Mütter ihren heranwachsenden Töchtern diesen Tee zu trinken, um die Lust auf zu frühe sexuelle Erfahrungen zu dämpfen.

Botschaft des Hirtentäschelkrautes

Ab und zu muss ich wirklich auf Dich aufpassen. Damit Du Dich nicht verausgabst und irgendwann völlig ausgelaugt bist. Sieh meine Früchte genau an. Gut, Du kannst sagen, sie haben die Form eines Hirtenbeutels. Aber genauso gut kannst Du sagen, dass sie die Form eines Herzens haben. Deswegen spreche ich jetzt zu Deinem Herzen. Dein Herz schlägt nur für Dich, die ganze Zeit – und wie oft denkst Du an Dein Herz? Selten? Es ist Dein Herz, das Dir Deinen Weg zeigt. Dabei kommt es nicht auf Äußeres an, Hauptsache ist, es stimmt innen drin. Schau mich an – ich ruhe in mir und meinem Herzen, egal was geschieht. Ich ***höre auf mein Herz*** und ***achte meine Bedürfnisse***. Manchmal nutze ich meinen starken ***Willen*** dafür und finde immer genügend Zeit, um alles im Leben zu genießen. Genau das kannst Du von mir lernen.

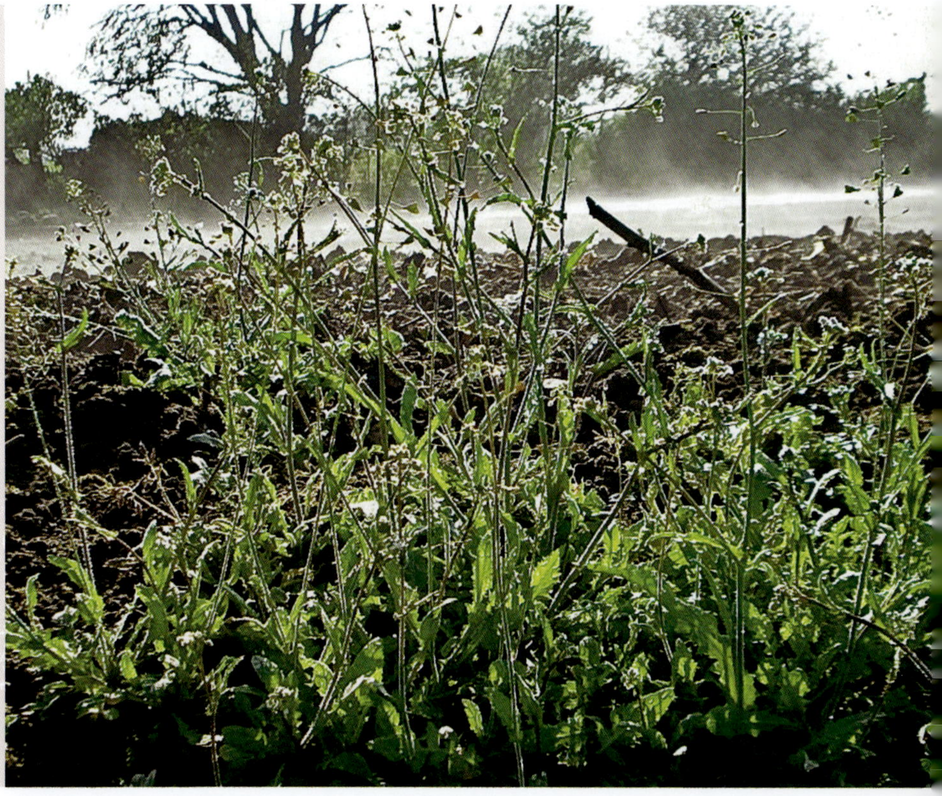

▼ *Hirtentäschel wartet auf uns – am Wegesrand, im Morgendunst.*

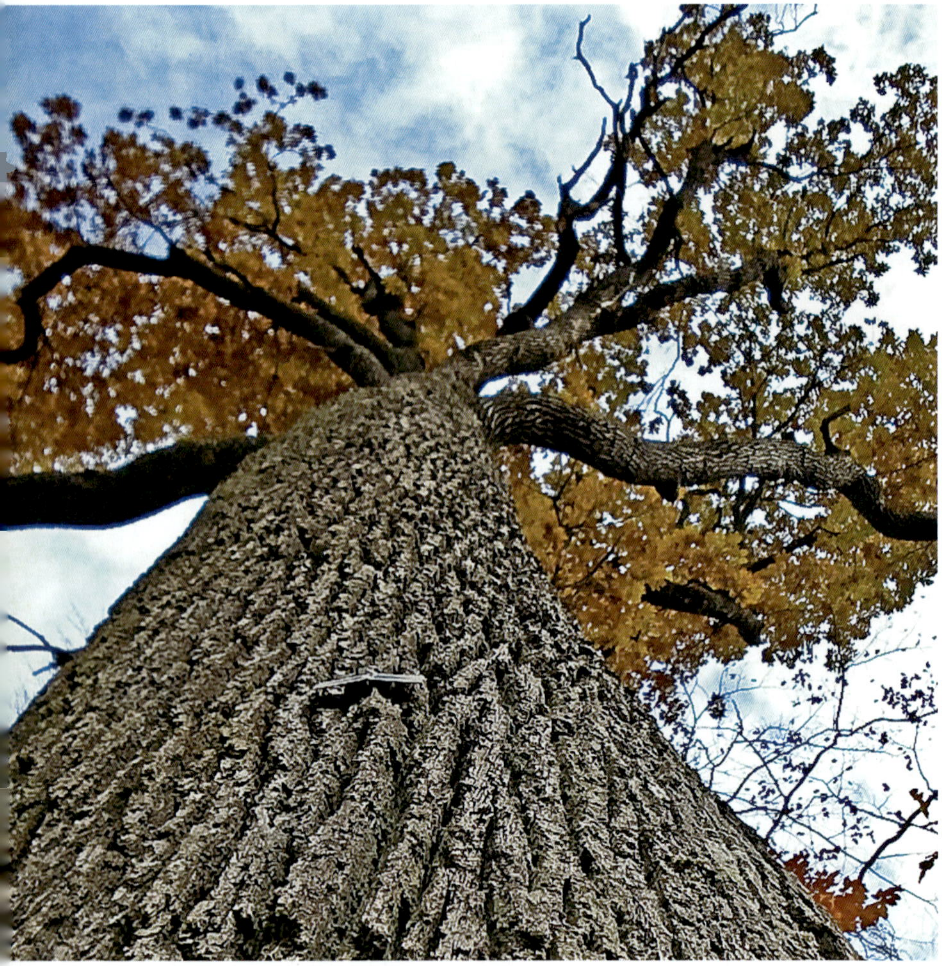

▲ *Starke und stolze Eiche – gesehen mit den Augen eines Eichhörnchens*

Eichen (*Quercus*-Arten)

Ein englisches Sprichwort lautet: *Der königliche Eichenbaum, der Altehrwürdige, / nur langsam erhebt er sich und breitet sich aus. / Drei Jahrhunderte wächst er, und drei Jahrhunderte bleibt er, / erhaben in Gestalt, und in drei weiteren fällt er.*

Jede Eiche ist eine knorrige, faszinierende Persönlichkeit. Prachtexemplare werden bis zu 45 Meter hoch und über 1000 Jahre alt. Die Eiche wurzelt tief und wächst oft auf Wasseradern, so dass der Blitz häufiger in sie einschlägt als in andere Bäume. Die alte Rinde, die Borke ist sehr dick und schützt den Baum vor großer Hitze und sogar vor Waldbränden. Germanen und Kelten hielten ihre Ratsversammlungen unter einer Eiche ab. Dort wurden wahre Worte gesprochen und gerechte Urteile gefällt, denn die Eiche verbindet mit ihren tiefen Wurzeln und ihrer mächtigen Krone die Weisheit der Erdmutter mit der Inspiration der himmlischen Götter. Nicht nur Thor und Donar oder Zeus und Jupiter wurden in der Eiche verehrt, sondern auch die nährende Erdmutter wohnte hier. Wildschweine zählten zu ihren Lieblingstieren, sie sind echte Eichenfans und laben sich im Herbst schmatzend an den unzähligen Eicheln. Weil so manches Mal die Göttin selbst die Gestalt einer Wildsau annahm, waren Schweine für unsere Vorfahren ein Symbol für Glück, Lebensfreude und Fruchtbarkeit. *Schwein gehabt* freuen wir uns noch heute. Das Marzipanschwein, das wir an Silvester verschenken, ist eine letzte vage Erinnerung an diese Verehrung der Göttin.

Was für die Griechen ein Olivenkranz und für die Römer ein Lorbeerkranz bedeutete, war für die deutschen Stämme der Kranz aus Eichenlaub. Uniformen werden bis heute mit silbernen Eichenblättern bestickt, auch sind Spielkarten mit dem Motiv gestaltet, und auf den Rückseiten unserer kleinen kupfernen Centmünzen sind sie auch zu sehen.

Alle Teile der Eiche besitzen starke Heilkräfte: Die Rinde enthält sehr viele Gerbstoffe, die den Darm reinigen, Giftstoffe binden, Durchfall stillen und die Lymphe klären. Schlecht heilende Wunden und nässende Ekzeme bringt sie zum Abheilen. Das Holz ist das klassische Material für Stöcke und Zauberstäbe. Kenner wissen, dass Wein und Kognak am geschmackvollsten in Eichenfässern reifen. Ihre Früchte, die Eicheln, sorgen für Fruchtbarkeit und Überfluss bei allen Unternehmungen. Brautpaare umtanzten die Eiche und baten um regen Nachwuchs. Seit jenen alten Zeiten bringt es einfach Glück, immer eine Eichel in der Hosentasche zu tragen. Auch Eichelkaffee ist nicht zu verachten.

Botschaft der Eiche

Beständigkeit, Lebenskraft und ***Ausdauer*** sind Qualitäten, die mir in meine Wiege gelegt sind. Davon gebe ich Dir jederzeit gerne, so viel Du brauchst. Denn ich habe einen sehr, sehr ***langen Atem***. 1000 Eichenjahre lang. Meine Göttin hat mir zur Aufgabe gemacht, Euch Menschen immer wieder daran zu erinnern, dass die tiefe Verbundenheit mit Mutter Erde auch zu einem inspirierenden Kontakt mit Vater Himmel führt. In mir sind beide vereint und finden sich jeden Tag neu. Lasse auch in Dir diese beiden Urkräfte der Schöpfung immer wieder neu wirken. Bleibe dabei in Deinem eigenen Tempo und in Deiner eigenen Kraft, lasse Dich nicht in etwas hineindrängen, was Du nicht willst. So wirst Du mehr und mehr zu Deiner Blüte kommen. So wie ich 1000 Eichenjahre lang Zeit habe, hast auch Du genau die ***Zeit***, die Du brauchst für Deine ganz eigene Entwicklung. Schätze mit meiner Begleitung auch die verspielten, zarten Zeiten im Leben voller ***Vertrauen***, und spüre in jedem Augenblick die pulsierende Kraft des Lebens in Dir.

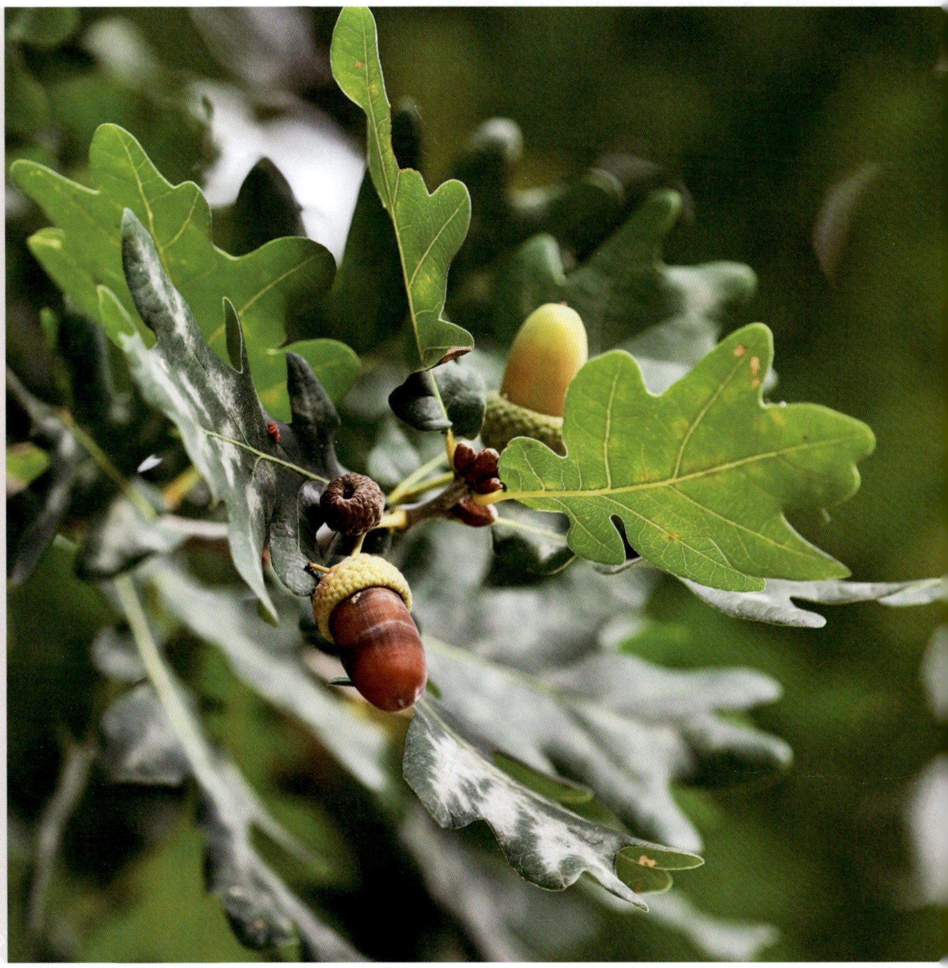

▲ *Eine Eichel in der Hosentasche zu tragen, bringt Glück – und Selbstvertrauen.*

REZEPT

Kräftiger Eichelkaffee: Das ist eine schöne Sache für Experimentierfreudige. Damit die Eicheln einen Teil ihrer Gerbstoffe verlieren, kochen Sie etwa 100 frisch gesammelte Eicheln in viel Wasser etwa 20 Min. lang, gießen das Wasser weg und kochen die Eicheln nochmals etwa 20 Min. auf. Dabei platzt die braune Schale ab, so dass Sie sie leicht entfernen können. Schneiden Sie anschließend die weichen Eicheln in kleine Stücke und rösten Sie sie im Backofen oder in einer Pfanne ohne Fett, bis sie dunkelbraun sind. Aufpassen – das geht relativ schnell. Mahlen Sie diese Stückchen wie normale Kaffeebohnen in einer Mühle und brühen sie wie üblich auf. Mit Milch und Kardamom verfeinern sie das Aroma. Und: Schmeckt es ...?

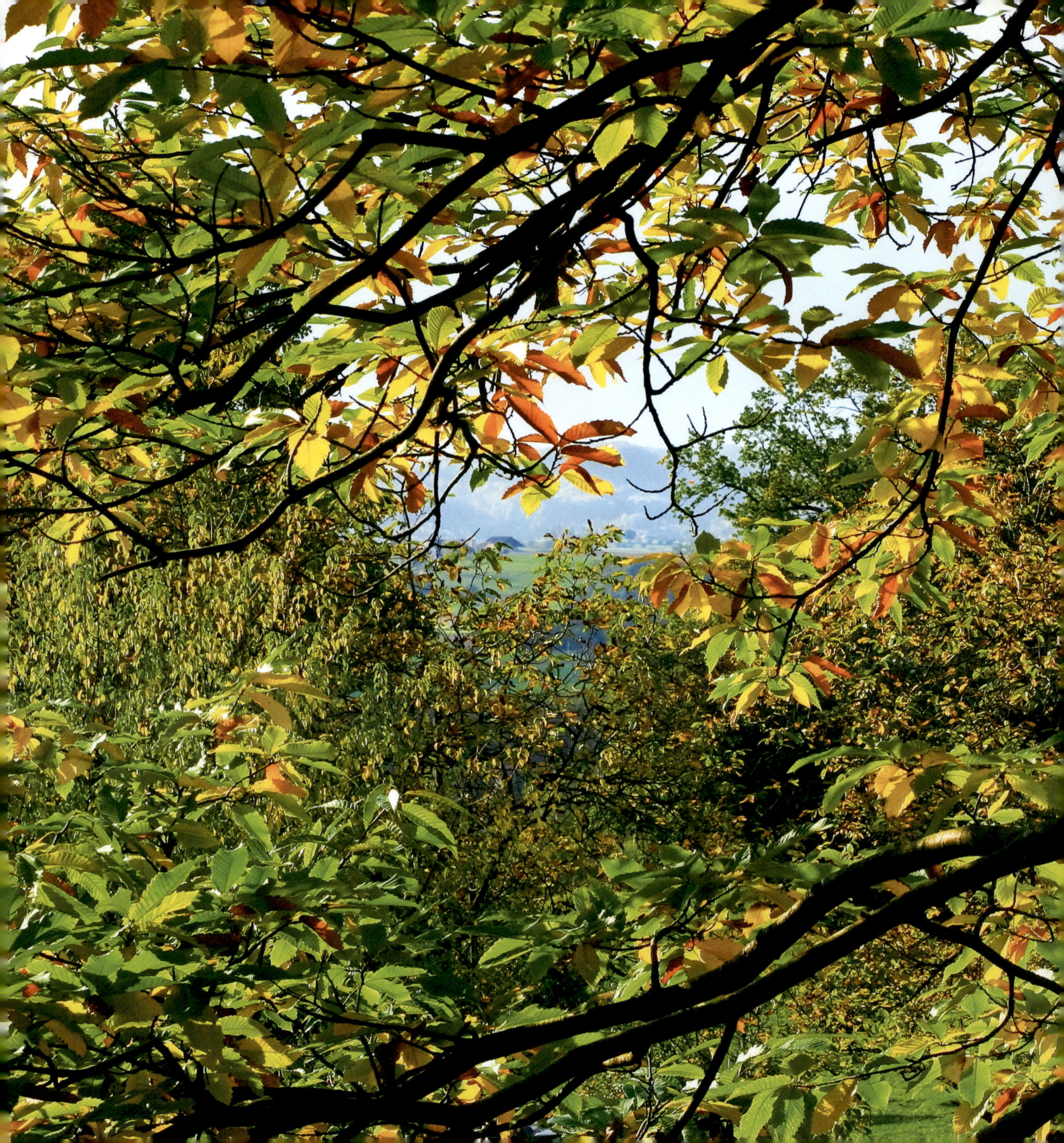

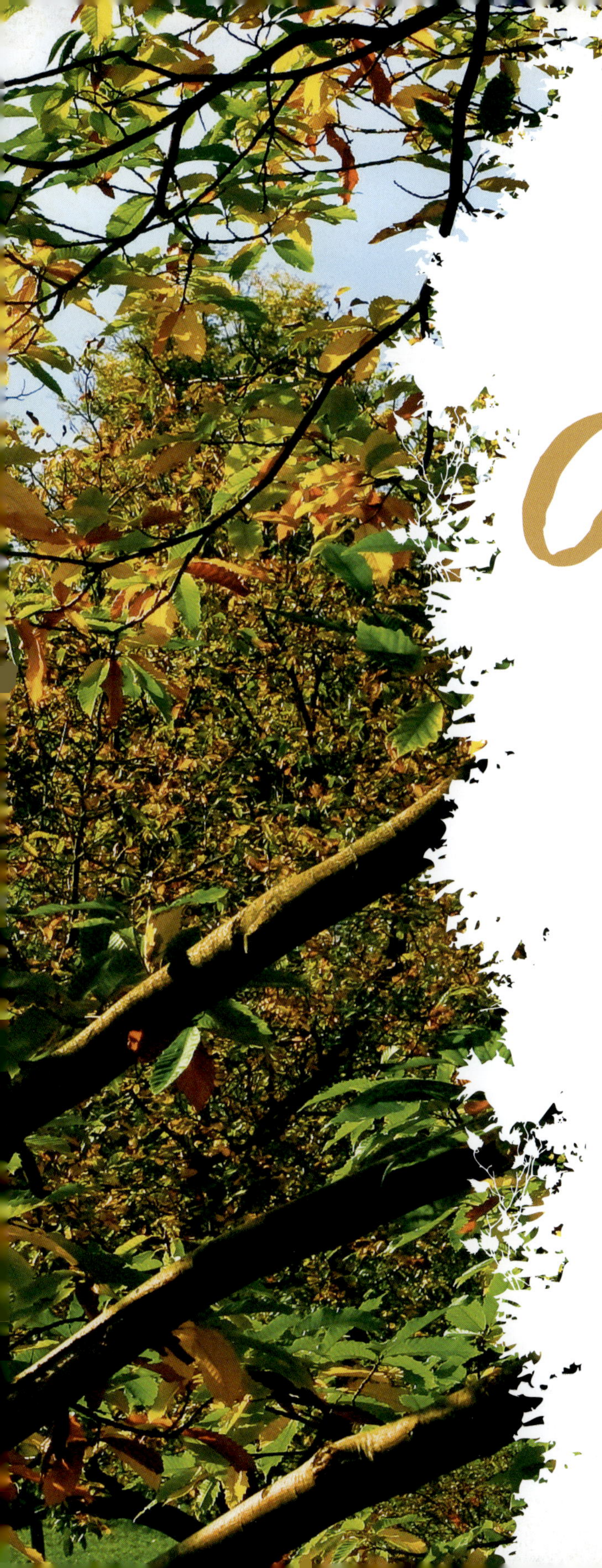

Oktober

Den goldenen Monat einatmen

Es knospt
unter den Blättern –
das nennen sie Herbst.

Hilde Domin,
deutsche Schriftstellerin (1909–2006)

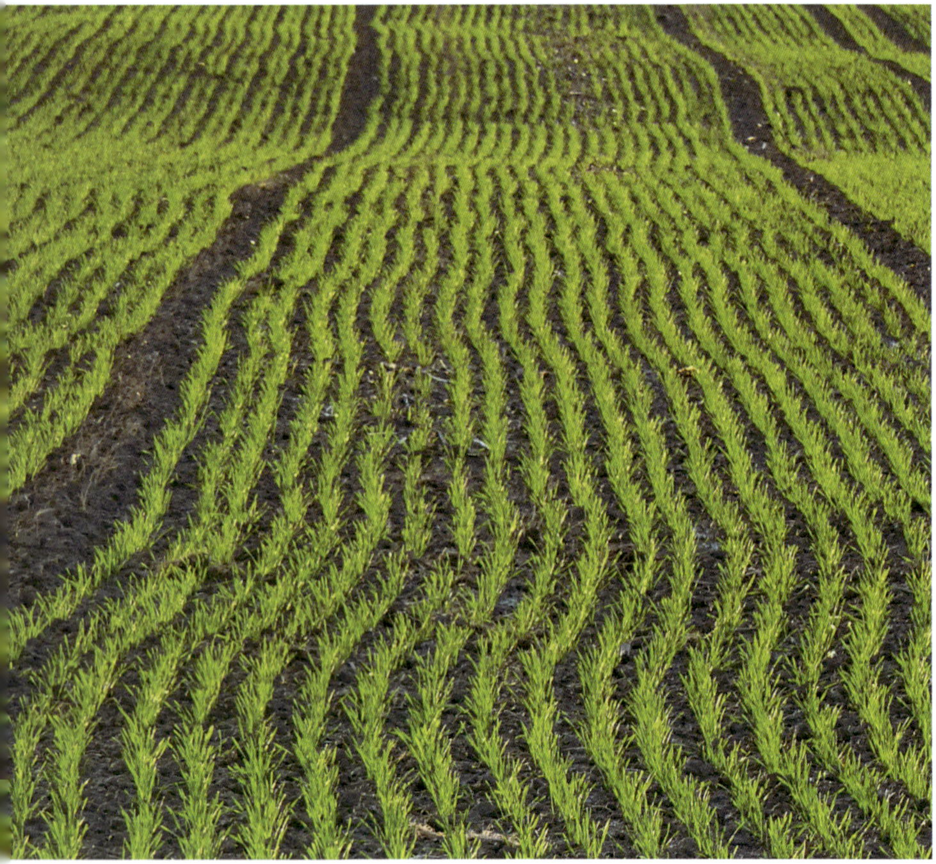

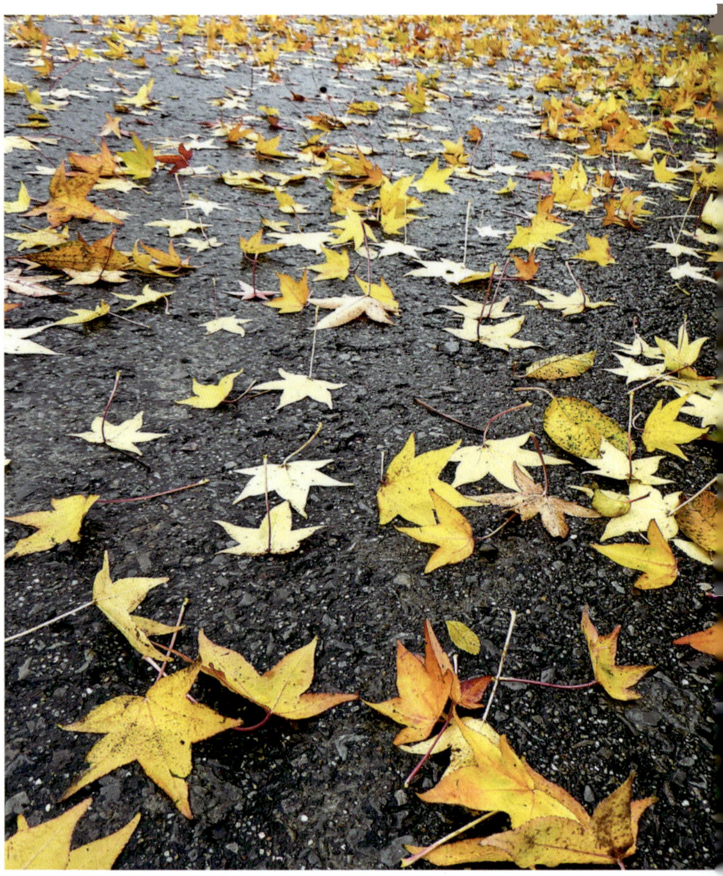

▲ Das Wintergetreide geht auf. Die Kraft der Vegetation ist immer da …

➤ … und auch ihre Schönheit.

Die Natur feiert

Die Tage werden spürbar kürzer, der Sommer verabschiedet sich endgültig. Das Licht im Oktober ist so warm, so mild und so satt wie in keinem anderen Monat. Die Natur lebt stärker im Wechsel zwischen Hell und Dunkel, zwischen Tag und Nacht. Die Felder sind abgeerntet, in der Landschaft erobert sich das Braun der Erde wieder seinen Platz. Früchte sind das Kennzeichen dieses Monats. Äpfel, Birnen, Quitten, Trauben, späte Zwetschgen aus dem Garten versorgen uns mit unverfälschtem Geschmack und mit Gesundheit. Hecken erfreuen mit Hagebutten, den Beeren von Eberesche, Schlehe, Berberitze und Weißdorn, mit ihren herbstlich herben, kraftvollen Aromen. Es sind Geschenke der Sonne, von Erde, Wind und Regen der vergangenen Monate. Sie stecken voller Lebenskraft und bieten alles, was wir für die kommende dunklere Jahreszeit brauchen. Wir dürfen sie sammeln, pflücken, konservieren, ernten. Und dafür danken. Erntedank feiern wir Anfang Oktober.

Morgens überlässt der Nebel nur zögerlich seinen Platz den Sonnenstrahlen. Dabei zeichnet er die schönsten Konturen. Die Spinnweben der letzten Nacht verzaubern das Gras mit glitzernden Wasserdiamanten. Der Herbstwind wird rauer, kräftiger, energischer, stürmischer und fegt das Alte fort. Kastanien, Eicheln, Bucheckern und Nüsse prasseln von den Bäumen. Bunte Blätter tanzen um unsere Ohren. Das Blattgrün hat seine Aufgabe für dieses Jahr erfüllt und überlässt den Platz

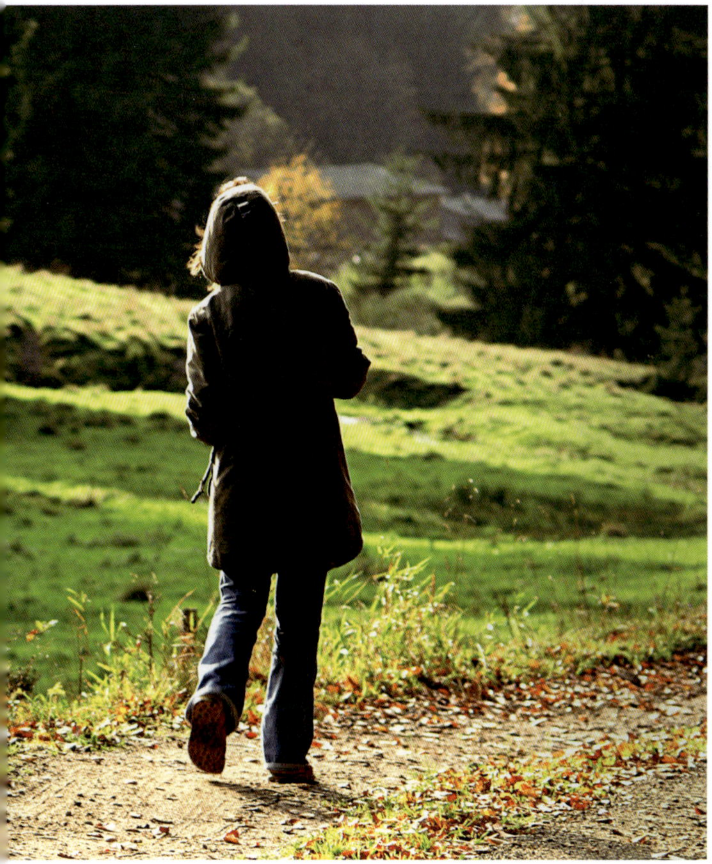

dem Goldgelb, dem Orange und dem Rotbraun. In warmen Farben leuchten die Blätter im Sonnenschein ein letztes Mal auf und berühren unsere Herzen mit ihrer Schönheit. Wir tanken Harmonie in diesen goldenen Stunden.

Erste Nachtfröste beenden das Wachstum und schicken Kapuzinerkresse und Sommerblumen in die Winterruhe. Die Pflanzensäfte ziehen sich zurück in die Wurzeln, in den Boden – die Knospen für den neuen Zyklus sind schon bereit, gut verpackt unter einer Schicht aus Wachs und Harz, geschützt vor Wind und Frost. In ihrem Inneren ist bereits jetzt im Herbst alles angelegt für die Geburt von neuen Blättern und Blüten im nächsten Frühjahr. Auf den Feldern geht das Wintergetreide auf. Wir kommen gerne wieder ins Haus, trinken heißen Tee und kuscheln uns in warme Decken. Rückzug in sich selbst passt in die Jahreszeit. Wir sammeln Energie, konzentrieren uns auf weniges, legen Winterspeck an.

Ceres – Göttin der reichhaltigen Ernte

Eine Göttin, die kaum einer mehr kennt, deren Namen wir aber trotzdem oft im Mund führen, ist Ceres. Ihr zu Ehren werden *Zeremonien* abgehalten – zum Beispiel das Erntedankfest. Die Begriffe *Zerealie* für Getreide und Frühstücksprodukte sowie *Cervisia* für Bier wurden von ihr abgeleitet. Wer steckt hinter dieser unbekannten Göttin? Im römischen Kulturkreis war Ceres eine der alten Muttergöttinnen und damit eine Verkörperung der Mutter Erde. Sie lehrte die Menschen die Kunst des Ackerbaus. Ihr heiliges Tier ist das Schwein, es wühlt den Erdboden auf, so dass die Menschen die Samen dort hineinsäen konnten.

Unter ihrer Obhut wuchs und gedieh alles, besonders das Getreide. Deswegen wird sie meist mit einer Krone aus Ähren von Weizen oder Gerste dargestellt. Ihre weizenblonden Haare sind manchmal zu langen Zöpfen geflochten, manchmal trägt sie ein Füllhorn, aus dem die Früchte des Herbstes üppig quellen. Zu erkennen ist die Göttin oft auch an einer Mohnkapsel, die sie als Symbol für Fruchtbarkeit mit sich trägt. Ceres kannte sich gut aus mit Heilkräutern und ihrer Zubereitung. Sie wusste um die Kraft der Selbstheilung, die aus der Liebe entspringt.

Sie war auch die Göttin der Ehe und wachte über die Rechte der Ehefrauen. Wollte sich ein Mann scheiden lassen, so musste er sowohl seiner Frau als auch der Göttin in ihrem Tempel einen Teil seines Vermögens überlassen. Ihre griechische Schwester ist Demeter, die ebenfalls *Mutter des Korns* genannt wurde. Von beiden Göttinnen und ihren Töchtern gibt es sehr ähnliche Mythen, so auch die folgende Geschichte.

◄ Spaziergehen ist nie schöner als im goldenen Oktober: mit den Füßen im Laub rascheln, bunte Blätter sammeln, Harmonie tanken

An einem schönen Frühlingstag pflückte Ceres' Tochter Proserpina gedankenverloren Blumen auf einer Wiese. Plötzlich öffnete sich die Erde. Pluto, der Gott der Unterwelt, groß, schön und schrecklich, stand vor ihr, nahm sie mit in sein Reich und machte sie dort zu seiner Königin. Ceres aber wusste nicht, wo ihre Tochter geblieben war und konnte sie nirgends finden. In ihrer Trauer und ihrem Schmerz zog sie ihre gesamte Lebenskraft von der Erde zurück, die in Dunkelheit und Kälte versank. Nichts konnte Ceres trösten, bis sich schließlich ihre Götterkollegen aufmachten, um Proserpina zu befreien. In der Zwischenzeit aber hatte Pluto ihr wohlweislich Kerne des Granatapfels zu essen gegeben – die Speise der Toten.

Bisher war niemand, der sie einmal gegessen hatte, zu den Lebenden zurückgekehrt. Der Götterchef Jupiter stritt sich solange mit seinem Bruder Pluto, bis dieser nachgab und Ceres ihre Tochter wiedersehen konnte. Verhandlungserfolg war, dass Proserpina in Zukunft sechs Monate des Jahres mit Pluto in der Unterwelt herrschte, da sie genau sechs Granatapfelkerne gegessen hatte. Die anderen sechs Monate machte sie zusammen mit ihrer Mutter die obere Erde schön und fruchtbar. Mit dieser Geschichte erklärten die Römer auch den Wechsel der Jahreszeiten.

Pflanzen – und was sie uns sagen

Oktoberpflanzen kann jeder ernten, auch wenn er sie nicht selbst gesät hat. Die Früchte von Bäumen und Sträuchern verführen mit ihrem süßen Geschmack zu Kostproben. Sie wollen zu köstlichen Säften, Gelees, Marmeladen verarbeitet werden und eignen sich wunderbar als Energie- und Vitaminreserve für den Winter.

Den ganzen Sommer über haben die Pflanzen „ihr Gold" unter dem Blattgrün verborgen. Jetzt zeigen sie es und bringen es im Überfluss zum Leuchten. Es ist für alle da.

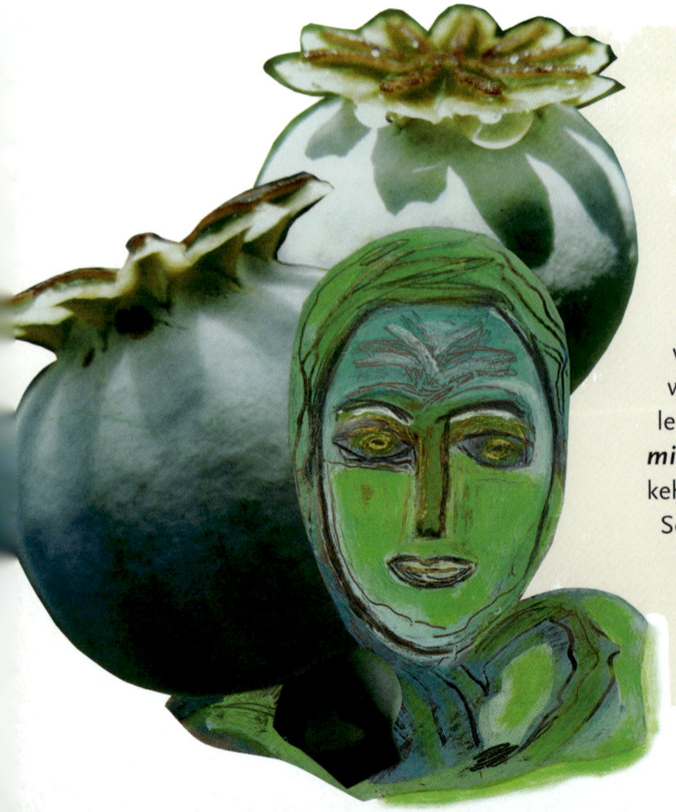

Botschaft der Ceres

Als Mutter der Erde lasse ich die Pflanzen blühen, wachsen, reifen, welken, absterben und nach einer Ruhepause wieder zu neuem Leben erwachen. Wie sehr auch die Natur diese Ruhepause braucht, habe ich erst gemerkt, als meine Tochter entführt wurde. Sie verschwand in der Unterwelt und ich trauerte so lange, bis nichts mehr wuchs und blühte. Mit ihr waren alles Lachen und alles Leben aus mir verschwunden. Erst als ich lernte, dass auch das Dunkle zum Leben gehört und selbst Göttinnen ***sich mit den Schatten auseinandersetzen*** müssen, wurde ich mit ihrer Rückkehr beschenkt. Seitdem arbeiten wir zusammen am ewigen ***Kreislauf*** von Sommer und Winter, von Freude und Tränen, von Werden und Vergehen. Das ganze Jahr über schmücke ich mich gerne mit ***Samen***, denn in ihnen ist das ganze Wissen um den Lauf des Lebens enthalten. Besonders liebe ich den Mohn, dessen zahlreiche Samen viel ***Freude*** verbreiten.

Schafgarbe (Achillea millefolium)

Mit 1000 *(mille)* Blättern *(folium)* heile ich Achilles, erzählt der botanische Name der Schafgarbe. Sie ist wahrhaft eine echte Kraftpflanze. Ihre vielen Namen berichten über ihre zahlreichen Wirkungen. Als *Soldatenkraut* und *Wundkraut* schätzten die kriegerischen Völker aller Jahrtausende diese Pflanze, deren Gerbstoffe Blutungen stillen und deren ätherische Öle Verletzungen desinfizieren und heilen. Auch Zimmerleute suchten das *Beilhiebkraut*, wenn sie mal daneben gehauen hatten.

Garbe ist ein altes Wort für die *Heilende*. Hirten gaben dieses Kraut den Schafen, wenn der Hundebandwurm zur Drehkrankheit führte. Die Hirten selbst tranken Schafgarbentee zum Schutz gegen die Kälte. So ein Tee macht an rauen, ungemütlichen Tagen schön warm und schützt vor Erkältungen. Wer Bauchweh hat, nimmt *Bauchwehkraut*, denn die Schafgarbe regt mit ihren Bitterstoffen die gesamte Verdauung an. Daneben löst sie mit ihrem ätherischen Öl die Krämpfe.

Schafgarb im Leib tut wohl jedem Weib reimt und merkt sich gut. Ob die Schafgarbe als *Jungfernkraut* oder *Augenbraue der Venus* jungen Frauen zu einer regelmäßigen und schmerzfreien Menstruation verhilft oder als *Mutterkraut* das Prämenstruelle Syndrom (PMS), krampfartige Schmerzen oder Durchblutungsstörungen beseitigt – immer wird sie als *Heil aller Welt* geschätzt. Für Menschen mit Rückenschmerzen ist ein Sitzbad in einem Absud aus *Herrgotts Rückenkraut* eine Wohltat.

Die Schafgarbe wächst sehr häufig an Plätzen mit einer positiven Ausstrahlung. Suchen Sie bei einem Spaziergang eine solche Stelle, an der die Schafgarbe üppig und gesund wächst und setzen Sie sich eine Weile dazu. Vielleicht überträgt sich diese positive Energie auch auf Sie und Sie werden gestärkt und beschwingt Ihren Weg fortsetzen.

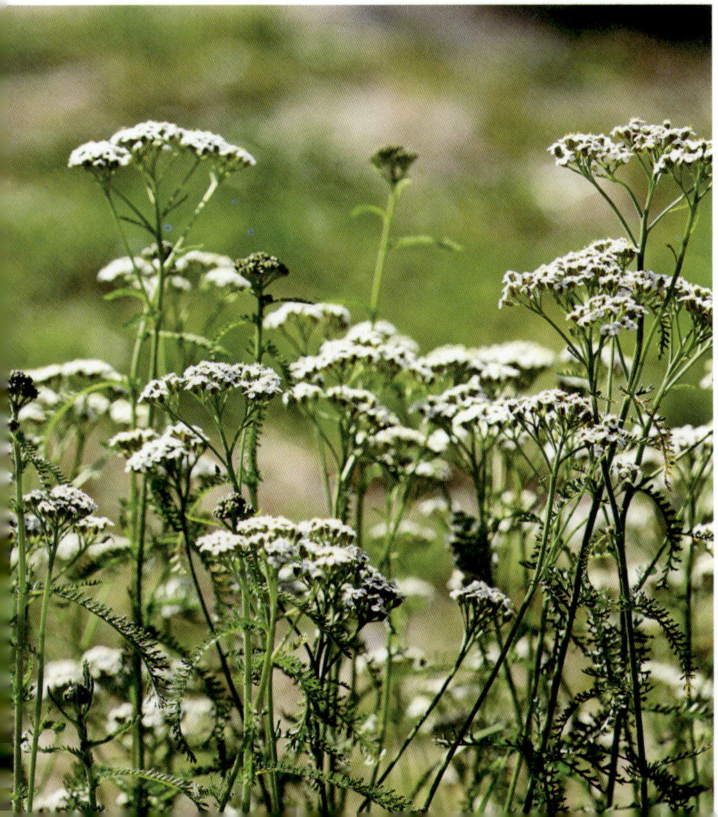

◄ Schafgarbe vereint die Extreme: sie ist sowohl die zarte Augenbraue der Venus als auch das kräftige Beilhiebkraut.

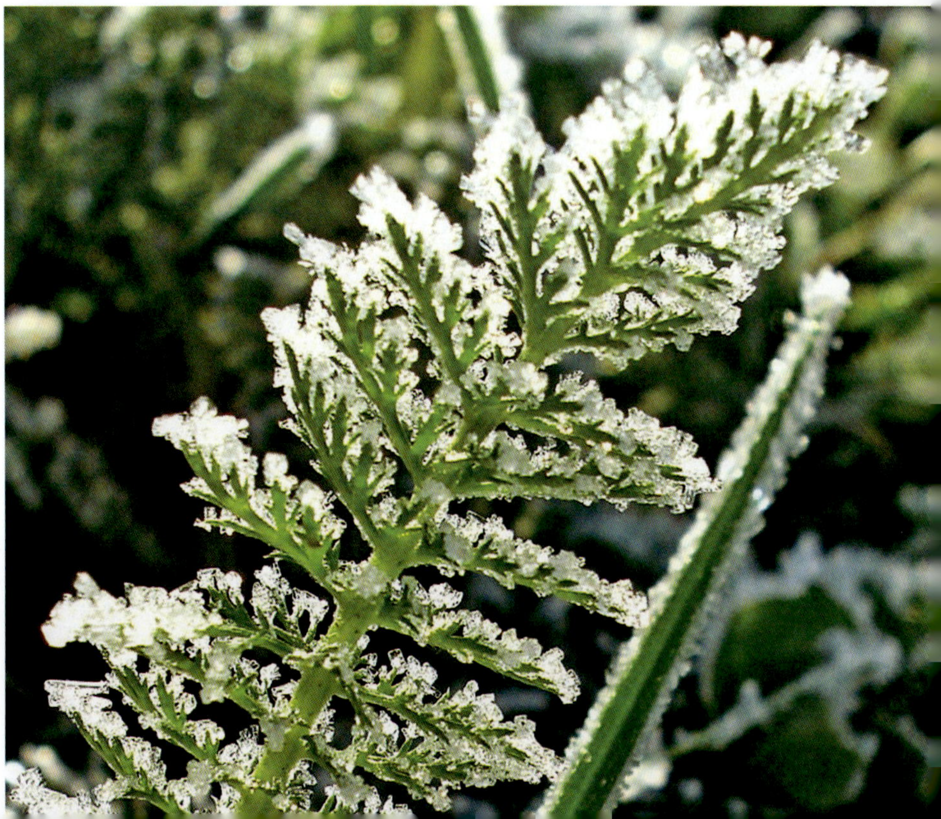

▼ Erste Nachtfröste zaubern Bilder von überirdischer Schönheit.

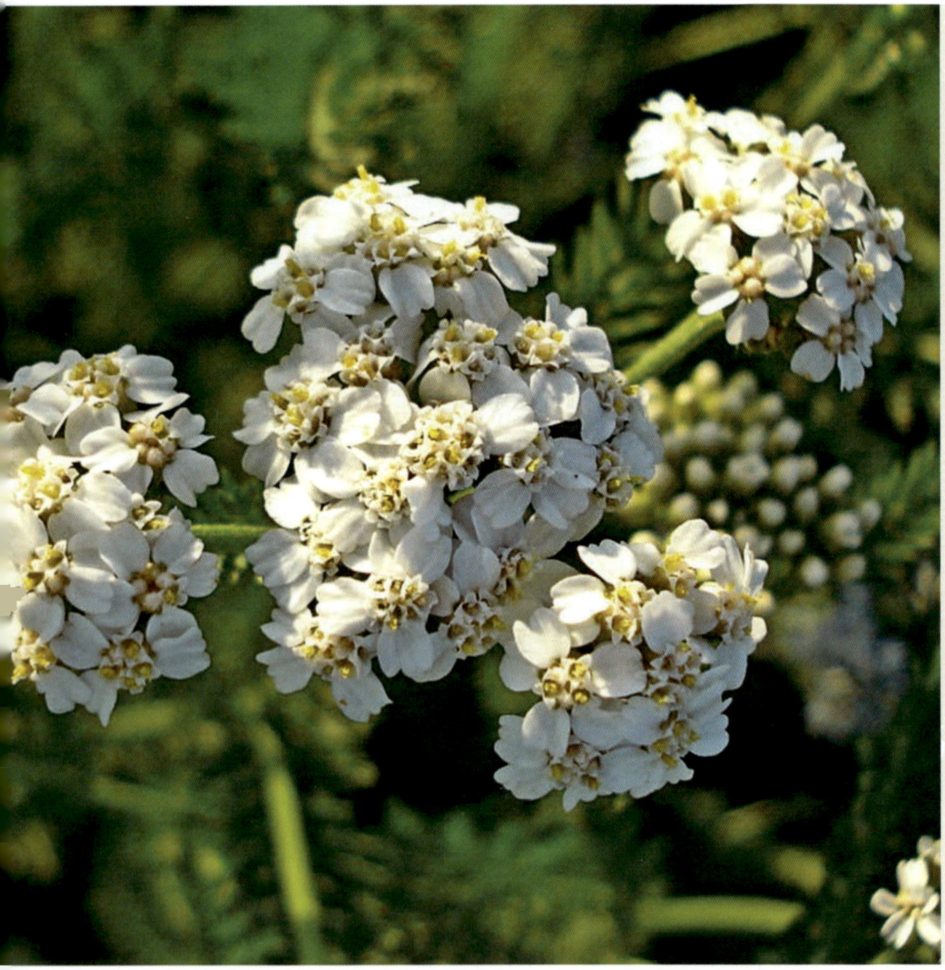

Botschaft der Schafgarbe

Ich heile nicht nur sichtbare Wunden am Körper, ich heile auch unsichtbar – verwundete Gefühle. Immer wenn Du nicht mehr weiter weißt, weil Dich etwas verletzt hat, bin ich da und helfe Dir. Meine große Spezialität ist es, die ***Mitte*** zu finden, die neue Mitte. Von da aus habe ich den besten ***Rundumblick*** und finde heraus, was Du brauchst. Das heißt, eigentlich findest Du es selbst. Ich bin nur Dein Lehrer. Wie ich das mache? Ganz einfach: Ich stelle Dich ein bisschen auf den Kopf. Natürlich nur in Gedanken. Aber so wandern die Gedanken aus dem Kopf ins Herz und die Gefühle aus dem Herz sinken in den Kopf. Und dann sieht die Welt schon anders aus. Ganz logisch bekommst Du davon eine neue Perspektive und entdeckst ungeahnte ***Lösungsmöglichkeiten***. Herz und Kopf kommunizieren jetzt neu, sind im Fluss. Und der fließt weiter, hört nicht auf zu fließen. Ab sofort heißt es nicht mehr *entweder Herz oder Gehirn* sondern *Herz und Gehirn*. Und damit Du wirklich bei dem bleibst, was Du für gut und richtig erkannt hast, verleihe ich Dir zu guter Letzt die ***Kraft der Beharrlichkeit.***

▲ *Neue Perspektiven führen zu neuen Möglichkeiten ...*

WOHLFÜHL-TIPP

Mit dem Saft Wunden heilen:
Die heilende Wirkung der Schafgarbe kann auch heute noch jeder selbst ausprobieren: Zerreiben Sie die grünen Blätter geduldig zwischen den Handflächen, bis der grüne Pflanzensaft austritt – und streichen diesen auf eine kleine Wunde oder Verletzung. Das ätherische Öl verhindert eine Entzündung und beschleunigt die Genesung. Eine erstaunlich schnelle und narbenfreie Heilung ist gewiss.

REZEPT

Schafgarbenblüten-Öl:
Geben Sie Blüten in ein weithalsiges Glas und übergießen Sie sie mit hautfreundlichem Jojoba- oder mit Mandel-Öl. Lassen Sie alles 3-4 Wochen lang hell stehen, schütteln Sie täglich um und sieben schließlich ab. Dieses Öl ist besonders geeignet für die Pflege trockener und empfindlicher Haut. Wenn die Haut nach Bestrahlungen in Mitleidenschaft gezogen ist, pflegt dieses Öl ebenfalls und baut sie wieder auf.

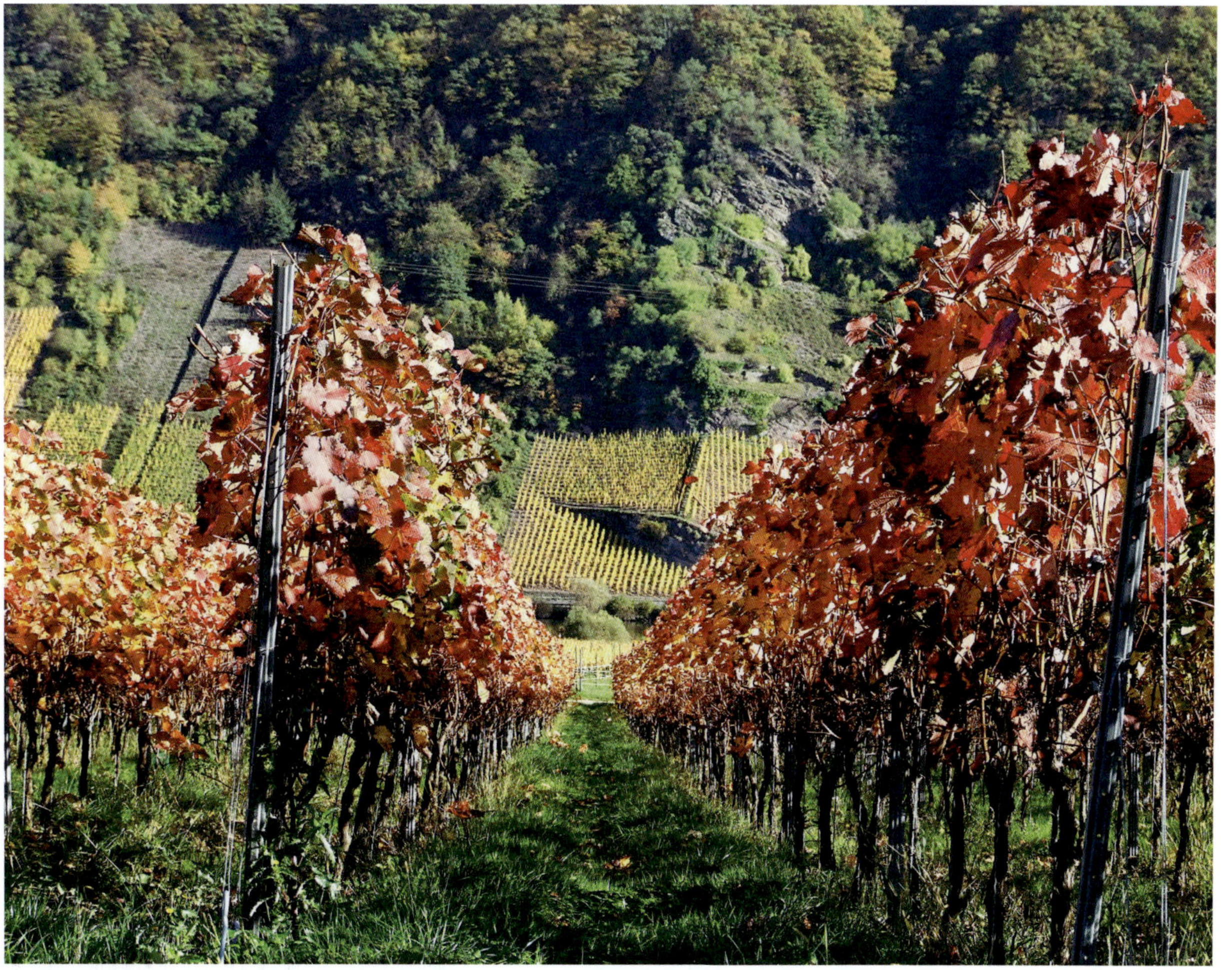

◄ *Im roten Laub des Weines steckt eine große Heilkraft.*

Weinrebe, Wein (*Vitis vinifera*)

Wein tragende Schlingpflanze bedeutet der botanische Name übersetzt. Von Natur aus ist der Wein eine sehr robuste Kletterpflanze. Die Äste können in freier Wildbahn leicht 20 Meter lang werden. Mit Ranken, die so fest werden wie Draht, sucht die Weinrebe ihren Halt, damit sie später die schweren, saftigen Trauben tragen kann. Wein wurzelt bis zu 25 Meter tief und findet auf nahezu jedem Boden selbst bei großer Trockenheit ausreichend Wasser. Ein Weinstock kann bis zu 600 Jahre alt werden.

Eine Traubenkur im Oktober (zwei Wochen lang zwei Kilogramm blaue Trauben pro Tag) versorgt den Körper mit fast 400 verschiedenen Substanzen, die das Blut reinigen, Schlacken lösen und die Nieren unterstützen. Der Traubenzucker geht schnell ins Blut, bringt neue Energie und steigert die Konzentration. Die Schalen bringen als Ballaststoffe Bewegung in den Darm.

Je nach Beschaffenheit des Bodens, auf dem die Weinrebe wächst, enthalten die Trauben die verschiedensten Mineralstoffe wie Magnesium, Kalium, Mangan und viele andere. Aus ihren Kernen wird ein wertvolles Öl gewonnen.

Botschaft der Weinrebe

Sieh mich als ganze Pflanze. Ohne die Fähigkeit meiner Wurzeln, aus der Tiefe der Erde das kostbare Wasser zu holen und es dem Feuer der Sonne entgegen in meine Trauben fließen zu lassen, könntest Du nicht das ganze Jahr über die köstliche ***Süße*** meiner Früchte genießen. Überall auf der Welt, wo es warm genug ist, bin ich zu Hause. Überall bin ich eine Autorität und lehre Euch Menschen, wie ihr mich behandeln müsst, damit Ihr Euch an meinen köstlichen Früchten erfrischen könnt. Schließlich bin ich eine der ältesten Pflanzen auf diesem Globus – die Globalisierung habe ich schon vor Urzeiten erfunden. Meine Berufung ist, Euch ***gesund und glücklich*** zu machen. Ich liebe es, mich jedes Jahr aufs Neue mit allem, was ich bin und habe, an Euch zu ***verschenken***. Und wenn Du irgendwann am Abend den berauschenden Saft meiner Trauben trinkst, belebe ich Dein Blut. Auch die Göttin habe ich belebt. So wurde sie unsterblich.

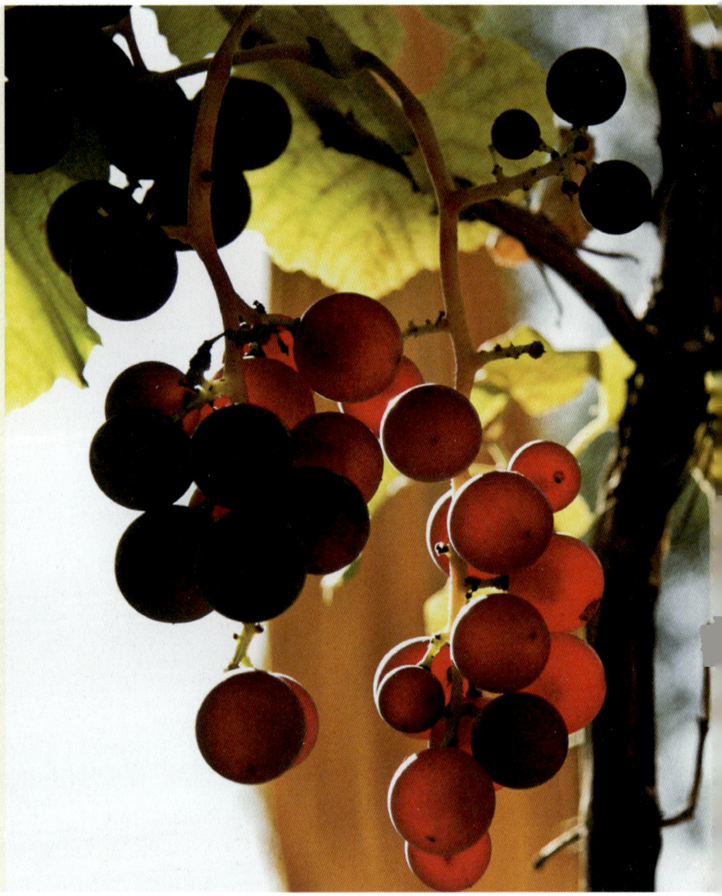

➤ *Jede Weinbeere ist eine runde Sache – und voller Genuss …*

Stärkung der Abwehrkräfte

Für die wohltuenden Wirkungen des Gläschen Weins, der Trauben, der Traubenkerne und des Weinlaubs sind Resveratrol und Polyphenole verantwortlich. Die Reben bilden diese Stoffe, um sich gegen Verletzung oder Pilzbefall zu schützen. Resveratrol ist im Herbst in den Schalen der roten Trauben und in den roten Weinblättern enthalten. Aktuelle Forschungen bescheinigen dem Resveratrol, dass es ein Radikalfänger ist und somit Herz-Kreislauf-Erkrankungen und Arteriosklerose vorbeugt, Entzündungen hemmt sowie die Abwehrkräfte stärkt.

Das frisch und nussig schmeckende Öl enthält etwa 85 Prozent ungesättigte Fettsäuren und ist ein gutes Speiseöl. Obendrein eignet es sich wunderbar als Hautöl. Auch vergorene Trauben – und hier besonders der Rotwein (in Maßen genossen) – schützen die Blutgefäße vor Arteriosklerose, senken die Blutfettwerte, stabilisieren den Kreislauf und kurbeln die Blutbildung an.

Im Herbst färben sich die Blätter mancher Reben tief rot. Auszüge aus diesen Blättern dienen ebenfalls der Gesundheit und helfen bei Venenschwäche und Krampfadern. Sie verhindern Thrombose, dichten die Wände der Blutgefäße ab, festigen das Bindegewebe und nehmen die damit verbundenen Schmerzen in den Beinen.

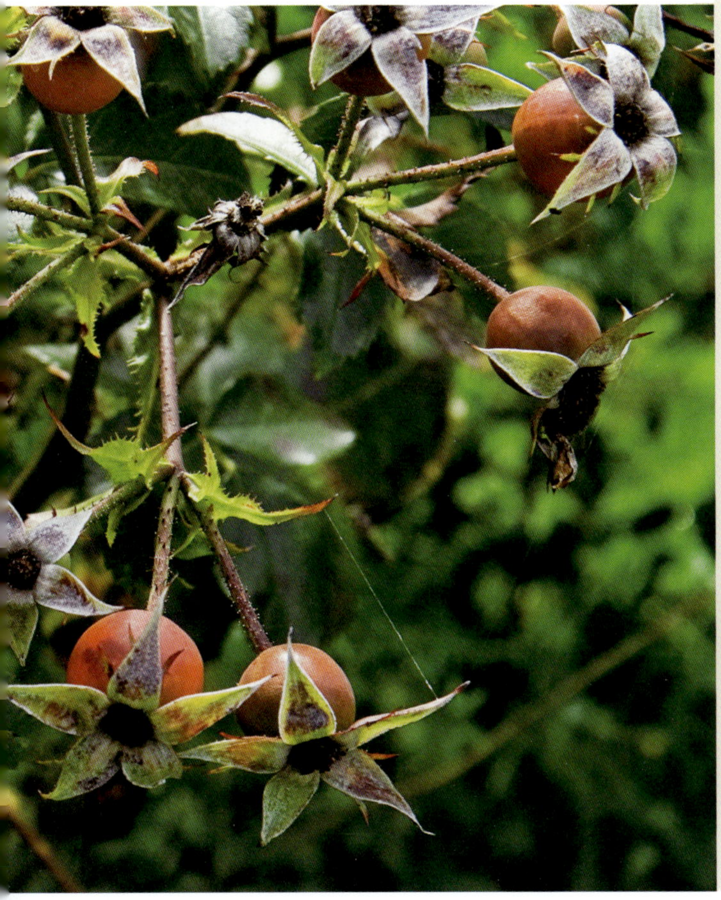

Botschaft der Hagebutte

Du kennst mich längst! „Ein Männlein steht im Walde …“ Mit dem purpurroten Mäntlein, das bin ich, die Hagebutte. Komm zu mir in den frischen Herbstwind – und Deine Sorgen werden verfliegen. Knabbere ein bisschen an meiner roten Schale und spüre, wie sich Spannungen in Dir und um Dich herum auflösen. Mein roter Mantel ist nämlich ein Zaubermantel, der voller lebendiger ***Kraft*** steckt. Damit zaubere ich etwas ***Heiteres*** in Dich hinein und locke Deine ***Lebensfreude*** aus ihrem Versteck. Wenn Du das nicht glaubst, musst Du einfach weiter an mir knabbern. Ich knacke nämlich auch hartnäckige Fälle, so richtige Bürohocker werden bei mir zu ***Optimisten***. Mit ***starken Nerven*** und voller Neugier auf die nächste Herausforderung. Das muss ich nämlich auch meinen vielen Kindern, den kernigen Schätzen in meinem Inneren, mitgeben: Damit sie viele Heckenrosen in der Welt erblühen lassen und für viele Generationen von Hagebutten sorgen.

Hagebutten Früchte der Wildrosen (*Rosa* spec.)

Hecken- oder *Hundsrose* ist ein Sammelbegriff für verschiedene Wildrosenarten. Die alten Griechen sprachen besonders den Wurzeln der Wildrosen eine Wirkung gegen Tollwut zu, die von Hunden übertragen wurde. *Heckenrose* und *Hagebutte* erzählen noch heute von dem Platz, an dem die wilden Rosenbüsche am liebsten wachsen: im *Hag*, in der *Hecke*. *Butt* bedeutet *kurz und dick*. Wenig schmeichelhaft, doch zutreffend und schön.

Hagebutten sind Vitamin- und Mineralstoffspeicher pur, Kraft der Natur gegen Erkältungen und Ansteckung. Die Früchte der Rosen waren schon Vitamin-C-Spender in jenen Zeiten, als es bei uns noch keine Zitrusfrüchte gab. Die roten Schalen von drei frischen Hagebutten decken den Tagesbedarf an Vitamin C. Oder anders gerechnet: Die Schalen von acht Hagebutten enthalten mehr Vitamin C als fünf Orangen. Genau dieses Vitamin C braucht unser Immunsystem jetzt in dieser Jahreszeit. In der natürlichen Verpackung der Herbstfrüchte kann der Körper die Vitamine besonders gut aufnehmen. Wenn Sie daraus einen Tee kochen, bleibt auch das Vitamin C zum großen Teil erhalten. Vielleicht knabbern Sie einfach die roten Hagebuttenschalen auf einem Spaziergang (das ist sehr erfrischend) oder Sie machen mal wieder selbst bestes Hagebutten-Mus (siehe S. 126).

◄ Alle Hagebutten sind essbar, ganz gleich welche Form und Farbe sie haben.

REZEPT

Hagebutten-Mus: Es ist eine Kostbarkeit voller Gesundheit. Wenn die Hagebutten glänzend rot und knackig sind, laden Sie einige Freundinnen ein und gehen zusammen Hagebutten ernten. Gemeinsam bringt es mehr Freude. Zu Hause machen Sie es sich am großen Küchentisch gemütlich, halbieren die Hagebutten und schaben mit einem kleinen Mokkalöffel die Kerne mit den Härchen heraus. Waschen Sie die Kerne gründlich, damit die Härchen abgehen und lassen Sie sie trocknen. Sie ergeben später den *Kernlestee*. Waschen Sie auch die Schalen noch einmal, um die Härchen wirklich zu entfernen und kochen Sie sie mit wenig Apfelsaft weich. Mit einem Pürierstab pürieren Sie alles und frieren das Mus in kleinen Portionen ein. So schmeckt es immer frisch und aktivierend. 1 TL davon ins Müsli oder in den Joghurt deckt den täglichen Vitamin-C-Bedarf. Wer es süßer mag, vermischt das Mus mit Honig und streicht es auf ein Butterbrot.

▼ *Jetzt wird es den Männlein zu bunt, sie wollen nicht mehr auf einem Bein stehen. Sie wollen tanzen!*

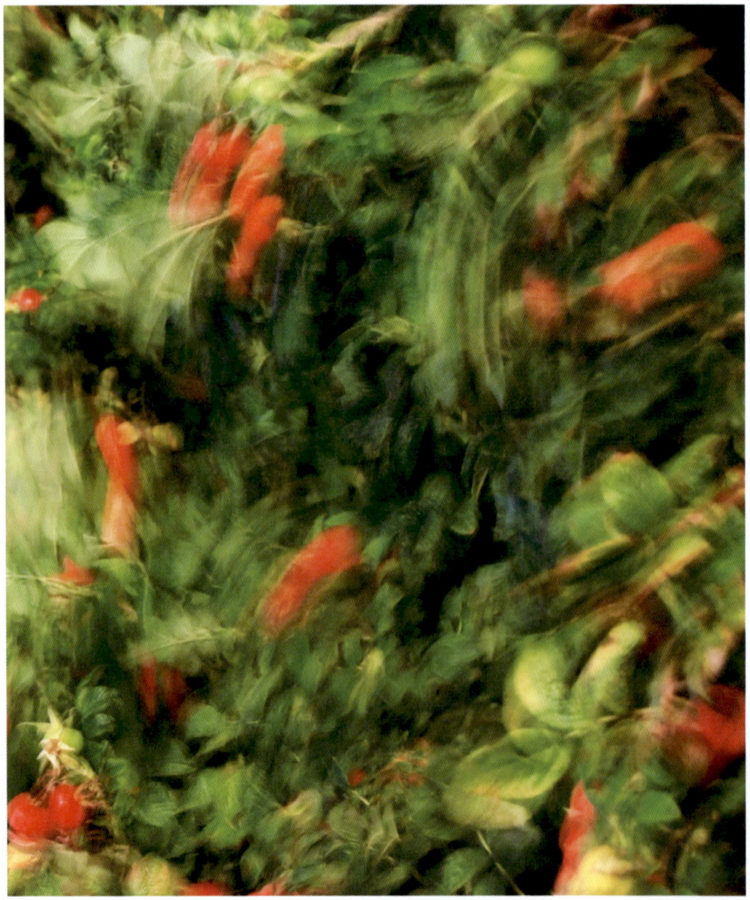

Die Schalen enthalten außerdem die Vitamine A, B1, B2, E und K, daneben Mineralstoffe und Fruchtsäuren. Damit reinigen sie gründlich das Blut, unterstützen das Herz und sind ein richtiger Muntermacher.

Erinnern Sie sich noch an das Juckpulver aus der Schule, das wir uns gegenseitig in den Nacken steckten? Das waren die Kerne der Hagebutten mit ihren feinen Härchen. Weil sie so jucken, empfiehlt es sich immer noch, diese Härchen nicht mitzuessen. Wenn Sie die Kerne sammeln und trocknen, gehen die Härchen leicht ab. Brühen Sie sich einen Tee aus den zerkleinerten Kernen auf. Dieser *Kernlestee* schmeckt überraschenderweise ein wenig nach Vanille, putzt den Darm durch und aktiviert die Nieren.

Das Öl aus den Hagebuttenkernen (im Fachhandel) ist ein gutes Hautpflegemittel, das besonders trockene, reife oder rissige Haut nährt und die Zellerneuerung anregt. Pulverisierte ganze Hagebutten (ohne Härchen) werden seit einigen Jahren vermehrt gegen Arthrose und zur Anregung der Selbstheilungskräfte eingesetzt. Sie wirken als Radikalfänger, vermindern die Entzündungsgefahr, verbessern die Morgensteifigkeit und schonen die Knorpel.

Rosskastanie (Aesculus hippocastanum)

Die Rosskastanie – so heißt sie, weil ihre Früchte im Gegensatz zu der Esskastanie für den Menschen ungenießbar sind und in ihrer türkischen Heimat an hustende Pferde verfüttert wurden.

Keine andere Frucht leuchtet so glänzend braun aus ihrer stacheligen, grünen Schale heraus, eingebettet in die weiße Innenhaut. Keine andere Frucht eignet sich so schön als Handschmeichler. Wird sie immer in der Tasche getragen, so bewahrt sie ein Leben lang vor Rheuma. Das kann nur glauben, wer es selber ausprobiert.

Erst Anfang des 20. Jahrhunderts fanden Wissenschaftler heraus, dass die braunen Kastanien eine Wohltat für unseren Körper sind. Die enthaltenen Saponine lösen den Husten, die Flavonoide stärken die Venen. Gemeinsam beseitigen sie Wasseransammlungen in den Beinen, schwemmen Ödeme aus dem Gewebe (auch nach einer Strahlentherapie) und lindern Entzündungen.

Salben und Tinkturen aus Rosskastanien (Blüten, Blättern, Samen) helfen nicht nur als Einreibemittel bei Rheuma, sondern auch bei Krampfadern, Wadenkrämpfen, Frostschäden und offenen Beinen. Bei Sportverletzungen, Prellungen, Stauchungen oder Blutergüssen sind sie unersetzlich. Die Tinktur, bei Langstreckenflügen genommen, verhindert wirksam das lästige Anschwellen der Füße und Beine.

◄ Kastanien wecken Kindheitserinnerungen – und fühlen sich in unserer Hosentasche wohl.

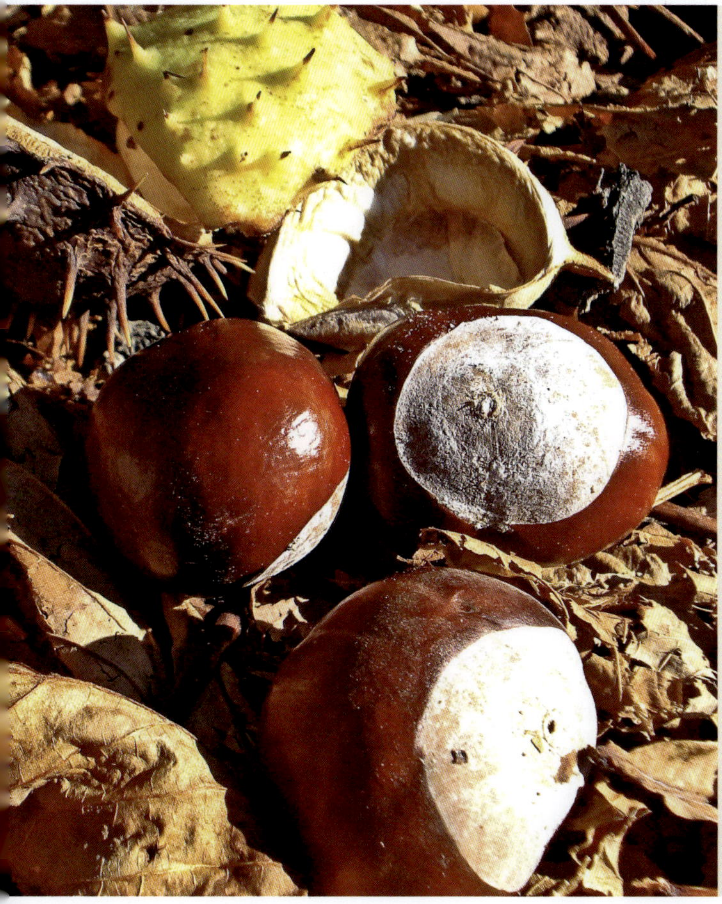

Botschaft der braunen Kastanienfrucht

Sammelst Du mich auch heute noch auf, wenn ich Dir bei einem Spaziergang vor die Füße falle? Du solltest es tun und mich als Begleiterin in Deine Tasche stecken. Es tut so gut, mich zu streicheln. Und während Du das tust, sorge ich dafür, dass es in Deinem Kopf ein bisschen klarer wird. Du weißt sowieso nicht, wo Dir der Kopf steht? Dann brauchst Du mich erst recht! Dir fällt immer erst hinterher ein, was Du sagen wolltest? Mache Dir nicht so viele Gedanken. Bevor Dein Kopf platzt, weil zu Vieles auf Dich einströmt, puste ich ihn durch und entferne, was dort nicht hinein gehört. Du wirst schon merken, wie der ***Kopf wieder frei wird***, das Gehirn ***klar, wach*** und total bereit, das Schöne, Einmalige, Wundervolle an so einem Herbsttag zu sehen. Wenn das so ist, willst Du gleich noch mehr braune Kastanien sammeln? Gut so. Dann kann ich Dir das ganze Jahr über helfen, jung zu bleiben, ***flexibel, fröhlich*** und voller ***kreativer*** Ideen für die Zukunft.

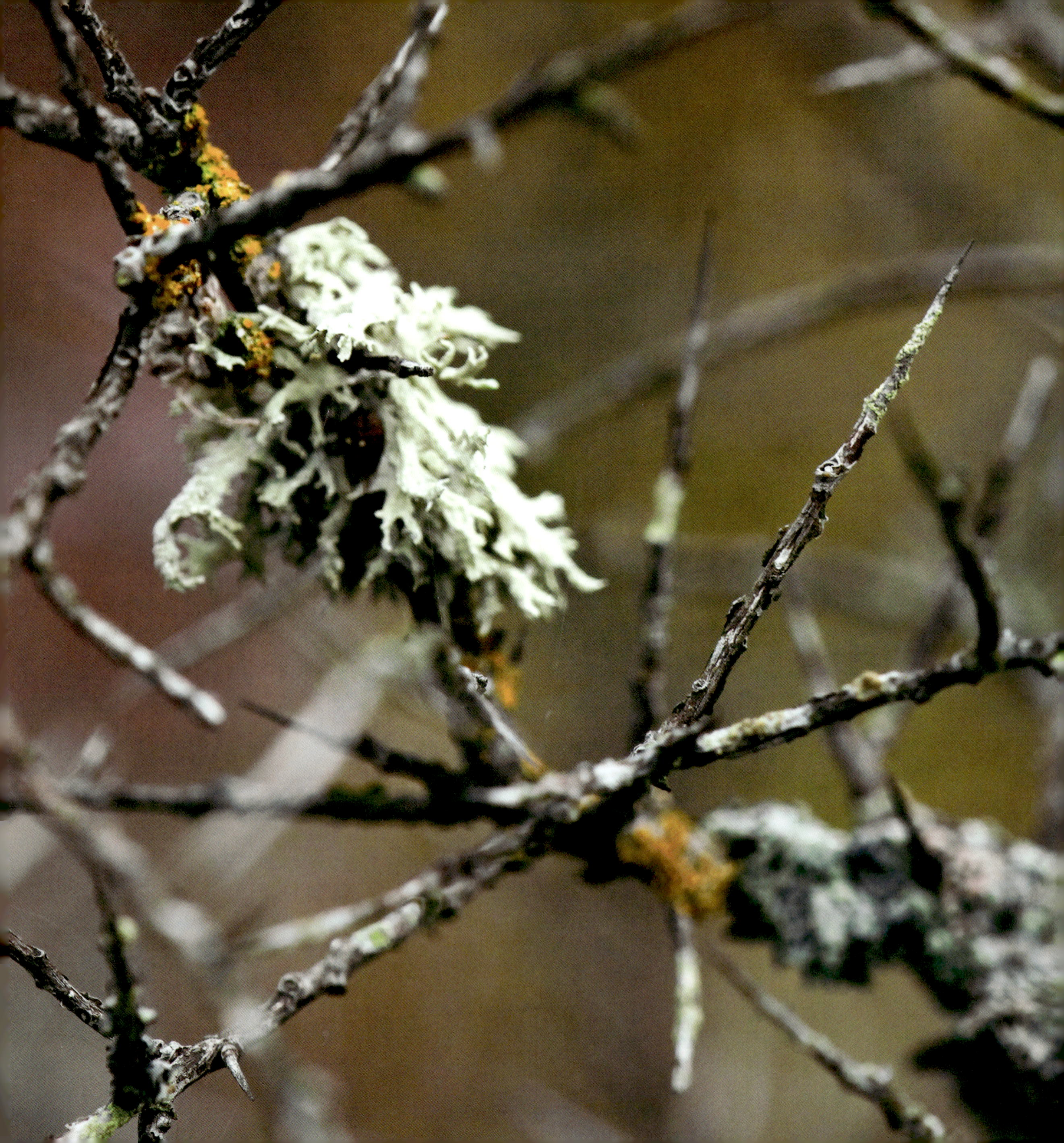

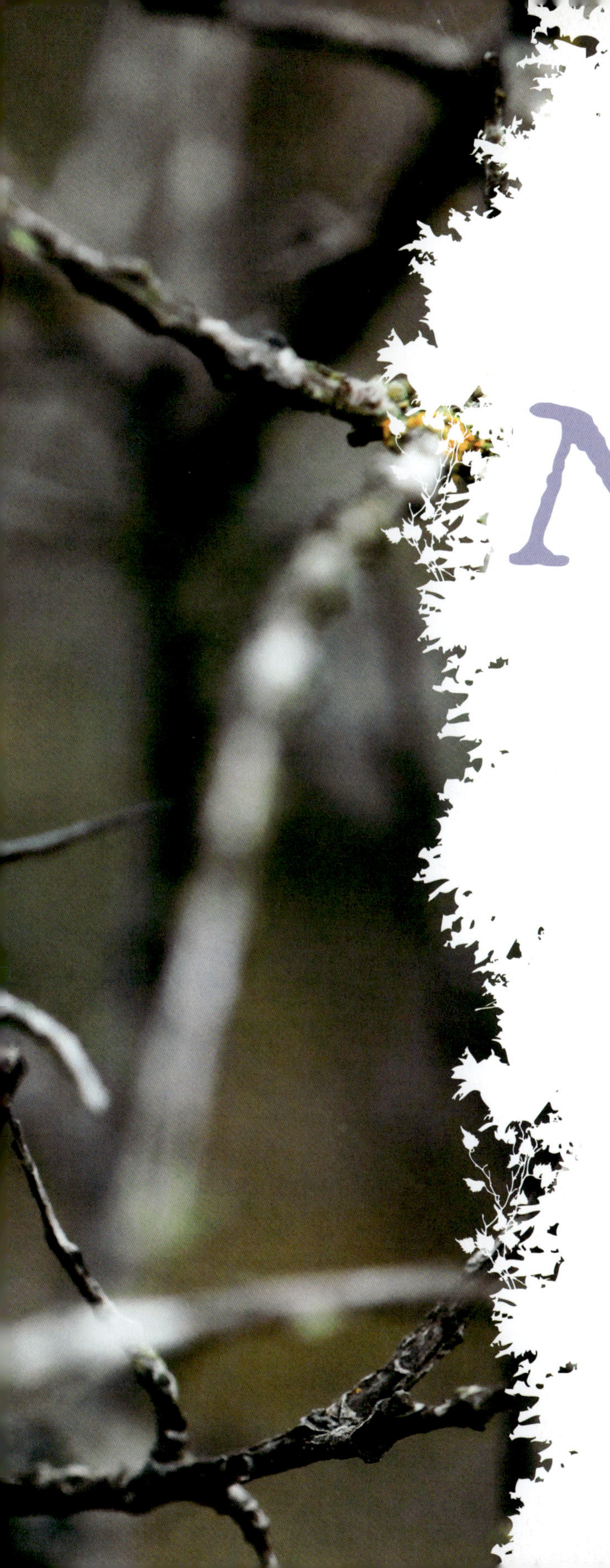

November

In die Stille gehen

Ich ging zu einem Spaziergang hinaus
und beschloss schließlich,
bis Sonnenuntergang draußen zu bleiben.
Hinausgehen, so fand ich heraus,
bedeutet eigentlich hineinzugehen.

John Muir, schottisch-amerikanischer Universalgelehrter (1838-1914)

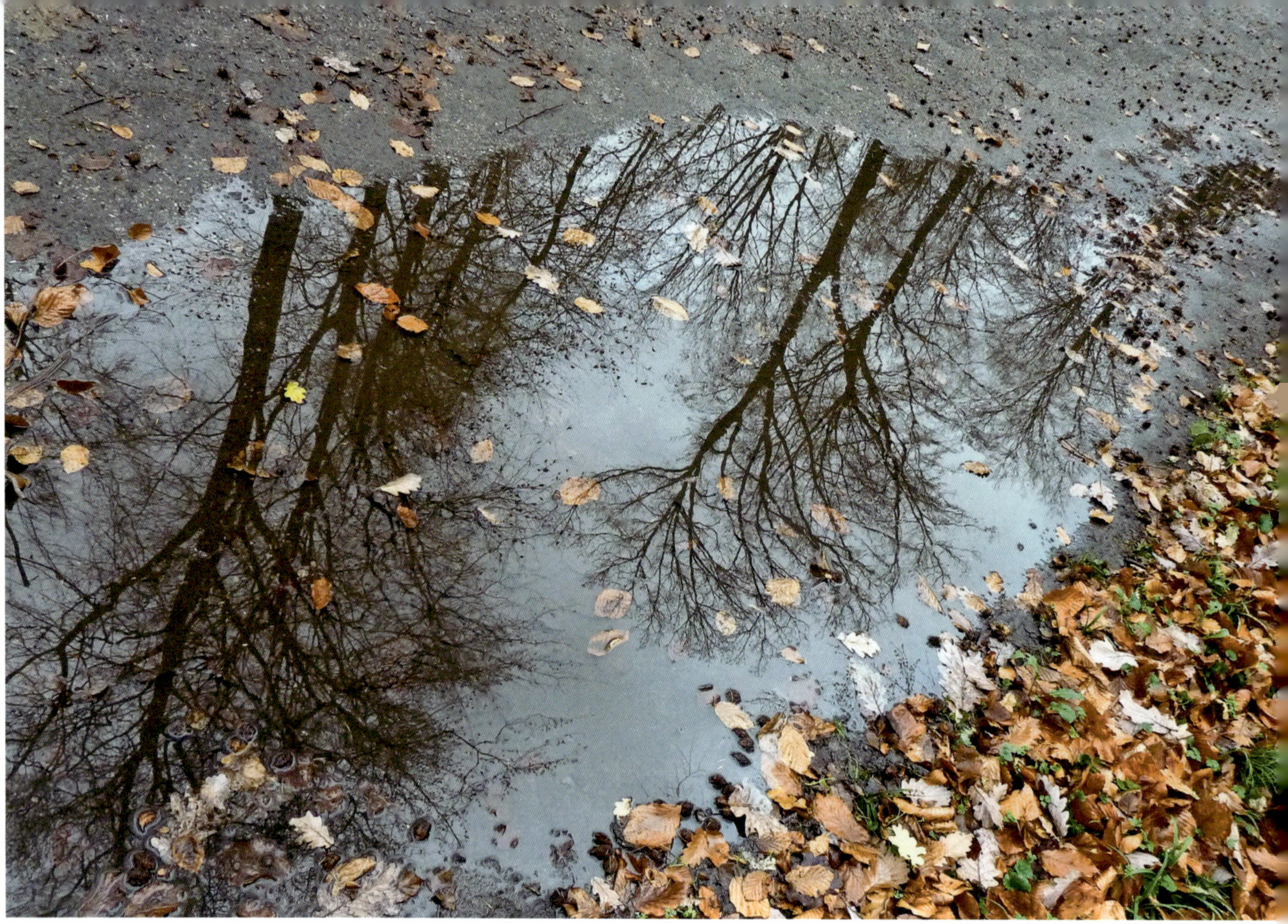

➤ *Das graue Licht des Novembers – es führt uns in seine tiefe heilsame Stille.*

Der schönste Monat des Jahres

Es ist zwar abends schon sehr frühzeitig dunkel, doch genau das macht diese Jahreszeit so gemütlich. Die Natur zieht sich in sich selbst zurück, macht Pause, ruht sich aus. Wir Menschen machen es genauso und üben uns in Entschleunigung. Mehr lesen, mehr duftender Tee, mehr Kuscheldecke, mehr Kerzenschein. Der November ist voller Licht. Und voller Stille. In klaren Nächten kommt der erste Bodenfrost und zaubert filigrane Zeichnungen aus Gräsern und Blättern. Flüchtige Schönheit liegt darin. Der Wind legt bunte Laubteppiche auf die Wege. Die letzten Blätter fallen, schweben zu Boden und verlocken zum Fangen dieser Schwerelosigkeit. Es ist jedes Jahr ein einziges Vergnügen, durch dieses Laub zu rascheln, den Duft einzuatmen, sich durchpusten zu lassen, ausgelassen zu sein und atemlos. *Windmonat* nannten unsere Vorfahren den November.

Die letzten Äpfel und Birnen sind willkommenes Futter für die Vögel und Mäuse. Wilde Clematis-Ranken haben Hecken und Böschungen mit ihren weißen, wirbeligen Samenständen wie mit einer wärmenden Decke überzogen. Die braune Farbe hat am Ende des Monats die Regie über die Laubwälder übernommen. Wildgänse rauschen lautstark durch die Nacht in Richtung Süden.

Wer den Nebel mag, der kommt natürlich auch nicht zu kurz. Nebelspaziergänge haben ihren eigenen Reiz, machen bisweilen sogar ein bisschen unsichtbar. Wie Tuschezeichnungen verschwimmen die Konturen von Menschen, Tieren und Bäumen. Wir können unseren Gedanken nachhängen, ruhiger werden und spüren, wie heilsam Nebel sein kann: Es kann sehr heilsam sein, die Dinge nicht so klar zu sehen, eher zu ahnen, was „dahinter“ steckt, hinter den vielen Bildern, Formen, Ereignissen. Vielleicht entdecken wir neue Perspektiven, bekommen andere Ideen, finden fehlende Puzzlestückchen. Etwas Neues kann in dieser Dunkelheit beginnen. Irgendwann atmen wir auf dabei – und merken, wie wohltuend der Nebel sich auch auf unseren Atem und auf unser Gemüt legt. *Nebelmonat* hieß diese Jahreszeit, bevor die Römer ihren Kalender bei uns einführten. Grau sind die Tage und gar nicht eintönig. Wer aufmerksam ist, entdeckt unendlich viele Farbschattierungen. Durch düstere Wolken, weich und wässrig, schimmert die Sonne kurzzeitig milchig hindurch, als wollte sie sagen: Du weißt doch, dass hinter allem Grau immer die Sonne scheint.

Ceridween – keltische Göttin des Todes und der Wiedergeburt

Ceridween ist die Göttin mit dem Kessel. Anders als man zunächst bei diesem hausfraulichen Attribut vermuten könnte, ist sie eine sehr machtvolle Göttin, die hauptsächlich in Wales und Cornwall verehrt wird. Sie tritt meist in der Gestalt der Weisen Alten, manchmal auch als dreifache Göttin auf. Sie ist die Göttin des Todes und der Wiedergeburt, der Kräuter, der Astrologie, der Magie und der Weisheit.

In ihrem großen Kessel brodelt die Ursuppe und muss dauernd gerührt werden. Während sich die Zutaten durch die Hitze vermischen und verwandeln, entstehen beim Rühren neue Gedanken. Der Kessel symbolisiert den Bauch der Göttin, aus dem alles Leben kommt und in den es auch wieder zurückkehrt. Ein Trank aus diesem Kessel heilt Körper, Seele und Geist.

Eine walisische Sage erzählt von Ceridweens Fähigkeiten. Danach hatte sie zwei Kinder, die schönste Tochter der Welt und den hässlichsten Knaben. Sie wollte dafür sorgen, dass der Knabe ebenfalls Anerkennung und Bewunderung im Leben erfährt: Er sollte weiser werden als alle anderen und als Barde die Menschen erfreuen. Ceridween ließ den „Kessel der Inspiration“ mit

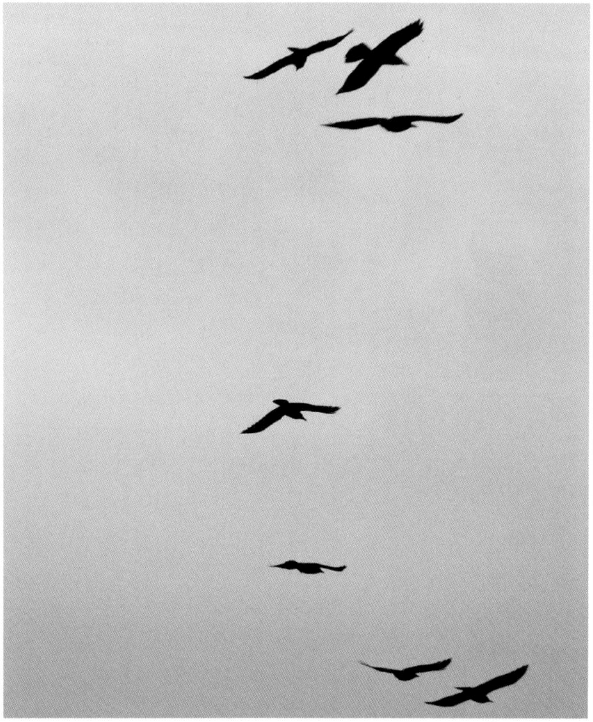

◄ Botschafter aus der Welt der Göttinnen: Lauschen wir den Geschichten der Krähen und Raben …

klarstem Quellwasser und vielen Kräutern füllen und das Feuer schüren. Ein Jahr und einen Tag, also 13 keltische Mondmonate, musste das Gebräu sieden und dabei immer gerührt werden. Das ganze Jahr hindurch, wenn Sterne und Planeten günstig standen, zog die Göttin aus und sammelte Kräuter, Blüten und Wurzeln für Hellsichtigkeit und Inspiration. Zur berechneten Stunde warf sie alles in den magischen Trank und fügte sogar den Schaum der Meereswellen hinzu. Sie holte sich Gwion, einen Jungen aus dem Dorf, der beständig den Trank rühren musste – und schärfte ihm ein, dass kein Tropfen daraus verloren gehen dürfe. Als der Trank fast fertig war, spritzten drei Tropfen aus dem Kessel auf Gwions Hand und automatisch leckte er sie ab. Dadurch übertrug sich alle Kraft des magischen Gebräus auf ihn. Er wusste in diesem Moment sofort, was geschehen war und dass die Göttin ihn töten würde, sobald der Trank fertig war. Erschrocken floh er und der Kessel zerbrach.

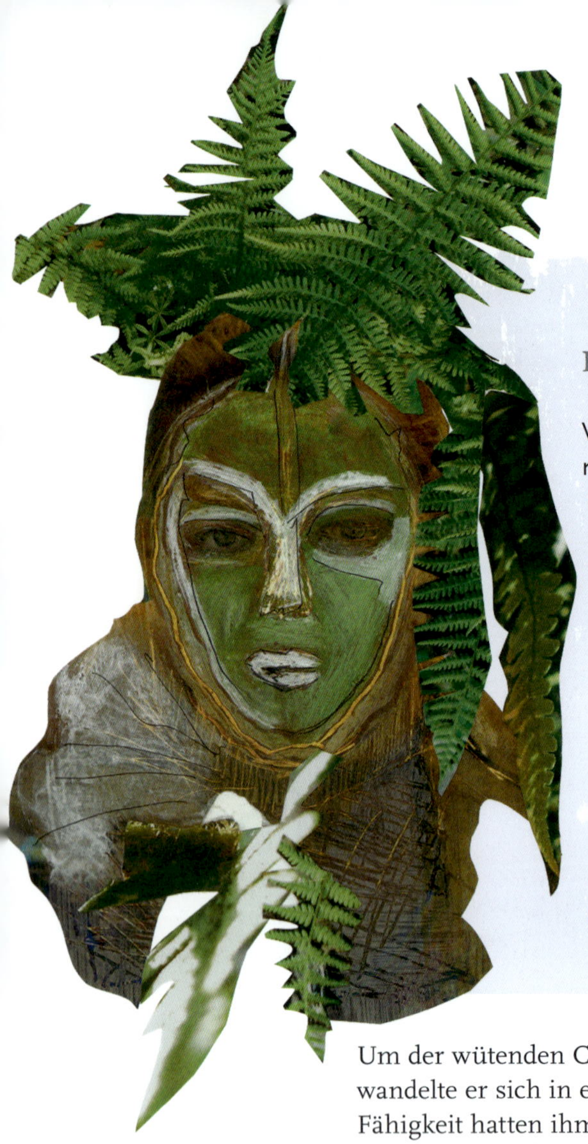

Botschaft der Ceridween

Wenn Du gerade an einer Wegkreuzung in Deinem Leben angekommen bist und nicht weißt, wie Du Dich entscheiden sollst, dann komme zu mir. Wir zünden ein Feuer an, stellen einen Topf mit Wasser darauf und gehen Kräuter sammeln. Folge dabei Deiner Intuition und nimm nur die Kräuter, die Dich „angucken". Nimm von jeder Pflanze einen kleinen Teil, auch ein Stückchen vom Holz der Erle, und lasse sie zusammen mit Deinen Sorgen in diesem Topf brutzeln.

Wir setzen uns dazu, lauschen dem Feuer und rühren unser Gebräu um. Langsam und stetig. In diesem Rühren, in diesem nie enden wollenden Wirbel, wird alles vermischt. Das Alte löst sich auf, das Neue entsteht. Rühre und spüre, rühre und spüre – die ***Ruhe***, die ***Stille***, das Alte, das Neue und die ***ewige Wiederkehr***. Hast Du schon daran gedacht, dass es keine falsche Entscheidung gibt? Dass alles im Leben nur dazu dient, ***Erfahrungen*** zu sammeln? In jedem Moment Deines Lebens kannst Du Dich immer wieder neu entscheiden. Alles, was Du dazu brauchst, ist Mut. ***Mut***, das aufzugeben, was nicht zu Dir gehört, um endlich das zu leben, wovon Du schon immer geträumt hast. Drei Tropfen von unserem Zaubertrank genügen.

Um der wütenden Ceridween zu entkommen, verwandelte er sich in einen flinken Hasen – diese Fähigkeit hatten ihm die drei Tropfen verliehen – und floh über die Erde. Ceridween verfolgte ihn als Windhund und holte den Hasen fast ein. Gwion sprang sodann ins Wasser und wurde zum Fisch – sie nahm die Gestalt eines Otters an. Er erhob sich als Vogel und floh in die Luft – sie wurde zum Falken. Er ließ sich auf einen Dreschboden fallen und versteckte sich in einem Getreidekorn – sie wurde zur roten Henne und pickte schließlich dieses Korn auf. Davon wurde sie schwanger und gebar nach neun Monaten einen wunderhübschen Knaben. Dieser Knabe wuchs nach vielen Abenteuern zu dem berühmten Propheten, Magier und Barden Taliesin heran.

So wie in dieser Sage ist es die Göttin Ceridween, die uns immer wieder vor neue Aufgaben stellt, bei deren Lösung wir reifen – oft ohne es zu merken. Immer wieder stößt sie den Prozess des Erkennens an, immer wieder müssen wir etwas in uns sterben lassen, um etwas Neues zu erleben. Das ist oft gar nicht einfach, und manchmal fühlen wir uns dabei, als würden wir in diesem Kessel gekocht und wieder neu zusammengesetzt. Am Ende dieses Prozesses allerdings finden wir uns gereift, dem Leben gewachsen und näher bei uns selbst als jemals zuvor.

Pflanzen – und was sie uns sagen

Novemberpflanzen ahnen, wie sehr sie uns mit ihren späten Blüten, Formen und Farben erfreuen können, und sind nicht beleidigt, wenn wir sie das ganze Jahr über nicht wirklich wahrgenommen haben. Diese Pflanzen glänzen mit Beständigkeit und Durchhaltevermögen.

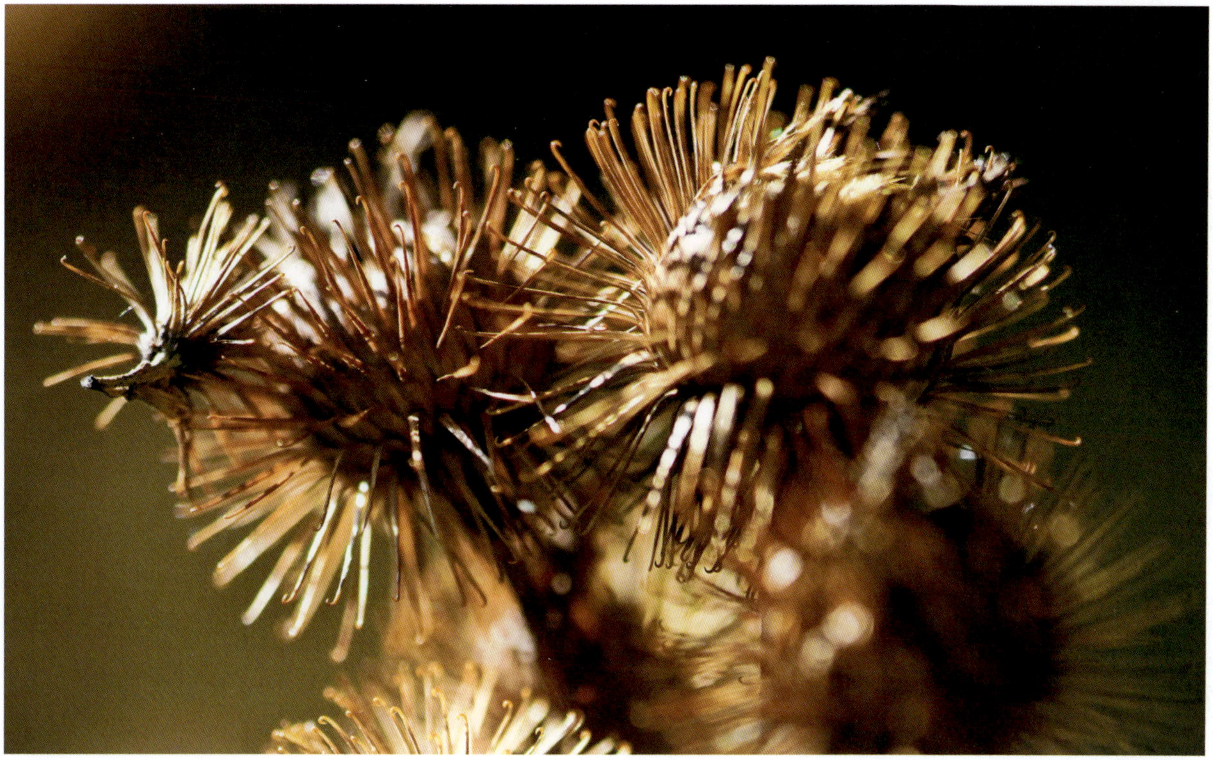

Pralle Kraft: Die Samenstände der Klette glänzen kupferfarben in der tiefen Novembersonne.

Große Klette (Arctium lappa)

Irgendetwas an dieser Pflanze muss die Botaniker an einen Bären erinnert haben. *Arctos* ist der griechische *Bär*. Waren es die Kletten, die zottigen Blütenköpfchen oder das bärenhaft plumpe und starke Erscheinungsbild dieser Pflanze? Auch *lappa* kommt aus dem Griechischen und bedeutet *festhalten, ergreifen*. Diese Pflanze ergreift jede Gelegenheit, hält sich mit ihren Widerhaken fest an allem, was vorüberstreicht. Ihre Samenstände wurden zum Vorbild aller Klettverschlüsse.

Die Klette ist mit ihrer fleischigen Wurzel tief und fest im Boden verankert und grüßt auch im November noch als stattliche Staude vom Wegesrand. Im ersten Jahr treibt sie große, herzförmige Wurzelblätter, die sich gut als Sonnen- oder auch Regenhut eignen. Im zweiten Jahr wächst ein reich verzweigter Stängel mit vielen purpurnen Blüten, die im Lauf des Jahres zu stacheligen Kletten werden.

REZEPT

Haarwasser: Graben Sie eine kleine, einjährige Klettenpflanze mitsamt der Wurzel aus. Zerschneiden Sie Blätter und Wurzel in kleine Stücke und geben Sie 40 g davon in ein Schraubdeckelglas. Graben Sie Wurzeln der Brennnessel aus, reinigen und zerschneiden Sie sie ebenfalls. Etwa 40 g davon geben Sie zu der Klettenwurzel. 10 g zerkleinerte Rosmarinblätter runden diese Komposition ab. Übergießen Sie alles mit 300 ml etwa 30%igen Alkohols, verschließen Sie das Glas gut und lassen Sie es drei Wochen auf der Fensterbank ziehen. Filtrieren Sie danach durch einen Kaffeefilter ab und füllen Sie den Extrakt in eine dunkle Flasche. Die tägliche Massage mit dem Klettenhaarwasser stärkt Kopfhaut und Haarboden und macht die Haare kräftiger und schöner.

Die Klette als Reinigungsbürste

Stellen Sie sich vor, Sie putzen Ihren Körper mit einer so hakigen Kletten-Reinigungsbürste gründlich durch. Das stimuliert die Nieren, aktiviert Leber und Galle und kurbelt Stoffwechsel und Blutreinigung an. Besonders Haut und Schleimhaut werden gesäubert, Hautprobleme und das Jucken bei Ekzemen und Neurodermitis werden gelindert.

REZEPTE

Tee: Bläschen in Mund und Rachen oder wunde, rissige Lippen verschwinden beim Gurgeln oder Spülen mit dem Tee aus Klettenblättern: dafür 1 TL getrocknete und zerkleinerte Klettenblätter mit 250 ml kochendem Wasser übergießen, 5 Min. ziehen lassen. Er befreit uns auch von Giften aus der Umwelt wie Lacken, Lösungsmitteln und anderen Chemikalien.

Samen-Power pur: Jetzt im November lassen sich die Samen der Klette leicht ernten. Schneiden Sie – mit Vorsicht und allem Respekt – einige Klettenzweige mit den Samenständen ab, und legen Sie sie zu Hause zum Trocknen auf einem alten Bett-Tuch aus. Sobald sie trocken sind, lassen sich die Samen leicht heraus schütteln. Die einzelnen Samen können Sie einfach gründlich kauen, sie schmecken wie kleine Nüsschen und sind Wohltat und Unterstützung für die Leber. Legen Sie sich einen Vorrat davon an, streuen sie die Samen ab und zu über Ihr Frühstücksmüsli.

▾ Das hakige Vorbild aller Klett-Verschlüsse schmückt sich mit violetter Blüte.

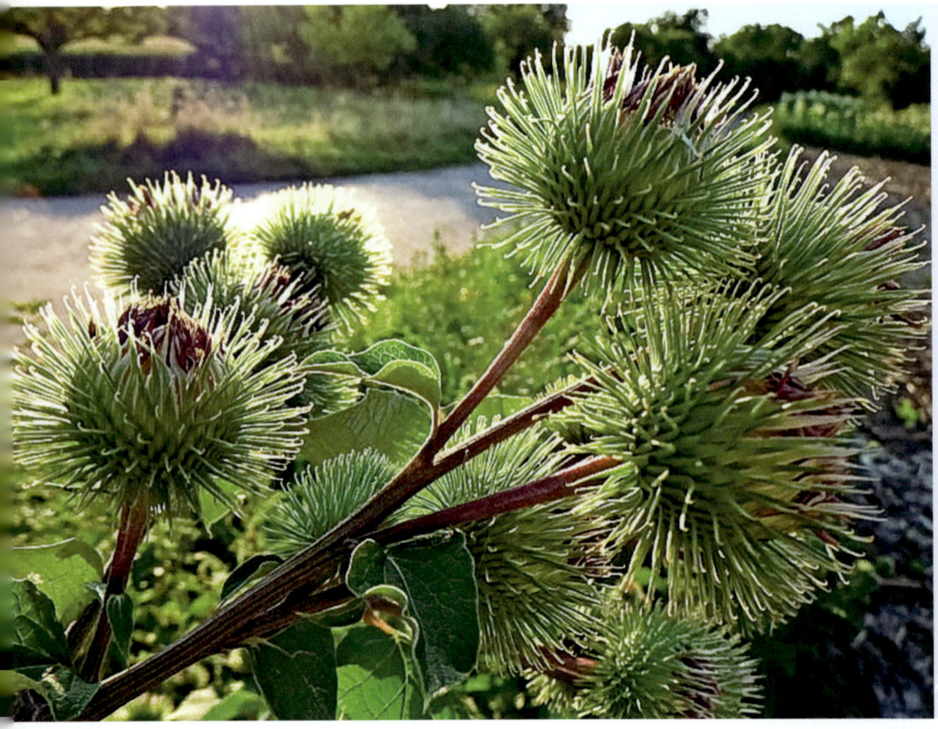

Botschaft der Klette

Für Kinder bin ich Spielzeug, bleibe überall hängen, in Haaren, Pullovern, Hosenbeinen. Jeder weiß, wie fest meine Haken haften. Dir will ich zeigen, wie gut es ist, wenn manchmal etwas mehr hängen bleibt. Zum Beispiel ***Erinnerungen:*** an Deine Träume, an Deine Wünsche und an Deine ***Visionen***. Ich putze aus Deinen Gedanken und Gefühlen heraus, was nicht zu Dir gehört, damit Du Dich nicht verlierst in dem, was die Welt von Dir fordert. Und ich mache Dir klar, dass Du einfach dann am besten bist, wenn Du Dich und Deine Vorstellungen sehr ernst nimmst. So wie ich. Die Welt um Dich herum braucht ***unkonventionelle Ideen***, braucht ungewöhnliche Menschen, braucht Dich und Deine Originalität.

Bittersüßer Nachtschatten
(Solanum dulcamara)

Bittersüß schmecken die Stängel und Beeren dieser Pflanze: *dulcis* bedeutet *süß* und *amarum bitter*. Dieser Geschmack ist eine Warnung, damit niemand auf die Idee kommt, von der Pflanze zu essen. Denn sie ist sehr giftig, wie viele andere Nachtschattengewächse auch. *Solanum* leitet sich ab von *solari* und bedeutet *schmerzstillend*. Tollkirsche und Bilsenkraut waren vor Jahrhunderten die ersten Betäubungsmittel bei Amputationen und Operationen und stillten die schlimmsten Schmerzen. Mitglieder dieser Pflanzenfamilie vertreiben in homöopathischer Dosierung die *Schatten der Nacht* – bei zu hoher, allopathischer Dosis bringen sie uns aber zu diesen Schatten und führen zu Halluzinationen und Vergiftungen. Das passiert bei den Giftpflanzen Tollkirsche, Bilsenkraut und Stechapfel. Doch es gehören auch völlig ungefährliche Grundnahrungsmittel wie Kartoffeln, Tomaten, Paprika und Auberginen in diese Familie (wenn gekocht und in reifem Zustand verzehrt). *Alpranke* ist ein alter Name für den Bittersüßen Nachtschatten. Er erinnert daran, dass die Menschen im Mittelalter diese Pflanze ihren Kindern in die Wiege legten, um schlechte Träume und Albträume zu vertreiben.

Ab Juni zeigen sich die schönen Blütenturbane, aus denen ein goldgelber Kegel aus Staubgefäßen heraushängt. Es ist eine Freude, diese Blüten anzuschauen. Die Beeren sind zunächst grün und werden im Lauf des Herbstes immer roter. Jetzt im November leuchten sie wie Mini-Tomaten aus dem Gebüsch. Oft bleiben die Regentropfen an ihnen hängen und bringen sie zum Glänzen. Je reifer die Beeren sind, umso weniger giftig sind sie. Trotzdem sollten Sie sie nicht probieren. Insbesondere für Kinder sind etwa zehn Beeren bereits tödlich.

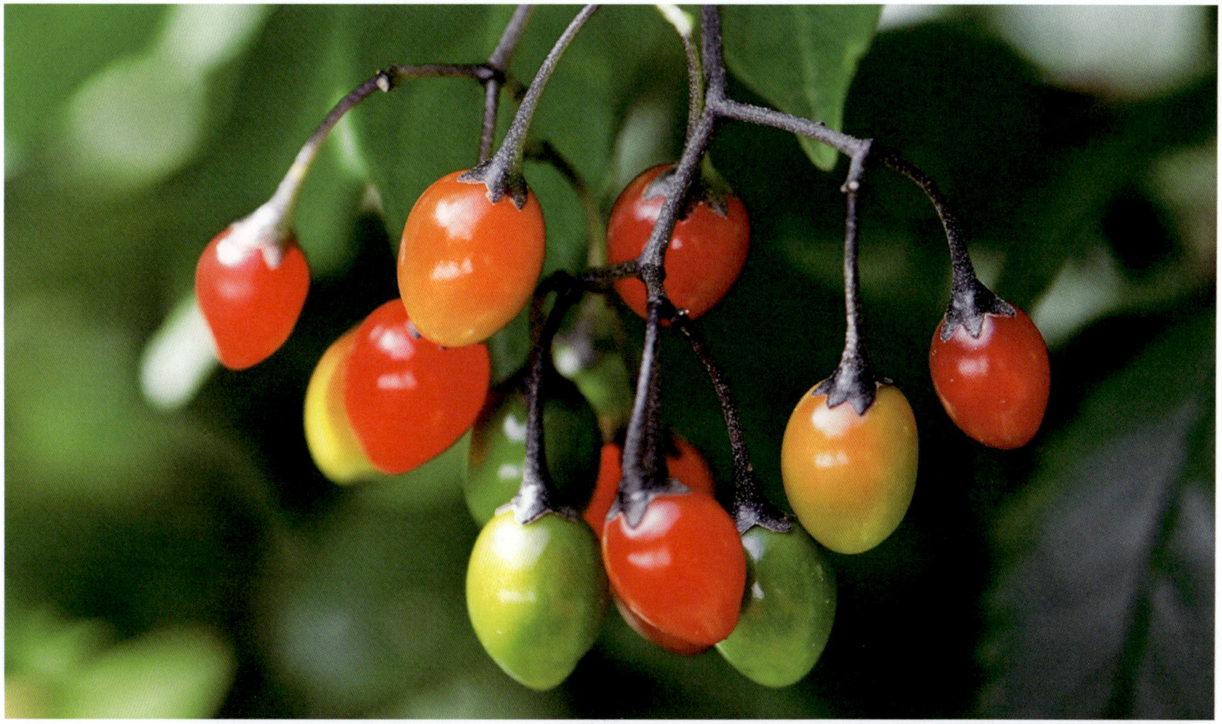

◄ Buntes Farbenspektakel: Die Verwandtschaft zu Tomate und Aubergine ist dem staunenden Blick nicht zu verbergen.

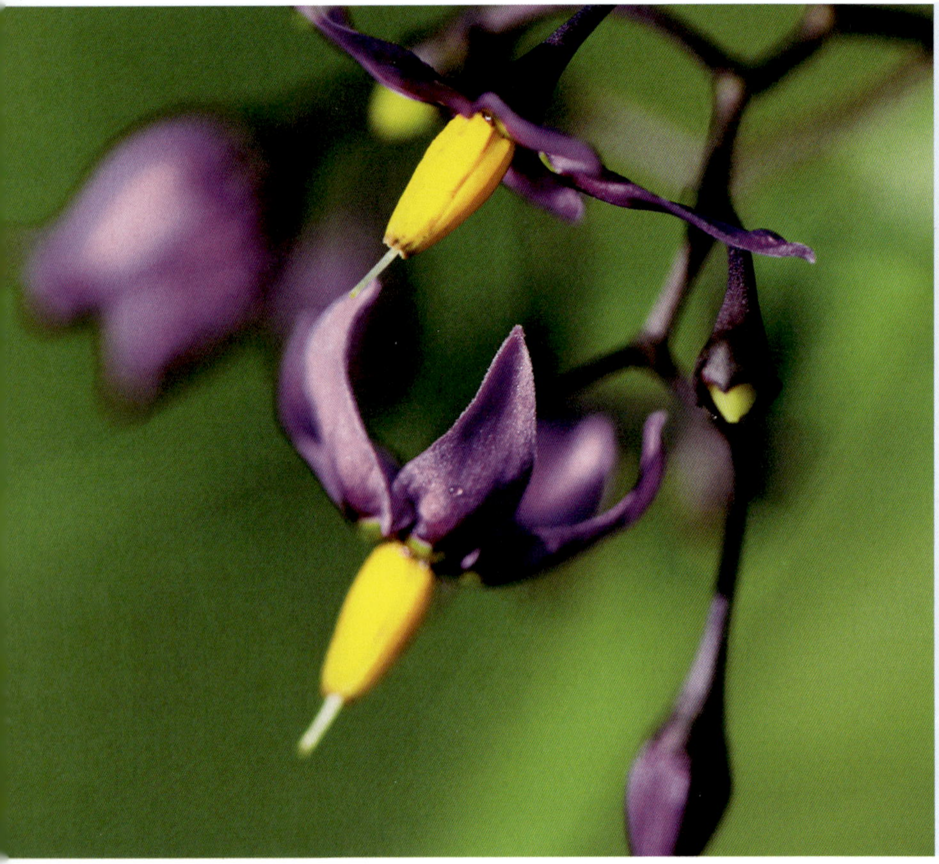

▲ *Wie aus einem geheimnisvollen orientalischen Märchen: violett-gelbe Blütenturbane in Miniaturausgabe*

Botschaft des Bittersüßen Nachtschattens

Ja, ich stamme aus einer großen Familie – und gehe ganz entschieden meinen eigenen Weg. Oder besser: Ich erklimme meinen eigenen Weg. Denn ich bin Meister im Chaosklettern. Ich wachse durch das hindurch, was schon an Gestrüpp vorhanden ist und bringe mit meinen Kletterkünsten anmutige Blüten in dunkle, schattige Gefilde. Wer sich darüber aufregen will, dass ich mich von ganz unten hocharbeite, gar tobt wie Rumpelstilzchen oder mit mir streiten will, den kann ich beruhigen. Kraft meiner Natur vollbringe ich wahre Wunder darin, ***Extreme zu verbinden.*** Nicht nur das Warme mit dem Kalten, das Süße mit dem Bitteren, das Mögliche mit dem Unmöglichen, auch Deine Wünsche mit der Realität, mit dem, was machbar ist. Und das Schönste daran ist – all dies macht Spaß. Egal, wie ungemütlich es um mich herum ist. Mein Motto ist: ***Auf Regen folgt Sonnenschein.*** Immer.

Hilfe bei Blasenentzündungen, Rheuma und Hauterkrankungen

Dulcamara ist ein homöopathisches Arzneimittel für den Herbst, wenn kalte Nächte und feuchtes Nebelwetter Beschwerden verursachen. Wer sich die Signatur der roten Beeren ansieht, kann sich vorstellen, dass *Dulcamara* bei herbstlichen Blasenentzündungen hilfreich ist.

Es wirkt auch besonders gut bei rheumatischen Schmerzen von Muskeln und Gelenken oder auch bei Heuschnupfen im Herbst. Hilfreich ist es auch bei Hauterkrankungen, juckenden Ekzemen und Neurodermitis, die bei Nässe und Kälte schlimmer werden.

Wer zulange auf kalten Steinen gesessen oder im feuchten Keller gearbeitet hat und anschließend krank wird, wer Angst hat vor dunklen Schatten in Kellergewölben und wer sehr unwirsch werden kann, der findet Hilfe bei dieser homöopathisch verarbeiteten Pflanze. Die Urtinktur wird aus den jungen Schösslingen mit Blättern und Blüten hergestellt.

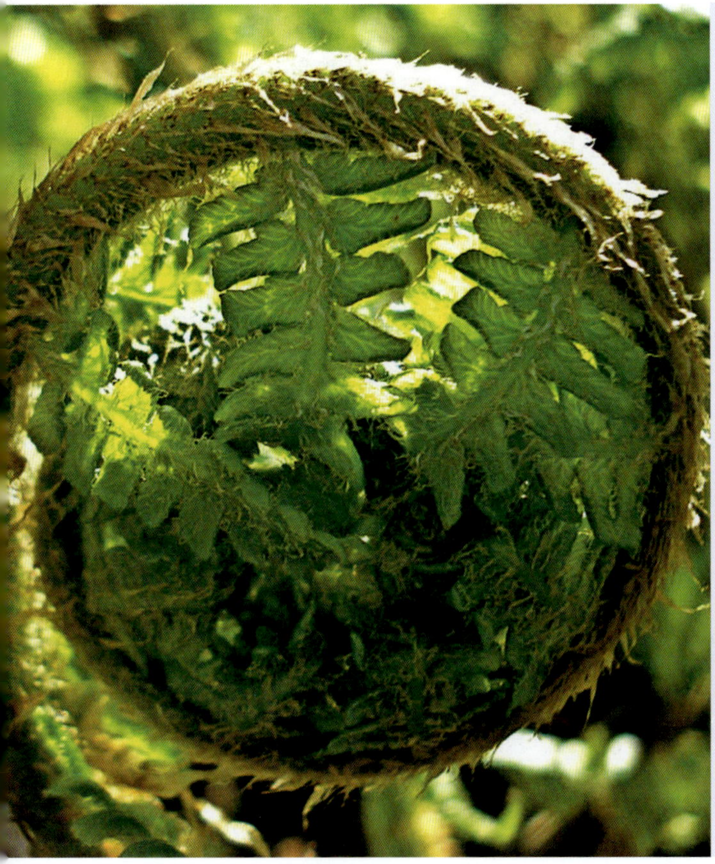

Botschaft des Wurmfarnes

Ja, ich war Bestandteil vieler Zaubertränke, damals, als meine Kräfte noch geschätzt wurden. Zusammen mit der Göttin habe ich gewirkt. Sie hat mich in den Kessel geworfen und ich habe für den Wirbel in diesem Topf gesorgt. Schließlich sind ***Spiralen*** meine Spezialität. Mit Spiralen wickelst Du Dich in etwas hinein und irgendwann wickelst Du Dich auch wieder heraus. Diese fließende Bewegung, dieses ewige Kommen und Gehen, Werden und Vergehen, das ist das Leben. Ich habe diese Spiralen in mir, sie sind meine innere ***tanzende Ordnung***. Jedes Jahr wirble ich mich damit in den Wald hinein, tanze mit dem Licht, dem Wind, spiele mit dem Regen und freue mich über den Besuch der Göttin. Ab November dann ruhe ich mich auf dem Waldboden aus und ***beschütze*** das Leben unter mir, alle Tiere und Pflanzen, vor Schnee und Frost. Und im Frühjahr wirbeln wieder neue Spiralen ins Leben.

Wurmfarn (*Dryopteris*-Arten)

Dryopteris – das hört sich fast schon ein bisschen nach Asterix an. Es bedeutet *Farn, der auf alten Eichen wächst.* Es gibt weltweit etwa 150 Wurmfarn-Arten. Im Frühjahr wickeln sich bei uns ihre grünen Wedel spiralig aus der Erde. Diese Ent-Wicklung ist Symbol für den Weg des Menschen von der Erde zum Himmel – und zum Beispiel im Bischofsstab zu bewundern. Viele Wedel bilden prächtige Trichter und können über einen Meter lang werden.

Wie der Name vermuten lässt, wurde die Wurzel des Wurmfarns gegen Wurmbefall, vor allem gegen Bandwürmer verwendet. Da aber immer weniger Heilkundige wirklich mit dieser giftigen Pflanze umgehen konnten, starben daran nicht nur die Bandwürmer, sondern sehr oft auch die Menschen. Deswegen darf die Wurzel heute nicht mehr als Wurmmittel verwendet werden.

Ab Juni sind auf der Unterseite der Farnblätter dunkle, ordentlich aufgereihte Pünktchen zu finden. Das sind kleine Sporenhäufchen, mit denen der Farn sich seit fast 400 Millionen Jahren auf seine ganz eigene Weise fortpflanzt. Im Karbonzeitalter war das Klima mild und die Wälder aus Farn-, Schachtelhalm- und Bärlappgewächsen mehr als 40 Meter hoch. Was damals über viele Millionen Jahre zu Boden sank – das verheizen wir heute als Steinkohle. Die Sporen der Farne fliegen als feiner gelber Staub mit dem Wind fort, oder fallen einfach herunter und bilden unter der alten Farnpflanze ein neues kleines Pflänzchen.

◄ Spiralig ent-wickelt sich ein junger Farnwedel – ein Sinnbild für den Lebensweg des Menschen

Das ist der Vorkeim, und erst der bringt einzelne männliche und weibliche Zellen hervor. Aus dieser Verbindung entsteht wieder eine neue große Farnpflanze.

Die Farnpflanzen bilden auch heute noch eine teilweise dichte grüne Unterschicht in unseren Wäldern. Wo Farne wachsen, ist es immer ein bisschen geheimnisvoll. Viele zauberhafte und magische Geschichten ranken sich um diese Pflanzen: In der Nacht der Sommersonnwende sollen die Farnsamen unsichtbar machen, ein Amulett aus der Wurzel schützt vor Verwundungen und Krankheit. Farne vertreiben alle dunklen Gestalten und locken die Engel herbei. Wedel über Zimmer- oder Stalltüren sorgen dafür, dass nur das Gute über die Schwelle tritt. Farne versprechen Glück und Wohlstand, Liebe und Kinderreichtum. Vielleicht haben wir ihn heute deswegen immer noch so gerne in unseren Wohnzimmern?

Das Kraut hält alles frisch, was darauf gelagert wird. Es ist der Vorläufer moderner Haushaltsfolien. Egal ob Käse, Quark, Äpfel oder Birnen – alles bleibt länger knackig. Auch türkische Fischer legen ihre frisch gefangenen Fische auf grünes Farnkraut. Das ist völlig ungefährlich, giftig ist nur die Wurzel. Farnkraut enthält sehr viel Kalium und ist ein guter Dünger für den Garten. Wer die Farnwedel im Sommer erntet, trocknet, zerkleinert und zum Mulchen zwischen die Gemüsebeete legt, vertreibt nicht nur Ungeziefer (und manchmal auch Schnecken), sondern hat auch bald einen schönen lockeren Boden.

▼ Der Nachtfrost liebt es, die Farnwedel zu verzieren.

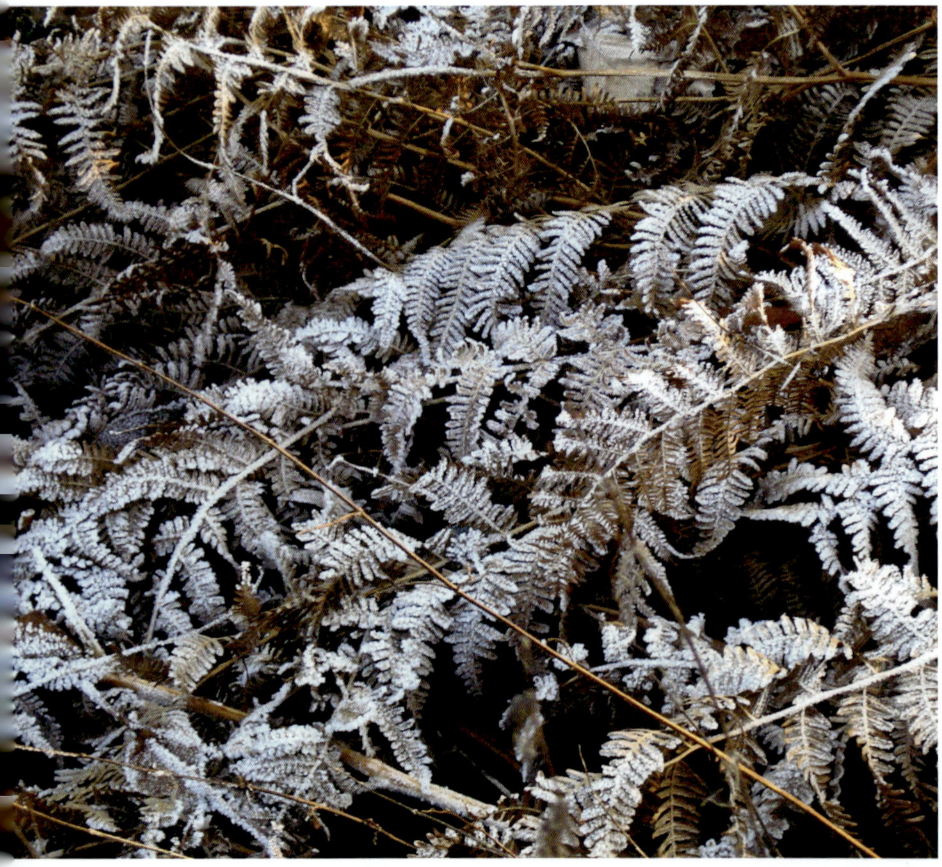

WOHLFÜHL-TIPP

Natürliche Bettdecke oder wohltuendes Kissen: Wer im Wald übernachten möchte, decke sich mit Farnkraut zu. Das hält schön warm. Auch im November noch. Die einfachere Variante, für die kalte Jahreszeit vorzusorgen, ist, im Sommer einige Farnwedel zu schneiden und zu trocknen, die trockenen Farnblättchen abzustreifen, in ein Leinensäckchen zu stopfen und es gut zu verschließen. So ein Farnkrautkissen ist eine heilsame Wohltat bei Kreuzschmerzen, quälendem Ischias, Rheumaleiden und auch bei Wadenkrämpfen.

Unsere Vorfahren füllten noch bis vor etwa 100 Jahren die Matratzen mit Stroh und gaben kräftig Farnkraut mit hinein. Das Kraut brachte nicht nur Wärme, es schützte auch vor Ungeziefer, schirmte ab gegen schädigende Erdstrahlen und sorgte so für einen wirklich erholsamen Schlaf. Das tut ein Farnkrautkissen auch heute noch.

Schwarz-Erle (*Alnus glutinosa*)

Alnus geht zurück auf die indogermanische Wurzel für *rot, braun*. Das Holz der Erle färbt sich orangerot, wenn es geschlagen wird. Die Germanen und Kelten glaubten, es sei das Blut der Erlengöttin, das sich immer zeigt, wenn der Baum verletzt wird. Heute erklären wir ganz nüchtern, dass die vielen Gerbstoffe im Erlenholz sich sofort mit dem Luftsauerstoff verbinden und es rot färben.

In *glutinosa* hören wir den *Kleister*, das bezieht sich auf die leichte *Klebrig*keit der jungen Blätter und Knospen. Das sah man früher ganz praktisch und fegte mit jungen Erlenzweigen die Wohnungen aus, in der Hoffnung, dass Läuse und Flöhe daran kleben blieben.

Die Erle wächst am Wasser, sie lebt vom Wasser, mit dem Wasser. Besonders jetzt im November spielt der Nebel mit den Erlen und zaubert geheimnisvolle Figuren hervor. Das wirkt oft unheimlich und so mancher Fantasiebegabte entdeckt hier Nymphen und Erlengeister. Goethe hat das in seinem Gedicht „Erlkönig" unvergesslich beschrieben.

Für die Germanen und Kelten zeigte sich im Erlengrund die Göttin des Todes. Im Frühjahr sind wir der Göttin als junger Frau in der Birke begegnet, im Mai als Blütenbraut im Weißdorn und jetzt finden wir sie als Alte in knorrigen Erlen. Der Erlenwald ist ihr Kessel, in dem das Leben vergeht und aus dem es wieder neu geboren wird. Nebelschwaden wabern und suggerieren das Brodeln in diesem Kessel, der in Wirklichkeit ein Jungbrunnen ist.

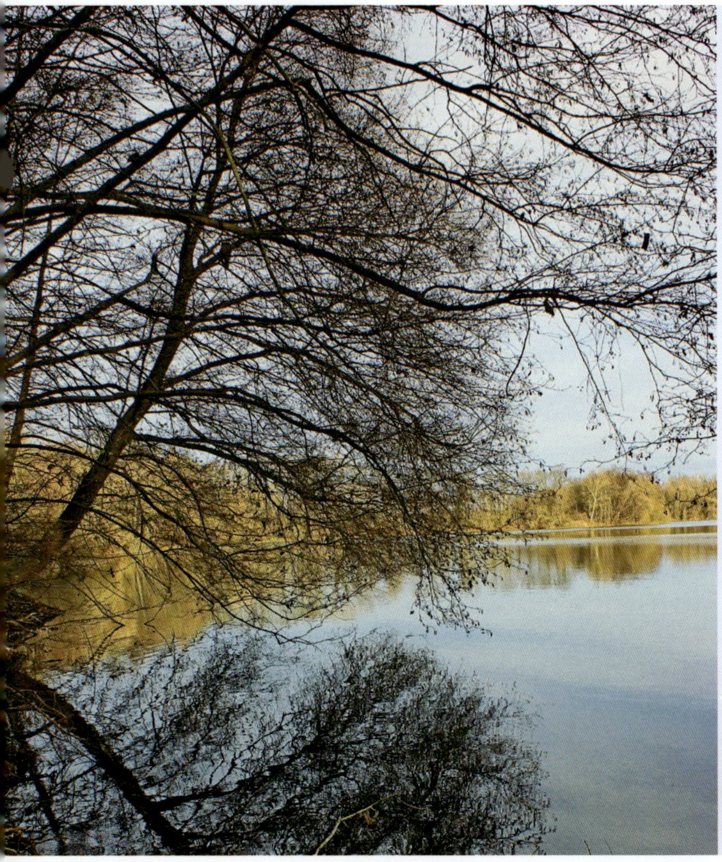

Botschaft der Schwarz-Erle

Komm zu mir in den Erlenwald und ich verzaubere Dich. Ich zeige Dir, wie Du mit Wasser und Nebel spielen kannst, wie Du leicht wirst und mir alles übergibst, was Dich bedrückt. Ich löse das im ***Fließen*** und im Schweben auf und wasche Deine Wunden mit dem heilenden Nebelwasser. Fließe mit mir durch den Nebel und ***kühle Deine Wut.*** Nutze sie und erkenne, was Du hinter Dir lassen musst. Nimm von meinen Zweigen, zerbrich sie und wirf die Teile hinter Dich. Das ist das Symbol dafür, dass Du etwas beendet hast. ***Werde neu,*** werde immer mehr Du und öffne Dich für Ungeahntes. Sieh die Möglichkeiten, sieh Deine Chancen in der Krise, in der Veränderung. Und sieh Dein Durchhaltevermögen. Im Fließen verschwindet das Alte hinter Dir und macht Dich bereit für die Zukunft. Sieh das Licht der Wirklichkeit und Du verstehst meinen Zauber.

◄ Erlenholz wird in der Nässe noch härter. Früher war es ein begehrtes Bauholz für Brücken und Kathedralen.

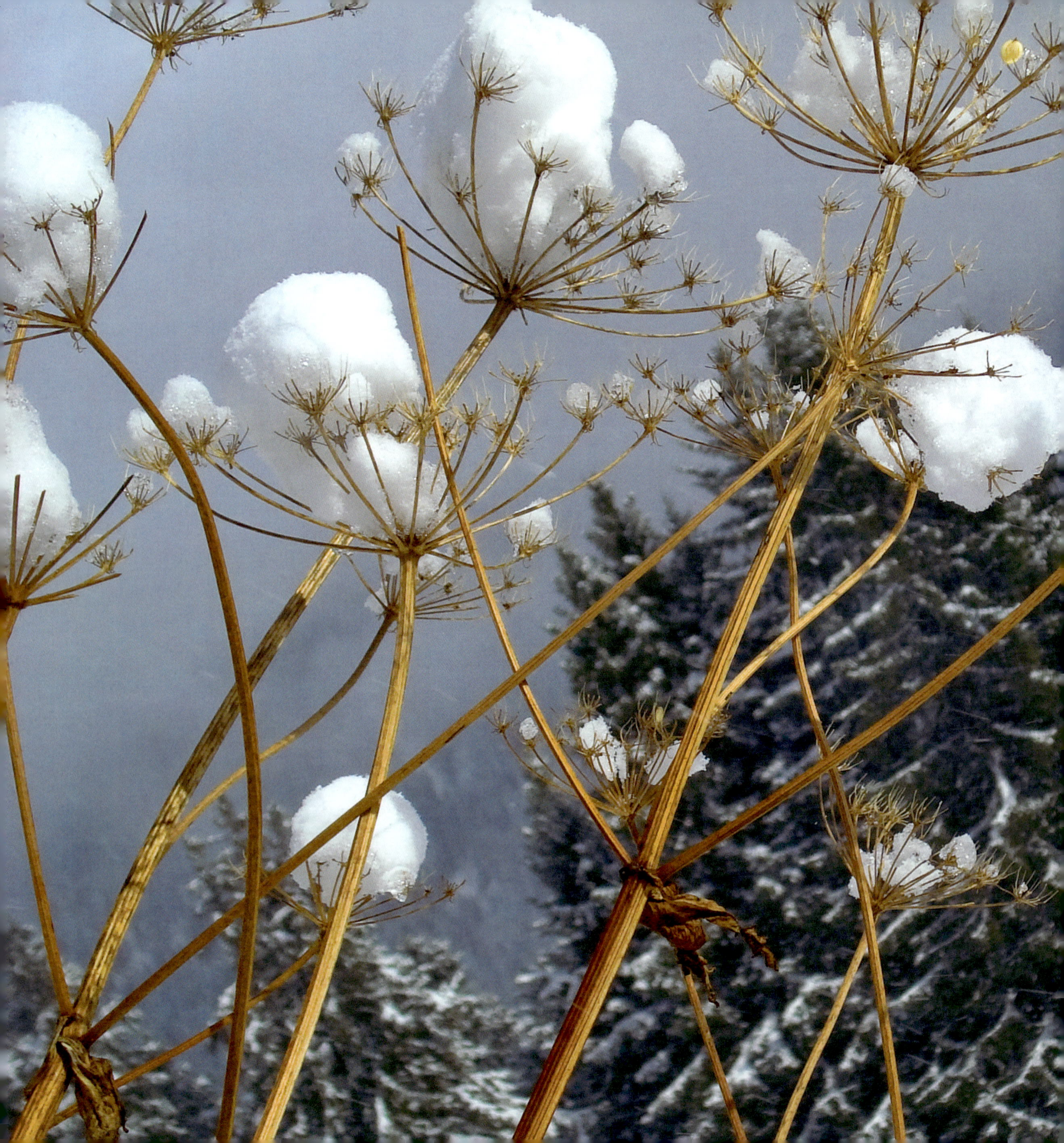

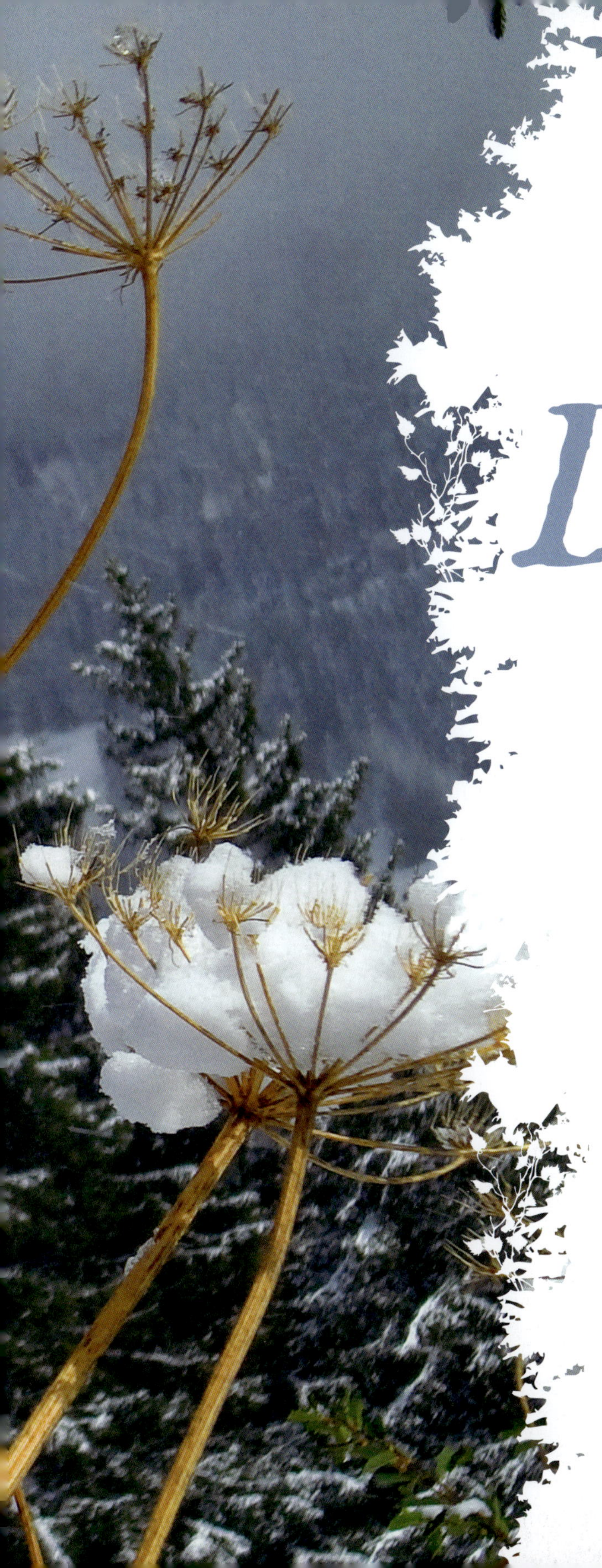

Dezember

Den Winternachtstraum wahr machen

Unsere größten Erlebnisse
sind nicht die lautesten,
sondern unsere stillsten Stunden.

Jean Paul,
deutscher Schriftsteller (1763-1825)

Ein großes Geschenk: Zeit

Dezember ist der Monat des Morgenrots – zumindest können wir wegen des späten Sonnenaufganges jeden Morgen ein anderes Farbenspiel am Himmel bewundern. Die Sonne muss sich Platz schaffen hinter dem Horizont, fängt an mit einem Silberstreifen und färbt dann Himmel und Wolken rosa bis feurig rot. Als Kinder glaubten wir wirklich, dass es die Engel sind, die ihren Backofen anheizen, um Weihnachtplätzchen zu backen. Wenn sie fertig sind, zeigt sich der Himmel in verschwimmenden Pastellfarben von Weiß über Grau bis Hellblau.

Auch der Dezember bekennt Farbe: Mit dem Immergrün der Nadelhölzer, den warmen Brauntönen ihrer Rinde und den standhaften Blättern von Buche und Eiche. Es gibt keine Ablenkung durch Buntes. Das Auge entdeckt so bisher verborgene Strukturen und Muster. Jeder Baum zeigt seine charakteristische Silhouette vor dem oftmals dunklen Himmel. Schmuddelwetter gibt es im Dezember immer wieder. Regentropfen hängen an den Knospen der Sträucher und fangen das Licht ein. In ihnen spiegelt sich die Landschaft, sie glänzen fast so schön wie Christbaumkugeln.

Der Winter hat etwas Beglückendes. Klare Frostnächte holen den Sternenhimmel näher an die Erde heran – zumindest sieht es so aus. Am nächsten Morgen ist die Welt dann verzaubert mit Eiskristallen, silbernen Kunstwerken aus Feuchtigkeit, Kälte und Luft. Raureif ummantelt alles mit einer glitzernden Zuckerkruste und zaubert ganz besondere „Winterblüten" hervor. Vereiste Blatt-

▼ Immergrünes mit weißen Kristallfackeln

➤ Inmitten von Eis, Schnee und Raureif werden wir so ruhig wie die Winterlandschaft selbst.

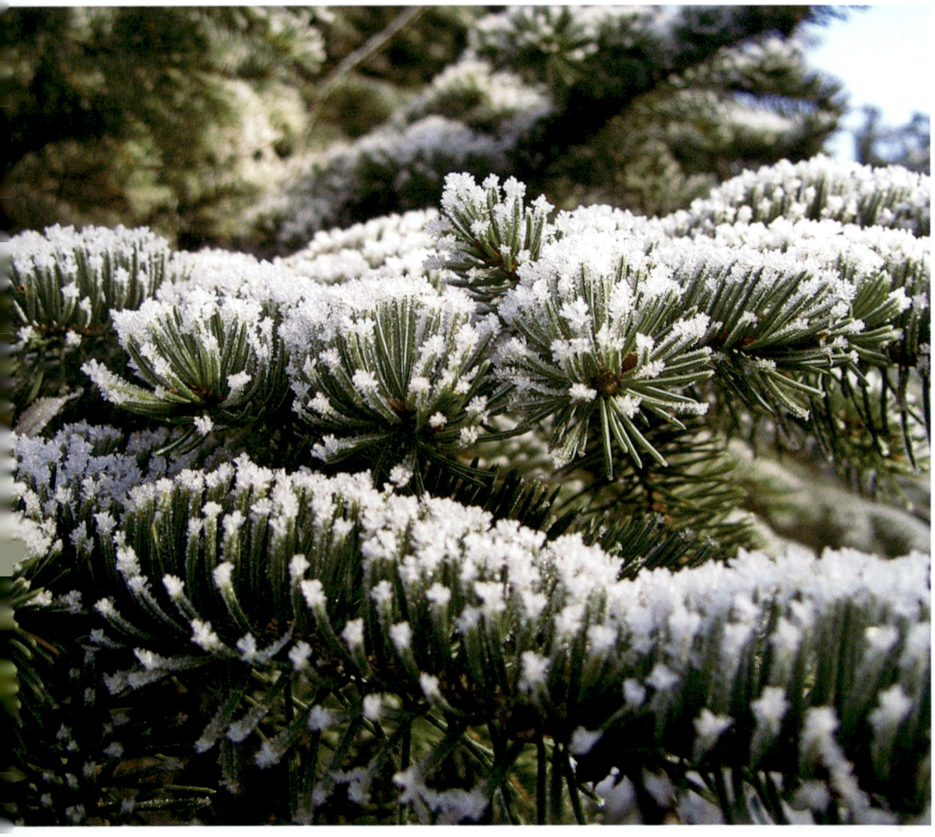

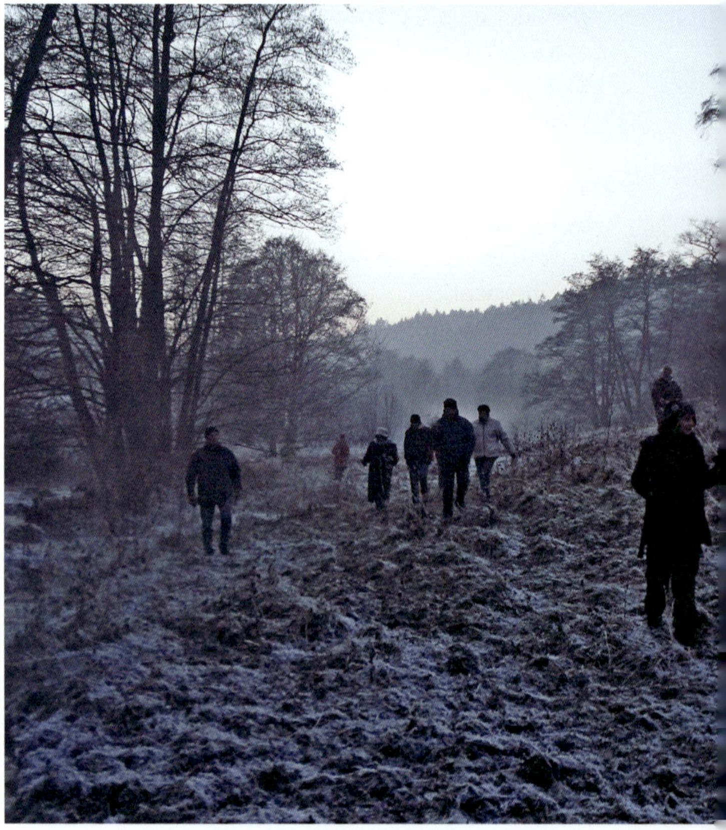

adern zeigen ihre filigrane Struktur. Überall stoßen wir auf den Zauber der Vergänglichkeit. Denn bereits schwache Sonnenstrahlen lassen die eisige Schönheit wieder schmelzen. Von solchen glitzernden Traumwelten lernen wir, den Augenblick auszukosten.

Das höchste Fest des Jahres war immer schon die Wintersonnwende am 21. Dezember. Die Sonne hat dann ihren tiefsten Stand erreicht und hat die Dunkelheit besiegt. Wenn es auch für zwölf weitere Tage so aussieht, als ob sie sich doch nicht bewegt, da jeder Tag nur um eine einzige Minute länger wird. Das ist die Zeit, in der die Zeit still steht, das ist die Zeit *zwischen den Jahren*, die *geschenkte Zeit:* für Gemütliches, für Mußestunden, für Bratäpfel. Einmal den ganzen Tag lang nur das tun, was glücklich macht. Die Uhr vergessen und dem zeitlosen Fall der Schneeflocken folgen oder dem Geräusch der Regentropfen lauschen. Sich von der Gelassenheit der Natur anstecken lassen. Sich den Geheimnissen des Lebenskreislaufs nähern. Das nährt alle Sinne und die Seele findet ihr Gleichgewicht. *Wonnezeit* nannten die Schweden früher diese Nächte. Sie galten als heilig, als geweiht. Etwa seit 1170 wurde aus diesen geweihten Nächten des Jahres das Fest der (einen) „Weih-Nacht“.

Weiße Weihnachten sind jedes Mal ein besonderes Geschenk, das seinen Zauber immer neu entfaltet. Schenken Sie sich gemeinsam verbrachte Zeit. Atmen Sie die klare Luft und die Stille des Winters ein und lassen Sie Ihre kalten Finger und roten Nasen bei Kerzenschein wieder auftauen.

Perchta – alpenländische Göttin der Raunächte

Nachts im Wald, es ist kalt. Eine Göttin galoppiert mit einem Tross wilder, unwirklicher Reiter in vollem Tempo vorbei und hinterlässt das Gefühl, gerade noch einmal davongekommen zu sein – das ist die wilde Jagd der Perchta, die Schnee und Wind bringt. Ein archaisches Bild, das nicht mehr viel mit unserem Leben zu tun zu haben scheint, wenn wir mit unseren Autos zum Waldparkplatz fahren – oder doch?

Perchta ist die Göttin der Zwischenräume, der Übergänge vom Alten zum Neuen, der Zeit zwischen den Jahren. Sie erscheint in den zwölf Raunächten. Sie ist nicht nett, aber wirkungsvoll. An manchen Orten wird sie auch *Bärmutter* oder *Bäramuoda* genannt. Das ist ein alter Name aus dem Mittelalter. Er erzählt davon, dass in Perchta auch die Mutter des Bären verehrt wurde. Sie „gebärt“ ihren Sohn, den jungen Bären, in der dunkelsten Jahreszeit – und mit ihm das Versprechen, dass alles wieder grün und fruchtbar wird.

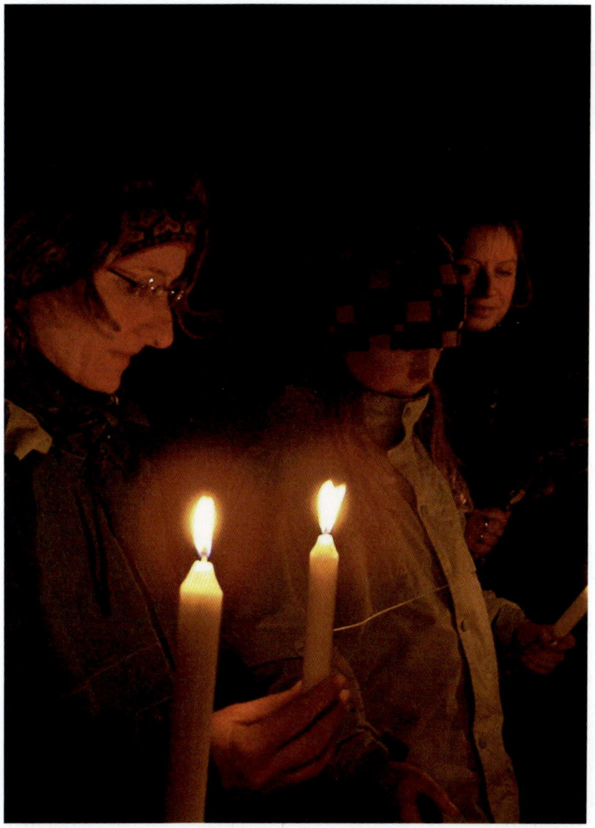

◄ *Kerzenschein zur Wintersonnenwende – die Verbindung mit dem Licht der eigenen Seele*

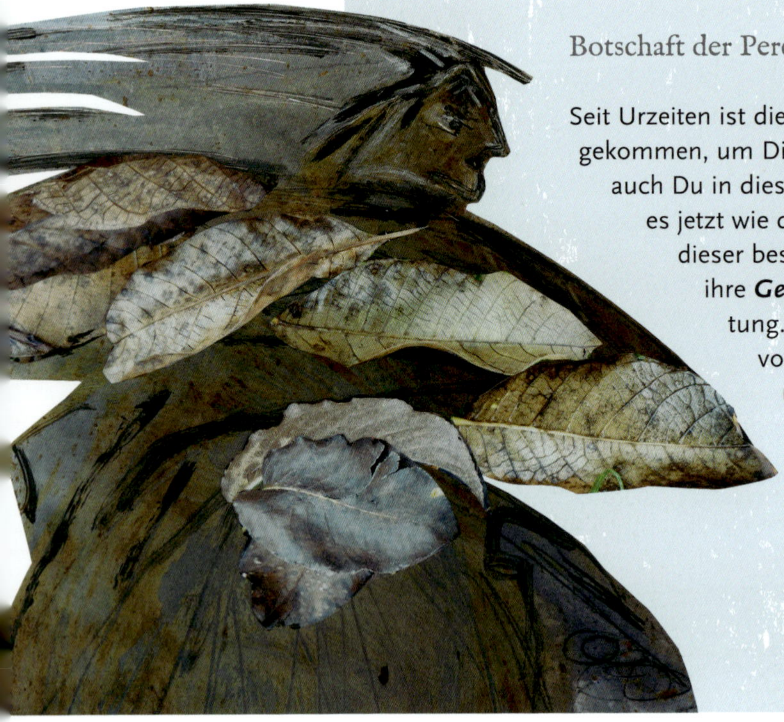

Botschaft der Perchta

Seit Urzeiten ist dies meine Jahreszeit – die Mitte des Winters. Und ich bin gekommen, um Dich daran zu erinnern, dass Du ein Kind der Natur bist. Dass auch Du in diesem Wechsel der Jahreszeiten lebst und von ihm lernst. Mache es jetzt wie die Sonne und ruhe Dich aus. Nur so kannst Du die Qualität dieser besonderen Tage in Dich aufnehmen. ***Nutze die Dunkelheit*** und ihre ***Geborgenheit***. Gib allem, was Du fühlst und ahnst eine Bedeutung. Spüre die Kräfte in Dir und um dich herum. Alles ist ein Teil von mir, der großen Muttergöttin. Ich bin alles, ich bin schön und hässlich, gut und unerbittlich, schützend und gefährlich, hell und dunkel. Manchmal fackel ich nicht lange und beseitige im Handumdrehen, was nicht zu Dir passt. Manchmal lade ich Dich ein, Deine wilde Frau zu leben. Und manchmal schenke ich Dir ***Einsichten***, die bald zu Gold werden: zum Gold der ***Lebensliebe***. Alles, was Du dazu brauchst, bist Du selbst. Öffne Dein Herz für das Wunderbare, für Dein Licht. Und sei bereit für eine neue Umdrehung des Jahresrades.

Im Namen von Perchta werden in den Alpen um die Jahreswende viele Rituale gefeiert, gerade in ihrem Garten, in Berchtesgaden. „Die Perchten" ziehen dann umher als maskierte, lärmende und tanzende Gestalten. Ihre Masken zeigen oft beide Seiten der Göttin: Vorne das Furcht erregende Gesicht einer Hexe und auf der Rückseite ein wunderschön strahlendes Sonnengesicht. Die Perchten bringen den Menschen Glück für das neue Jahr ins Haus. Gleichzeitig sorgt das wilde Gesicht für Respekt gegenüber den wilden Kräften der Natur, die das Rad des Jahres und des Lebens in Gang halten. Bevor Frau Percht anfängt, ihren segnenden Tanz vor einem Haus oder Hof zu tanzen, begrüßt sie alle vier Himmelsrichtungen, alle vier Elemente und alle vier Jahreszeiten und bittet um Wohlwollen für das kommende Jahr.

Perchta ist auch die Göttin der Spinnerinnen. So wie sich das Jahresrad beständig dreht, kreist auch das Spinnrad, oben und unten gibt es dabei nicht. Die Göttin tut den Spinnerinnen Gutes und sorgt dafür, dass alles zu seiner Zeit geschieht. Sie verbietet aber, in der Zeit zwischen den Jahren zu spinnen, zu waschen und zu putzen. Wer sich nicht daran hält, dem verwirrt die wilde Percht Garn und Faden, zersaust die Wäsche auf der Leine – oder lässt den Computer „spinnen". So erzwingt sie für eine kleine Spanne den Stillstand des Spinnrads und auch des großen World Wide Web. Eine Denkpause ist angesagt.

Pflanzen – und was sie uns sagen

Dies ist die Zeit der immergrünen Pflanzen: Tanne, Fichte, Kiefer, Mistel und Stechpalme und alle, die jetzt noch Grün tragen, sind angetreten, um den Fortbestand des Lebens zu garantieren.

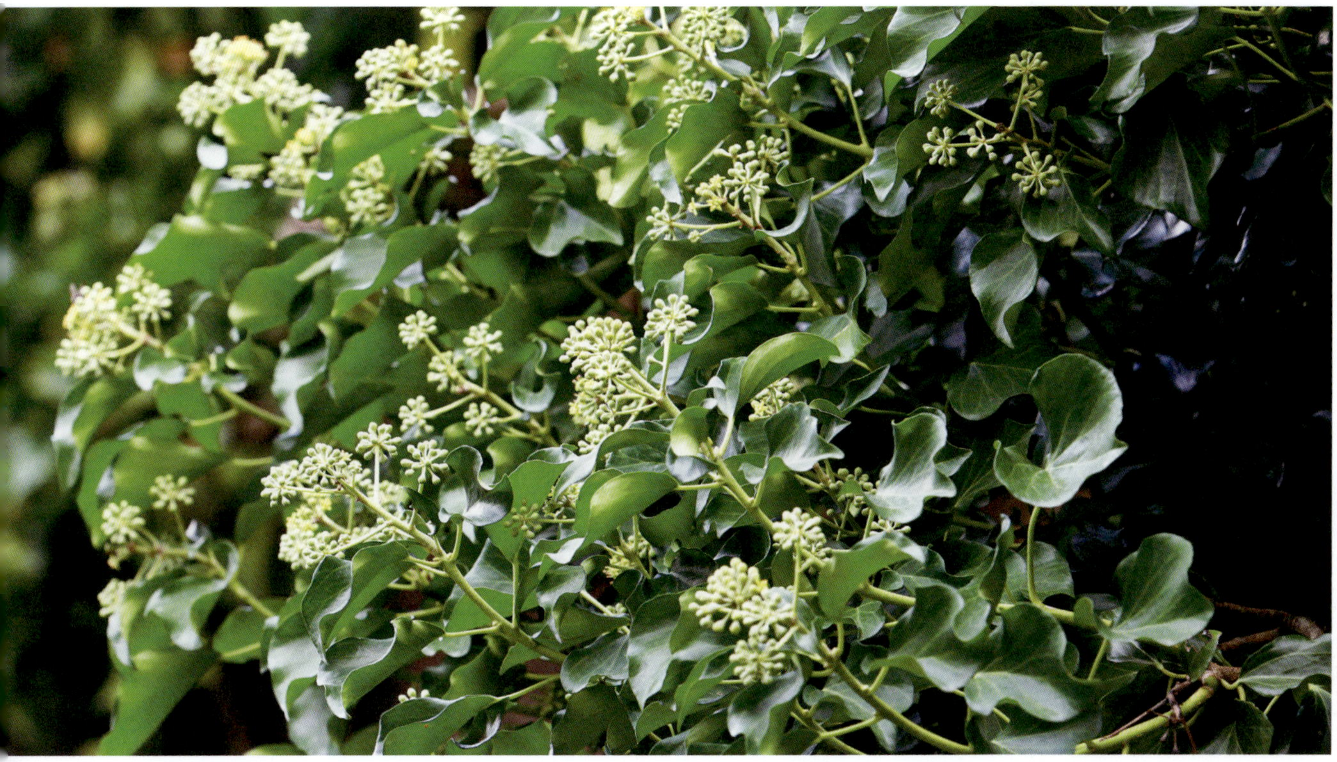

◄ *Einmal anders herum: Efeu blüht erst, wenn die Tage kürzer werden – und auch die Früchte reifen in der kalten Jahreszeit.*

Efeu (Hedera helix)

Hedera lässt sich zurückführen auf ein indogermanisches Wort für *umfassen, umklammern. Helix* ist die Spirale, das *Gewundene*. Efeu klettert wie eine Liane an allem empor. Schlangengleich umwickelt er die Baumstämme und verwandelt einen blattlosen Wald in einen magischen Urwald. Geheimnisvolle grüne Drachengestalten werden da wieder lebendig. Erst jetzt im Dezember fällt auf, wie viel Efeu in unseren Wäldern wächst. Und was für ein anschmiegsamer Kletterkünstler er ist. Wenn er erst Halt gefunden hat, ist seine Umklammerung für ewig. Da er mehrere hundert Jahre alt werden kann, sterben viele Bäume unter ihm ab. Den Efeu stört das nicht, denn ihm bleibt noch lange das tote Holz, an dem er sich festhalten kann. *Baumwürger* hat man ihn deswegen genannt. Wo immer Efeu rankt, verbindet er auf kraftvolle Weise Erde und Himmel wie eine *Himmelsleiter*. Und zwischen Rinde und Blattwerk, so geht die Sage, ist die Elfenkönigin zu Hause.

Mit seinen immergrünen Blättern ist der Efeu ein Symbol für Treue und Unsterblichkeit. In alten Zeiten bekam jedes Brautpaar vom Priester eine Ranke geschenkt, damit ihre Liebe so weiter wachse wie dieses *Ewigneu*. Göttliche Inspiration, unsterblichen Ruhm und ein treues Publikum erhofften sich römische Dichter und Gelehrte, die sich des Efeus immergrüne Ranken ins Haar flochten. Als *Schreckkraut* beseitigt er Albträume.

Efeu zeigt seine kleinen wunderschönen Blüten erst ab Oktober. Ab Dezember entwickeln sich daraus runde grüne Kugelfrüchte, die in der kalten Jahreszeit zu schwarzen Beeren heranreifen. Für uns sind sie giftig und führen zu Erbrechen und Durchfall. Für Vögel dagegen sind sie ein willkommenes Winterfutter.

▼ *Magische „Efeuschlangen" und ihre Botschaft: Halt finden wir auch in den Schattenbereichen des Lebens.*

Efeu ist zäh, winterlichen Frost übersteht er gut. Dafür hat er eine eigene Strategie entwickelt: Sobald die Temperaturen sinken, lässt er langsam das Wasser aus seinen Blättern auf ein Minimum verdunsten. So zerstören die frostigen Eiskristalle nicht die Zellen, sondern schmücken jedes Blatt und jede Beere mit malerischen Winterkleidern.

Zur Zeit der Wintersonnenwende holten sich die Kelten immergrüne Zweige von Efeu, Stechpalme und Mistel ins Haus. Mit ihnen fanden die guten Vegetationsgeister Unterschlupf und Schutz vor der Kälte. Die roten Beeren der Stechpalme und die weißen der Mistel symbolisieren dabei die Fruchtbarkeit von Göttin und Gott, von Frau und Mann – und der sich schlängelnde Efeu verbindet sie. Manchmal wurde auch die Wintergöttin selbst als Efeuranke dargestellt, die für neue Fruchtbarkeit sorgt. Und so wie die Göttin eine dunkle und eine helle Seite zeigt, so weist auch der Efeu auf Zerfall und Erneuerung hin. Als Symbol für Unsterblichkeit und Auferstehung wird er deswegen oft und gerne auf Gräber gepflanzt. Mit seinen jungen gelappten Blättern und den älteren ovalen verbindet er die Extreme: Leben und Tod.

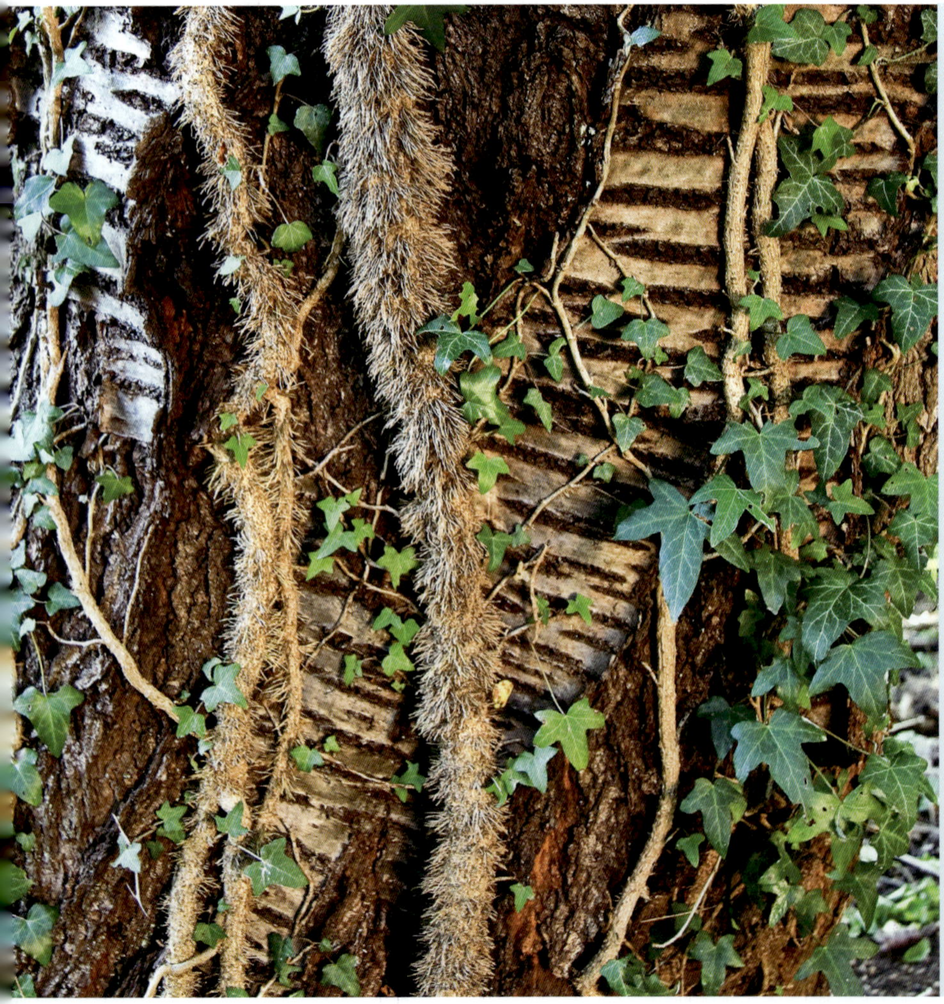

Botschaft des Efeus

Ich bin eine uralte Pflanze, im Bund mit der Wintergöttin, die das Licht in die Welt bringt. Sie und ich, wir sind den gleichen Weg gegangen. Wir kommen aus der Dunkelheit und kennen sie sehr gut. Als Spezialist für Dunkelheit will ich, der Efeu, Dir helfen, die Angst davor zu verlieren. Ich empfehle mich als der ideale Begleiter, denn schließlich erforsche ich seit Millionen von Jahren die Dunkelheit, habe schon die Dinosaurier gekannt und fürchte nichts auf der Welt. Im Gegenteil, ich habe schätzen gelernt, was alles aus dem Dunkel geboren werden kann. Um das zu finden, gilt es, die ***Angst vor der Dunkelheit zu verlieren.*** Diese Angst hat Dir oft geholfen, zu überleben, hat Dich aufmerksam und vorsichtig gemacht. Danke ihr dafür, aber lasse Dich nicht von ihr beherrschen. Finde das Licht, das hinter der Angst steckt, das größer ist als die Angst, und das Du erst entdeckst, wenn du durch die Angst hindurchgehst. Nimm mich dabei an die Hand, dann gelingt Dir das. Dann wird die Angst zu Deiner Ratgeber-Freundin. Und schließlich findest Du es – genau so wie die Göttin und ich: das ***Licht in der Dunkelheit.*** Und das trägst Du strahlend in die Welt hinaus.

Kleines Immergrün (Vinca minor)

Ich bin der *kleine Sieger*, verrät diese Pflanze mit ihrem Namen. *Vinca* leitet sich von *vincere* ab und bedeutet *siegen*. *Minor* ist *klein*. Das kleine Immergrün besiegt den Winter und die Kälte. Seine immergrünen glänzenden Blätter bedecken auch in der kalten Jahreszeit Wald- und Gartenboden. Etwa ab März leuchten Blüten wie kleine himmelblaue Windräder aus dem Grün der Frühlingsvegetation empor.

Für die Kelten war das Immergrün ein Symbol ewiger Liebe. Wenn Mann und Frau miteinander ein Immergrünblatt essen, würden sie ein Leben lang glücklich sein. Die Pflanze war auch ein Symbol für glückliche Erinnerungen. In den Alpenländern hängten die Frauen Kränze aus Immergrün an das Fensterkreuz, damit Hexen und Blitzschlag das Haus verschonten. Am 1. Schultag wurde früher den Kindern mit einer Ranke über den Kopf gestrichen oder die Wurzel umgehängt. Dabei wurde gesagt: „Geh zu und lerne was!"

Heute bestätigt die moderne Forschung, dass Immergrün-Extrakte die Durchblutung des Gehirns anregen und die Funktion von Augen und Ohren verbessern. Doch leider sind auch viele giftige Alkaloide enthalten, die zu Nebenwirkungen wie Übelkeit, Erbrechen und Schwindel führen. Allerdings hemmen zwei dieser giftigen Inhaltsstoffe den abnormalen Aufbau der weißen Blutkörperchen und sind deshalb ein wichtiges Medikament bei der Behandlung der Leukämie.

In einem Kräuterbuch aus dem 16. Jahrhundert finden wir das Immergrün als *Sinnkraut* oder *Singrün*. Es wird dort gegen Nasenbluten empfohlen. An anderer Stelle gibt es einen Tipp für Weinbauern: „Es wird auch dies Kraut sehr gerühmet von den Weinhändlern / die trübe abgefallenen Wein / in kurzer Zeit wiederum schön / gelb und lauter damit zu machen / wann man es in die Fäss legt ..."

Hilfe für Augen, Ohren und Haut

Wegen der Giftwirkung werden Immergrün-Präparate nur in homöopathischer Form eingesetzt. Die Urtinktur wird aus dem blühenden Kraut hergestellt. *Vinca minor* hilft bei Sehstörungen, überanstrengten Augen, Schwerhörigkeit und Schwindelanfällen, bei juckenden und nässenden Ekzemen der Kopfhaut.

Nur an warmen Wintertagen, spätestens ab März, zeigen sich die blauen Windrad-Blüten des Immergrüns.

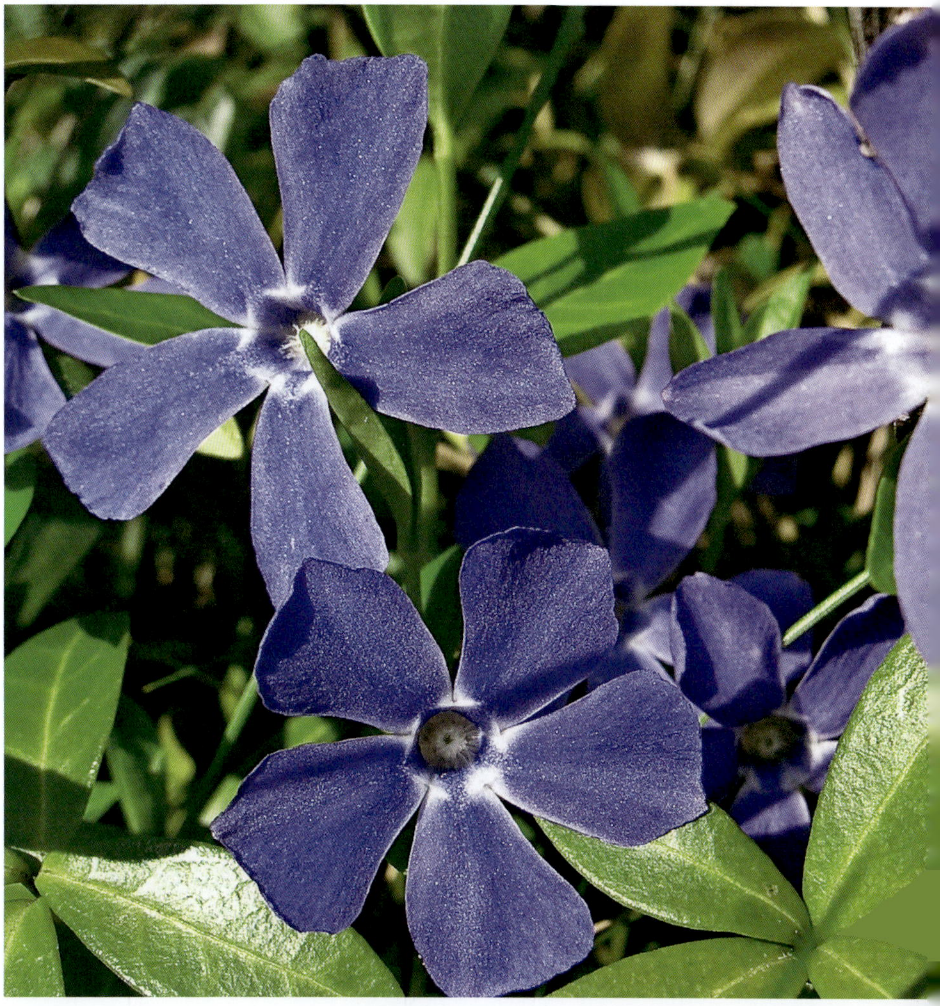

Botschaft des Immergrüns

Wenn sich Müdigkeit in Deine Hirnwindungen einschleicht und das Denken nicht mehr so richtig klappen will, brauchst Du mich, das Immergrün. Aber nur, wenn Du wirklich willst. Sage ***Ja, ich will!*** Und stecke meine Blätter in Deine Hosentasche. Wenn Du mich berührst, mache ich Dich ***wach, aufmerksam*** und neugierig auf Neues. ***Geistesblitze*** werden Dein Gehirn erhellen und begeisternde Ideen Deine ***Arbeit beflügeln.*** Ich bringe Dir eine neue Art zu denken und zu lernen, Dich auf das Wesentliche auszurichten. Du wirst zur richtigen Zeit die richtigen Fragen stellen – und neue Horizonte erschließen.

Solltest irgendwann Deine Kollegen im Chaos versinken, sorge ich dafür, dass Du die Nerven behältst und der ***ruhende Pol*** bleibst. Du kannst ihnen dann ja von mir erzählen ...

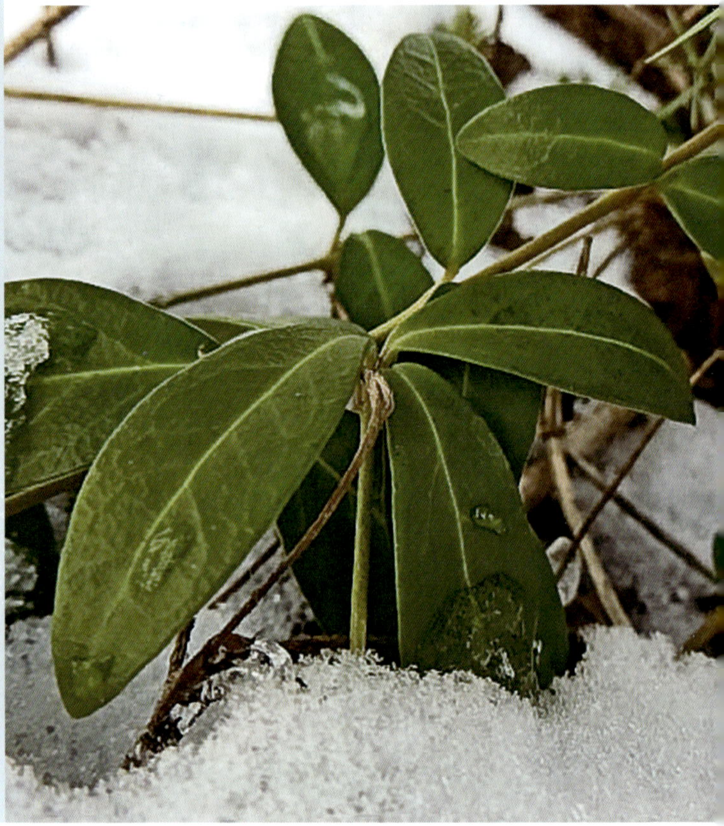

➤ *Kaltes, ungemütliches Winterwetter kann das tapfere und willensstarke Immergrün nicht schrecken.*

WOHLFÜHL-TIPP

Licht für das Immunsystem:
Immer mehr Studien zeigen, dass Bewegung an frischer Luft und Tageslicht sogar vor schweren Krankheiten schützen kann. Selbst bei bewölktem Himmel liefert die Natur uns jede Menge Lichtenergie, 20-mal mehr als eine normale Bürobeleuchtung. Tageslicht kurbelt unser Immunsystem an, sorgt für die körpereigene Vitamin-D-Produktion, stärkt die Knochen und macht uns fit und fröhlich. Gehen Sie deswegen auch im Winter konsequent jeden Tag mindestens eine halbe Stunde ins Freie, solange es hell ist. Das ist auch die einfachste Methode gegen den Winterblues. Die Schleimhäute in Nase und Rachen mögen diese feuchte und kalte Winterluft sowieso, denn Heizungsluft trocknet sie aus und macht sie anfällig für Viren und Bakterien.

Atemübungen im Gehen machen den Kopf ganz leer: Ein Atemzyklus sollte acht Schritte dauern: Atmen Sie vier Schritte lang durch die Nase ein und vier Schritte lang durch den leicht geöffneten Mund aus. Das vertreibt trübe Stimmung, belebt den ganzen Körper und macht so richtig lebendig.

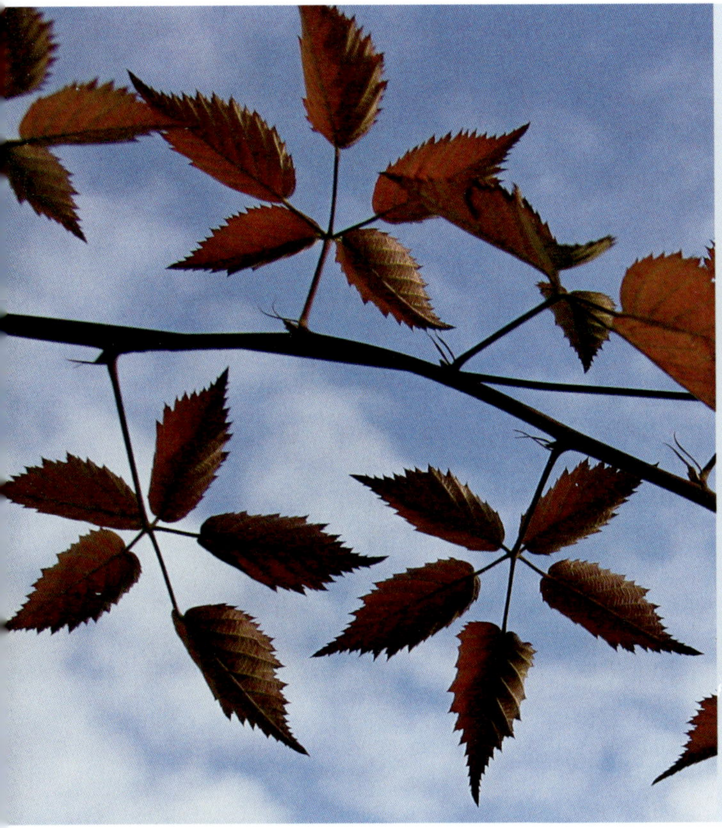

Botschaft der Brombeere

Ich gehöre zu den Pflanzen, die für Ordnung sorgen, die Altes unter sich begraben und ***neue Wege suchen.*** Ich überwachse alles, was nicht mehr gebraucht wird und verstecke es unter meinen Dornen. Ohne lange zu überlegen. Ich bin eine Pflanze des Zupackens, des Handelns. Ich packe auch zu, wenn jemand unachtsam an mir vorübergeht. Den halte ich fest, kratze auch schon mal, mache ihn wach und sage: „Hey, verträume doch nicht Dein Leben! Sei ***wach***, sei hier, sei ***aufmerksam*** und konzentriert. Sortiere Deine Gedanken. Erkenne das Muster in dem, was gespielt wird. Die Zeit heute verändert sich rasend schnell. Rasend schnell musst Du erkennen, was für Dich gut und wichtig und richtig ist. Und was Du an Dir vorübersausen lässt. Dabei helfe ich Dir. Und ich helfe Dir, zu handeln. ***Packe die Gelegenheit beim Schopf.***"

◄ *Brombeer-Ranken suchen sich neue Wege – sie nutzen jede Chance.*

Brombeere (Rubus fruticosus)

Rubus leitet sich aus dem Lateinischen ab, es bedeutet *rot*: Die Früchte sind im unreifen Zustand rot. *Frutex* ist der *Strauch*. *Brombeere* bedeutet *Die rote Beere des Dornenstrauchs*. Die Dornen sind überall, nur nicht auf der Oberseite der Blätter. Wer schon einmal Brombeeren gepflückt hat, weiß, warum sie *Kratzbeere* oder auch *Kroatzbeere* genannt wird.

Wer jetzt im Dezember durch den Wald streift, stellt fest, dass nicht alle Brombeeren ihre Blätter abgeworfen haben. Auch sie gehören zu den immergrünen Pflanzen. Erst im kommenden Frühjahr stoßen die nachwachsenden jungen Blätter ihre alten Vorgänger vom Stängel. Die Sträucher bilden immer ein dichtes, undurchdringliches Gestrüpp, das Respekt einflößt. Deswegen sind sie auch beliebte Heckenpflanzen, die Schutz bieten und außerdem noch köstliche Früchte reifen lassen.

Brombeeren blühen vom Mai bis in den Winter, haben oft Blüten und Früchte gleichzeitig. Nicht nur wir, auch das Eichhörnchen oder die Haselmaus lieben die dunklen Beeren. Botaniker protestieren hier und sagen, die Brombeere sei keine Beere, sondern eine Steinsammelfrucht. Das bedeutet, dass jedes einzelne schwarze Kügelchen der *Schwarzbeere* eine Steinfrucht ist – so wie eine Kirsche. Und viele kleine „Brombeerkirschen" haben sich zu der Brombeere „versammelt".

Ein Geheimtipp für Menschen, die nicht einschlafen können: Genießen Sie am Abend eine Handvoll frischer oder eingemachter Brombeeren – erquickender Schlaf wird sich einstellen.

REZEPTE

Tee: Die Blätter stecken voller Gerbstoffe und werden deswegen bei Durchfall oder Magen-Darmproblemen als Tee getrunken. Auch bei Halsschmerzen und entzündeten Mundschleimhäuten hilft es, mit Brombeerblättertee zu gurgeln. Er schmeckt nicht nur gut, er ist auch ein guter Haustee, der Blut und Darm von Schadstoffen reinigt.
Saft: Die Brombeeren enthalten die Vitamine C und A, außerdem Bioflavonoide, Fruchtsäuren, Spurenelemente und Anthocyane. Diese fördern die Blutbildung und stärken die Gefäßwände. Brombeersaft hilft bei Fieber, Heiserkeit und strapazierter Stimme.

Es gibt so viele Brombeeren in unseren Hecken, kaum jemand erntet sie noch. Vielleicht haben Sie im nächsten Herbst Lust, Brombeeren zu pflücken, den aromatischen, stärkenden und erdenden Duft einzuatmen, violett gefärbte Finger immer wieder abzulecken und sich selbst aus den Früchten Saft herzustellen ...

Am einfachsten ist das in einem Dampfentsafter: Geben Sie die Brombeeren mit etwas Zucker in den Fruchtkorb, füllen Sie den unteren Topf mit Wasser und lassen Sie alles zusammen etwa 45 Min. lang leicht kochen. Nach dieser Zeit lassen Sie vorsichtig den fertigen Saft aus dem Auslassrohr in saubere Flaschen fließen und verschließen diese sofort gut. So ist der flüssige Genuss lange Zeit haltbar. Diesen „Brombeermuttersaft" können Sie an kalten Tagen mit heißem Wasser aufgießen und genießen.
Blätter als Durstlöscher: Ernten Sie an einem warmen Tag, damit die Fermentierung gelingt. Pflücken Sie nur ganz junge Blätter und zarte Triebspitzen und sammeln Sie sie in einem Körbchen. Zu Hause breiten Sie die frisch gepflückten Blätter auf einem Tuch aus und lassen sie einen Tag lang im Schatten antrocknen. Dann schneiden Sie sie mit einer Schere in Streifen und geben diese Streifen auf ein altes Tuch, das sich ruhig verfärben darf. Besprühen Sie die Blattstreifen leicht mit Wasser und rollen Sie sie mit einem Nudelholz flach. Schlagen sie das Tuch von allen Seiten her über die Blätter und rollen Sie es fest zusammen, geben Sie es in eine Plastiktüte und lassen Sie diese gut verschlossen 3-4 Tage an einem warmen, sonnigen Plätzchen liegen. Jetzt läuft eine Gärung ab, die für den feinen Duft und guten Geschmack der Blätter sorgt. Danach öffnen Sie das Paket, zupfen die Blätter auseinander und trocknen sie endgültig im Schatten, bis sie rascheltrocken sind. Daraus können Sie sich einen Frühstückstee zubereiten (1 TL pro 250 ml kochenden Wassers) oder Sie genießen ihn als Durstlöscher für unterwegs.

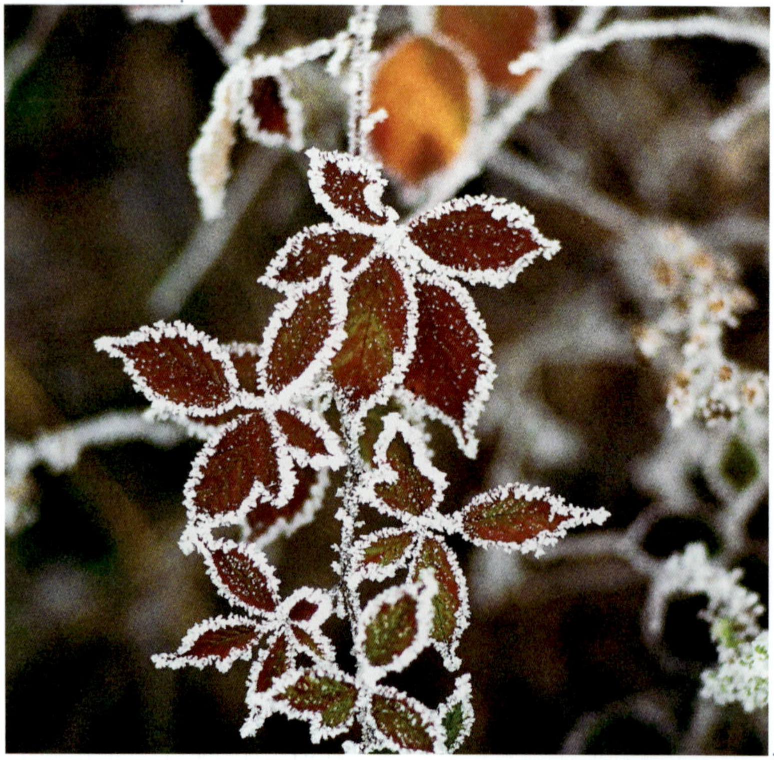

▼ Einfach staunen: feurige Brombeerblätter mit „Zuckerkruste"

Wacholder (Juniperus communis)

Wachhalter würden wir ihn heute nennen. Im botanischen Namen steckt *junior* drin, *jünger*, und *parere* bedeutet *erscheinen, hervorbringen. Ich bringe Junges hervor und komme überall (communis) vor,* verrät der Wacholder. Das erzählt zum einen davon, dass in früherer Zeit eine Abkochung aus Wacholderzweigen dazu verwendet wurde, Geburten einzuleiten (bitte nicht nachahmen!), und zum anderen, dass der Wacholder ein richtiger Jungbrunnen ist. Der *Lebensbaum* ist selber ewig jung, stirbt auch in der kalten Jahreszeit nicht und ist Symbol für die Lebenskraft, die nie versiegt. In den Alpenländern heißt er auch *Frau Kranewitt* und berichtet davon, dass die Große Göttin als weißer Kranich in ihm wohnt.

Germanen und Kelten räucherten in den Raunächten mit Holz, Harz, Zweigen und Beeren von Wacholder ihre Wohnstätten und Ställe aus. Jahrhunderte später brannten zu Pestzeiten in den Städten große Wacholderfeuer. Kranken- und Sterbezimmer wurden mit Wacholderrauch desinfiziert. Der Rauch des *Quickholder* reinigte die Luft und tötete Krankheitserreger ab.

Wild wachsender Wacholder steht heute unter Naturschutz, deswegen verräuchern wir nur seine Beeren. Schauen Sie sich eine Wacholderbeere genau an – jede einzelne trägt einen Stern mit drei Strahlen als Kennzeichen.

In früheren Zeiten erwiesen die Menschen dem Wacholder große Verehrung und grüßten ihn mit einem Kniefall. Er ist wie eine Hausapotheke. Seine Beeren bringen Schwung in die gesamte Verdauung, aktivieren die Nieren, reinigen den Körper von Bakterien, Viren und Pilzen und stärken die körpereigenen Abwehrkräfte. Schwangere Frauen sollten Wacholder aber unbedingt meiden.

◄ Der Lebensbaum, der reinigt und heilt: Wacholder mit grünen, unreifen, einjährigen Beeren

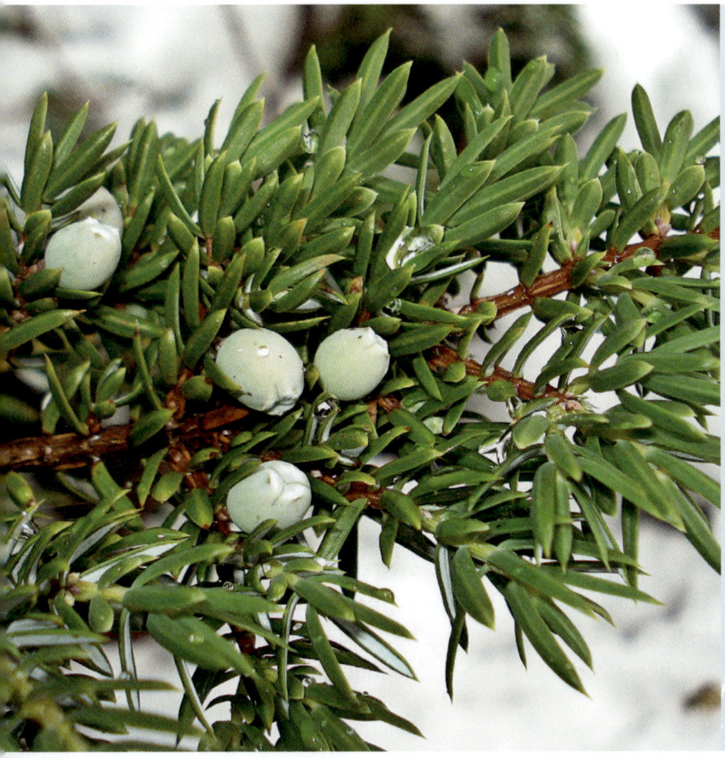

Botschaft des Wacholders

Wenn Du am Ende des Jahres erschöpft bist von vergangenen Ereignissen und Aufgaben, so bin ich für Dich da. Ich helfe Dir aufräumen, mache Dich munter und wecke neue ***Lebensgeister***. Mit meinem Rauch reinigst Du Dein Zimmer und Dein Unterbewusstsein. Auch da beseitige ich jeden Spuk. Ich bringe ***Licht in das Dunkel*** und Du wirst spüren, wie sich in Dir ***neue Räume öffnen.*** Räume zum Aufatmen, zum Tief-Durchatmen. Das sind Krafträume. Atme aus, was Du loswerden willst. Und atme ein, was Dir Freude macht. Solange, bis Du Dich fühlst wie ein Wacholder, voller Süße und Wärme, frei, aufrecht und stark, verbunden mit Erde und Himmel, Vergangenheit und Zukunft. Mitten im Leben – so wie es meine Göttin mir immer wieder vorlebt.

Die Wirkstoffe der Pflanzen

Pflanzen bilden verschiedene Verbindungen, um sich selbst gegen Krankheiten zu schützen, Schädlinge fernzuhalten oder sich gegen Konkurrenten im Wachstum durchzusetzen. Auch wenn oftmals einzelne Wirkstoffe besonders wichtig sind, ist es immer die Komposition aller Bestandteile, die eine Pflanze am besten charakterisiert und letztlich auch ihre Wirkung in der Heilkunde ausmacht.

Ätherische Öle Leichte und flüchtige Öle, die verantwortlich sind für den charakteristischen Duft einer Pflanze. Hoch konzentrierte Pflanzenessenzen, die nicht direkt auf die Haut aufgebracht werden sollten.

Alkaloide Stark wirkende, oft giftige Stoffe, die als „Heilgifte" verwendet werden.

Bitterstoffe Lassen durch ihren bitteren Geschmack „das Wasser im Mund zusammenlaufen". Fördern die Produktion aller Verdauungssäfte von Magen, Leber und Bauchspeicheldrüse, stimulieren den gesamten Stoffwechsel.

Flavonoide Kommen in fast allen Pflanzen vor. Schützen sie vor UV-Licht. Immer an der Gesamtwirkung einer Pflanze beteiligt. Anti-Aging für Blutgefäße und Kapillare.

Gerbstoffe Die Pflanze schützt sich mit ihrer Hilfe vor Fäulnis und Feuchtigkeitsverlust. Gerbstoffe „gerben" Eiweiße von Haut und Schleimhaut und heilen so Entzündungen.

Glykoside Gruppe von Inhaltsstoffen, die an einen Zucker (Glucose) gebunden sind.

Kieselsäure Pflanzen lagern sie in der Zellmembran oder Zellsubstanz ab. Kieselsäurehaltige Pflanzen stärken Haut, Haare, Nägel und auch das Bindegewebe.

Salicylsäure-Verbindungen Werden von Pflanzen gebildet, die in feuchten Gebieten wachsen. Sie schützen sich damit vor Viren, Bakterien und Pilzen. Salicylate senken Fieber, hemmen Entzündungen und lindern Schmerzen.

Saponine Setzen wie Seife (lateinisch: *sapo*) die Oberflächenspannung von Wasser herab und bilden zusammen mit Wasser einen haltbaren Schaum. Lösen Schleim, wirken harn- und schweißtreibend, helfen bei Venenschwäche und Ödemen. Sie verbessern auch die Aufnahme pflanzlicher Wirkstoffe in die Zelle.

Schleimstoffe Binden Wasser und verhindern Austrocknung – auch in der Pflanze, zum Beispiel beim Keimen des Samens. Quellen im Wasser stark auf und bilden eine viskose Flüssigkeit. Schützen Schleimhäute, lindern Reizungen.

Vitamine, Mineralstoffe, Spurenelemente Sind wichtig, um Gerüstsubstanzen (Bindegewebe, Knochen, Zähne) und Zellstrukturen aufzubauen, um Bausteine zu liefern für Enzyme und Hormone, um Stoffwechselprozesse zu aktivieren und Organfunktionen und den Wasserhaushalt aufrecht zu erhalten.

Zum Weiterlesen

Bühring, Ursel: *Meine Heilpflanzenschule.* Kosmos 2009
Ein Buch, das sehr schön die Grundlagen des Kräutersammelns und der Verwendung beschreibt. Und das auf ganz persönliche Weise. Interessant ist auch die Biographie Ursel Bührings und ihr Weg zur Gründung ihrer Heilpflanzenschule.

Fischer-Rizzi, Susanne: *Mit der Wildnis verbunden. Kraft schöpfen, Heilung finden.* Kosmos 2007
Ein ganz besonderes, Herz wärmendes Geschenk für jeden, der mehr mit der Natur leben möchte. Das beste Buch zum Thema Wildniswissen.

Kalbermatten, Roger: *Wesen und Signatur der Heilpflanzen. Die Gestalt als Schlüssel zur Heilkraft der Pflanzen.* AT-Verlag 2002
Liebevoll, einfühlsam, kenntnisreich und klar beschreibt das Standardwerk die Zusammenhänge zwischen Menschen und Pflanzen, Körper und Seele. Es eröffnet neue Dimensionen der ganzheitlichen Heilung.

Lingg, Adelheid: *Das Heilpflanzenjahr.* Kosmos 2010
Einfühlsame Porträts zu über 30 Heilkräutern, die im Lauf des Jahres darauf warten, entdeckt zu werden. Eine schöne Fundgrube zum Wissen der Alten.

Marzell, Heinrich: *Wörterbuch der deutschen Pflanzennamen.* Nachdruck Parkland 2000
Mit Bewunderung und voller Freude nutze ich diese Fundgrube, wenn es gilt, einen Pflanzennamen zu ergründen.

Mességué, Maurice: *Heilkräuterlexikon.* Molden 1976
Ein großer Heilpflanzenkenner und ein großartiger Erzähler. Jedes Buch von ihm ist ein Erlebnis und eine Bereicherung, verändert und erweitert den Blickwinkel auf Pflanzen und ihre Möglichkeiten.

Storl, Wolf-Dieter: *Die Seele der Pflanzen. Botschaften und Heilkräfte aus dem Reich der Kräuter.* Kosmos 2009
Seitdem mir Ende der 1980er-Jahre das erste Buch von Wolf-Dieter Storl in die Hände fiel, freue ich mich über jedes neue Buch von ihm. Seine Erfahrungen sind einzigartig, seine Erzählungen unerschöpflich ...

Stumpf, Ursula: *Kräuter für Körper und Seele, 20 heilsame Pflanzen mit allen Sinnen entdecken.* VAK 2003. Und: *Pflanzenweisheiten von Apfel bis Zimt, Genüssliches und Heilsames für Körper und Seele.* VAK 2005
Kommunikation mit Pflanzen – das kann so selbstverständlich sein. Pflanzen sind Schätze, die uns jeden Tag bedingungslos zur Seite stehen. Sie wahrzunehmen, zu beachten, zu achten, zu nutzen, zu schätzen, sich von ihnen berühren zu lassen und heil zu werden – darum geht es in diesen zwei Büchern.

Empfehlungen für das sichere Bestimmen:

Aichele, D., Spohn, M. und Golte-Bechtle, M.: *Was blüht denn da?* Kosmos 2008
Bachofer, M., Mayer, J.: *Der neue Kosmos-Baumführer.* Kosmos 2006
Fischer, W. K.: *Welche Heilpflanze ist das?* Kosmos 2005
Schönfelder, P. und I.: *Der Kosmos-Heilpflanzenführer.* Kosmos 2010
Wacker, A.: *Heilpflanzen der Homöopathie.* Kosmos 2008

Register

Dr. Ursula Stumpf

ist aufgewachsen zwischen Seen, Meeren, Winden, Wäldern, Himmel, Horizonten und Pflanzen in der Holsteinischen Schweiz. Der Weg zur Apothekerin führte sie von Eutin über Meersburg am Bodensee nach Frankfurt und endete mit Promotion in Pharmazie in Heidelberg (mit einer Arbeit über eine herzstärkende Pflanze, die die Indios in den peruanischen Anden einsetzen: *Espeletia grandiflora*).

Die Suche nach echter Gesundheitsvorsorge machte sie zur Heilpraktikerin. 20 Jahre lang arbeitete sie in eigener Naturheilpraxis mit den Schwerpunkten *Kinesiologie* (Lehre von der Bewegung) und *Phytotherapie* (Pflanzen-Heilkunde). Aus der Kombination dieser beiden Bereiche entwickelte sie die *PhytoKinesiologie*, verband so das uralte umfangreiche Heilpflanzenwissen mit dem kinesiologischen Muskeltest und machte es auf einfache Art leicht zugänglich. Darin geht es um die Botschaften der Pflanzen, die direkt mit der Seele der Menschen kommunizieren. Der kinesiologische Muskeltest bringt diese Botschaften zur Sprache: Das fördert neue Einsichten und Perspektiven, und die wiederum führen zu mehr Stabilität, Aktivität, Kreativität, Flexibilität und Lebensfreude. Bei jeder Begegnung wird die Verbindung zwischen Mensch, Pflanze und Natur neu geknüpft und vertieft. Das zu fördern, ist ihr persönliches Anliegen.

1998 gründete sie in Karlsruhe ihre eigene Kräuterschule. Dort bietet sie viele schöne Gelegenheiten, Kräuterkunde mit allen Sinnen zu erleben: „Kräuterweisheiten“ transportieren die Botschaften der Heilpflanzen als aktive Lebenshilfe mitten in jeden Alltag. Darüber hinaus gibt sie ihr Wissen, ihre Erfahrungen und ihre Begeisterung in Seminaren, Kräuterspaziergängen, Vorträgen, Artikeln, Büchern, einer CD und regelmäßig im Fernsehen weiter.

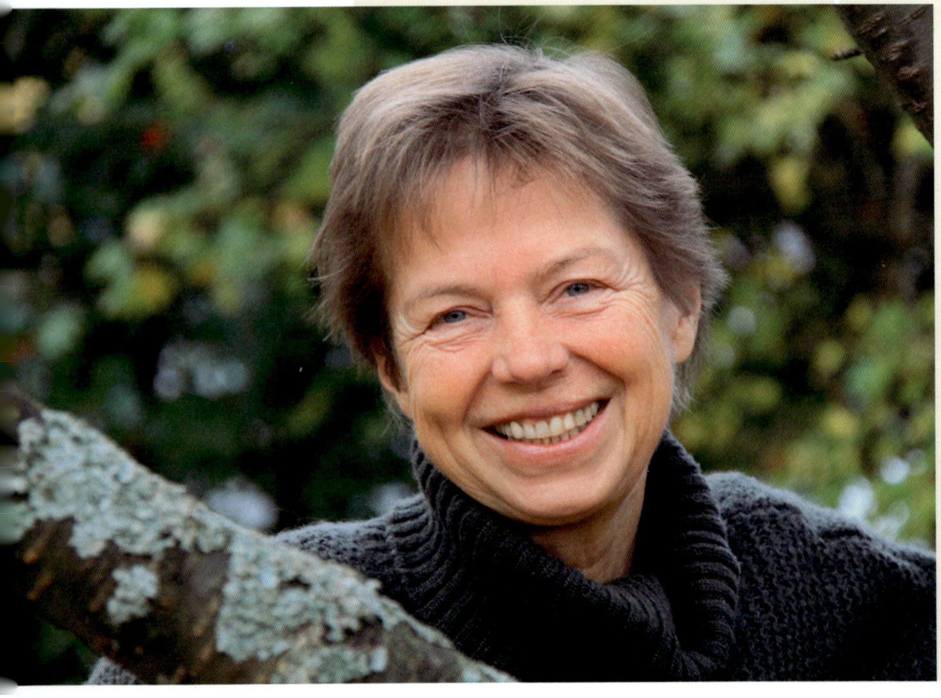

Aus der jahrelangen und sehr kreativen Zusammenarbeit mit der Künstlerin *Helga Emmering-Christ* aus Karlsruhe entstanden die Göttinnenbilder. Die Foto-Collagen von Pflanzen und Göttinnen entspringen dem einmaligen Blickwinkel der Künstlerin auf Pflanzen, Fotos und Farben, und lassen eine weitere Ebene der persönlichen Kommunikation entstehen. Ihre Arbeiten sind in zahlreichen Ausstellungen, öffentlichen und privaten Sammlungen zu sehen.

WWW.KRAEUTERWEISHEITEN.DE

Herzlichen Dank!

Von ganzen Herzen bedanken möchte ich mich bei **Cornelia Hübner** dafür, dass sie als erste die Göttinnengeschichten gelesen und durch muntere Diskussionen inspiriert hat; bei **Helga Emmering-Christ** für ihre unerschöpfliche Kreativität und die inspirierende Zusammenarbeit; bei **Christine Fodi** für all die Protokolle, die die Pflanzenerfahrungen in den Seminaren festhielten; bei **meinem Mann** für ungezählte leckere Mittagessen; bei allen, von und mit denen ich lernen durfte; und bei **Dr. Stefan Raps** für viele sachkundige, liebevolle und konstruktiv klärende Ideen und die kompetente Begleitung durch die Entstehung dieses Buches.

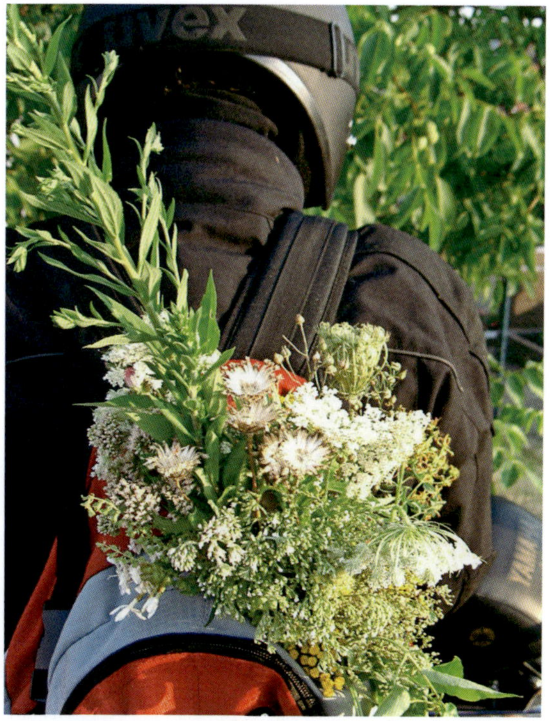

▲ *Moderne Pflanzengöttin – mit ihren Lieblingen im Gepäck ...*

Alle Angaben in diesem Buch erfolgen nach bestem Wissen und Gewissen. Sorgfalt bei der Umsetzung ist indes geboten. Verlag und Autorin übernehmen keinerlei Haftung für Personen-, Sach- oder Vermögensschäden, die aus der Anwendung der vorgestellten Materialien und Methoden entstehen können. Dabei müssen geltende rechtliche Bestimmungen und Vorschriften berücksichtigt und eingehalten werden.

Impressum

Mit 132 Farbfotos: 1 von **AllgaierArt** (S. 6 re), 32 von **Charlotte Fischer** (S. 2 (= 72), 6 li, 18, 19, 22, 30, 44/45, 50, 52, 62, 66, 77, 80/81, 85, 88, 100, 104/105, 106 li, 111, 115, 116/117, 121 li, 124, 125, 126, 128/129, 135, 136, 145, 146, 149, 150), 8 von **digitalstock** (S. 8/9, 10, 20/21, 32/33, 82, 110 li, 119, 123). Die restlichen Fotos von **Ursula Stumpf.** 12 Foto-Collagen von **Helga Emmering-Christ**

Umschlaggestaltung von solutioncube, Reutlingen, unter Verwendung von 2 Fotos: Vorderseite von Fotolia, Rückseite von Ursula Stumpf

Unser gesamtes lieferbares Programm und viele weitere Informationen zu unseren Büchern, Spielen, Experimentierkästen, DVDs, Autoren und Aktivitäten finden Sie unter **kosmos.de**

Gedruckt auf chlorfrei gebleichtem Papier

ISBN 978-3-440-12236-5
Lektorat: Dr. Stefan Raps
Layout: solutioncube, Reutlingen
Produktion: Markus Schärtlein
Printed in Germany / Imprimé en Allemagne

FSC www.fsc.org MIX Papier aus verantwortungsvollen Quellen FSC® C004592